Vacinação da Mulher

COLEÇÃO FEBRASGO

Vacinação da Mulher

Editores da Coleção:

Etelvino de Souza Trindade

Ex-Professor de Medicina na Escola Superior de Ciências da Saúde do Distrito Federal
Secretário Geral da Academia de Medicina de Brasília
Membro do Comitê de Educação da International Society of Cervical Pathology and Colposcopy

Nilson Roberto de Melo

Professor Livre-docente pela Disciplina de Ginecologia do Departamento de Obstetrícia e Ginecologia da Faculdade de Medicina da Universidade de São Paulo
Diretor científico da Federação Brasileira das Associações de Ginecologia e Obstetrícia – FEBRASGO (2011-2015)
Membro do Executive Board International Society of Gynecological Endocrinology
Presidente da Federación Latinoamericana de Asociaciones y Sociedades de Climaterio e Menopausia – FLASCYM (1996-1999)
Presidente Honorário da Federación Latinoamericana de Asociaciones y Sociedades de Climaterio y Menopausia – FLASCYM

Editores:

Nilma Antas Neves

Profa. Associada de Ginecologia da Universidade Federal da Bahia (UFBA)
Doutorado em Imunologia pela UFBA
Mestrado em Assistência Materno-Infantil pela UFBA
Presidente da Comissão Nacional de Vacinas da FEBRASGO
Membro do Comitê Técnico Assessor do Programa Nacional de Imunização (PNI-MS)

Renato de Ávila Kfouri

Pediatra e Infectologista
Vice-Presidente da Sociedade Brasileira de Imunizações (SBIm)
Membro do Comitê Técnico Assessor do Programa Nacional de Imunização (PNI-MS)
Membro do Departamento de Infectologia da Sociedade de Pediatria de São Paulo (SPSP)

gen | GUANABARA KOOGAN

FEBRASGO

ISBN Impresso: 978-85-352-8413-3
ISBN Digital: 978-85-352-5967-4

Capa
Studio Creamcrackers

Editoração Eletrônica
WM Design

Elsevier Editora Ltda.
Conhecimento sem Fronteiras

Rua Sete de Setembro, n° 111 – 16° andar
20050-006 – Centro – Rio de Janeiro – RJ

Rua Quintana, n° 753 – 8° andar
04569-011 – Brooklin – São Paulo – SP

Serviço de Atendimento ao Cliente
0800 026 53 40
atendimento1@elsevier.com

Consulte nosso catálogo completo, os últimos lançamentos e os serviços exclusivos no site www.elsevier.com.br

NOTA

Como as novas pesquisas e a experiência ampliam o nosso conhecimento, pode haver necessidade de alteração dos métodos de pesquisa, das práticas profissionais ou do tratamento médico. Tanto médicos quanto pesquisadores devem sempre basear-se em sua própria experiência e conhecimento para avaliar e empregar quaisquer informações, métodos, substâncias ou experimentos descritos neste texto. Ao utilizar qualquer informação ou método, devem ser criteriosos com relação a sua própria segurança oua segurança de outras pessoas, incluindo aquelas sobre as quais tenham responsabilidade profissional.

Com relação a qualquer fármaco ou produto farmacêutico especificado, aconselha-se o leitor acercar-se da mais atual informação fornecida (i) a respeito dos procedimentos descritos, ou (ii) pelo fabricante de cada produto a ser administrado, de modo a certificar-se sobre a dose recomendada ou a fórmula, o método e a duração da administração, e as contraindicações. É responsabilidade do médico, com base em sua experiência pessoal e no conhecimento de seus pacientes, determinar as posologias e o melhor tratamento para cada paciente individualmente, e adotar todas as precauções de segurança apropriadas.

Para todos os efeitos legais, nem a Editora, nem autores, nem editores, nem tradutores, nem revisores ou colaboradores, assumem qualquer responsabilidade por qualquer efeito danoso e/ou malefício a pessoas ou propriedades envolvendo responsabilidade, negligência etc. de produtos, ou advindos de qualquer uso ou emprego de quaisquer métodos, produtos, instruções ou ideias contidos no material aqui publicado.

O Editor

CIP-BRASIL. CATALOGAÇÃO-NA-FONTE
SINDICATO NACIONAL DOS EDITORES DE LIVROS, RJ

K55v

Kfouri, Renato de Ávila
Vacinação da mulher / Renato de Ávila Kfouri, Nilma Antas Neves ; organização Etelvino de Souza Trindade , Nilson Roberto de Melo. - 1. ed. - Rio de Janeiro : ELSEVIER EDITORA LTDA, 2016.
il. ; 28 cm. (Febrasgo ; 1)

Inclui bibliografia e índice
ISBN 978-85-352-8413-3

1. Mulheres - Saúde e higiene. 2. Vacinação. 3. Imunização. I. Neves, Nilma Antas. II. Trindade, Etelvino de Souza. III. Melo, Nilson Roberto de. IV. Título. V. Série.

15-26129

CDD: 614.47
CDU: 614.47

02/09/2015 03/09/2015

Agradecimentos

A todos os amigos que colaboraram na elaboração dos capítulos e que contribuíram para enriquecer a obra. Sem eles, nada teria sido possível.

Aos editores da Coleção FEBRASGO, Dr. Etelvino e Dr. Nilson, pela confiança e pelo convite para a edição do livro.

Apresentação da Coleção

Após a alteração na diretoria da Federação Brasileira das Associações de Ginecologia e Obstetrícia com a criação de uma Diretoria Científica a partir da gestão 2011 a 2015, as ações de cunho científico, desde então, foram centralizadas nessa Diretoria; o foco prioritário planejado, passou a ser a formatação do conhecimento, através de guias práticos de conduta, manuais e livros, com apresentações eclética e democrática.

No trilhar desse caminho, nasceu a Coleção FEBRASGO, com o primeiro livro editado após um ano. O sucesso foi imediato, e isso pode ser atestado pelo fato de o livro estar na terceira impressão. Na sequência, vieram outros livros.

A proposta se baseou em três estratégias.

A primeira era que os títulos deveriam ser elaborados por um grupo de colaboradores com referenciais inquestionáveis, capitaneados por editor(a) comprometido(a) com o conteúdo científico de excelência e ter um planejamento que garantisse o cumprimento de tempo hábil para lançamentos programáveis.

A segunda era que o assunto a ser elaborado estivesse dentro de conteúdos afetos aos especialistas que focam e executam seus trabalhos em áreas de concentrações de conhecimentos na tocoginecologia. Por isso, cada livro deve estar sob a supervisão do Presidente da Comissão Nacional Especializada da FEBRASGO, ou alguém por ele(a) designado.

E a terceira era de que o livro poder ser usado por públicos distintos: pelo leitor especializado na área da concentração do conhecimento, que tem ao seu dispor uma revisão rápida e adequada, e, para o tocoginecologista que não se dedica intensamente a obter informações de modo fácil, que possa estimular seu avanço no conhecimento do assunto ou adequar sua prática dentro dos limites em que tenha competência habilidade.

A Coleção FEBRASGO foi planejada para continuar, com novas publicações. A ciência avança, incorporando novas tecnologias e o conhecimento cresce continuamente. Tudo isso precisa ser disseminado, ensinado e praticado; a coleção é uma das ferramentas para que ocorra.

Outros livros virão; há os que estão em elaboração e os que estão em planejamento. O objetivo inicial continua: atualizar os tocoginecologistas e assim proporcionar o atendimento mais qualificado às mulheres que são assistidas.

Esperamos que este novo exemplar da Coleção FEBRASGO agrade e tenha o sucesso que os anteriores tiveram.

Etelvino de Souza Trindade
Presidente da FEBRASGO

Nilson Roberto de Melo
Diretor Científico da FEBRASGO

Apresentação do Livro

A Coleção FEBRASGO, pensada como uma prestação de serviço aos tocoginecologistas, cresce um pouco mais; surge mais um livro.

O foco é a vacinação da mulher.

O fato de a mulher, a partir da adolescência, ter no ginecologista-obstetra seu referencial de saúde, torna impositiva, para esse profissional, a percepção e o conhecimento sobre a promoção de saúde e a prevenção de doenças em sentido mais amplo, além das doenças e intercorrências que fazem parte do exercício da especialidade. A vacinação entra de forma marcante nesse aspecto.

O uso de vacinas está sendo inserido fortemente no dia a dia da especialidade, seja na ginecologia, seja na obstetrícia. Não é mais um assunto exclusivo dos pediatras, para ser realizada nos primeiros anos da vida. Atualmente, mais vacinas entraram na orientação do acompanhamento pré-natal; vacinas devem ser prescritas para as viajantes, com o objetivo de prevenir doenças na idade adulta e avança em aplicações para as idosas.

Por isso, a prevenção vacinal tornou-se um braço importante na ginecologia e obstetrícia.

A prevenção de doenças em mulheres entra em uma nova dimensão e nova visão da medicina, no foco diversificado da saúde e da doença.

Para o exercício da ginecologia e obstetrícia, o profissional precisa estar atualizado sobre as ocorrências de patologias do sistema genital e da mama, tornando almejável a ação ativa sobre a totalidade das doenças que podem ser prevenidas com foco no bem-estar e saúde.

Este livro é fruto da visão holística sobre a mulher, amplamente discutida pela diretoria da FEBRASGO, especialmente por nós, o presidente e o diretor científico, e busca divulgar campos mais amplos do exercício da especialidade.

A colaboração de grandes expoentes da literatura médico-científica no trabalho de elaboração deste livro encontrou na doutora Nilma Antas Neves, Presidente da Comissão Nacional Especializada de Vacinação em Ginecologia e Obstetrícia, da FEBRASGO, a força e a competência para orquestrar essa tarefa, que unifica, de maneira simples e harmônica, o entendimento da promoção da saúde, além do sistema genital feminino, como um bem almejável, simples, de fácil compreensão e factível pela ação de cada um de nós, tocoginecologistas.

Nosso entendimento é de que esta obra é de grande valia e vai além do escopo da educação continuada e reciclagem dos especialistas da FEBRASGO, para os médicos em geral.

Etelvino de Souza Trindade
Presidente da FEBRASGO

Nilson Roberto de Melo
Diretor Científico da FEBRASGO

Prefácio

Há anos, as imunizações vêm representando um enorme avanço em saúde pública. Por meio delas controlamos várias doenças, eliminamos algumas e até erradicamos outras.

Varíola, poliomielite, sarampo, tétano e rubéola são exemplos de doenças que por intermédio de extensos programas de vacinação tiveram seus casos reduzidos de forma drástica. As vacinas têm se demonstrado excelentes ferramentas de promoção da saúde em todos os países do mundo.

Hoje, a vacinação deixou de ser uma prática restrita à Pediatria e as oportunidades de prevenção são para todas as idades. O conceito de vacinação ampla engloba adolescentes, adultos jovens, adultos, idosos, gestantes, viajantes, portadores de doenças crônicas e imunodeficiências e a saúde do trabalhador (vacinação ocupacional).

A vacinação é hoje entendida, mais do que um benefício individual, como uma ação de cidadania, pois elevadas coberturas vacinais estendem o benefício para aqueles que não podem receber a vacina, graças à redução da circulação do agente na comunidade. A imunização da mulher, nas diferentes etapas da vida, é hoje uma realidade e uma necessidade.

Na saúde da mulher, as vacinas são capazes de proteger as adolescentes de várias doenças, prevenir doenças sexualmente transmissíveis, evitar enfermidades nas gestantes e em seus conceptos, favorecer a mulher madura a envelhecer com qualidade e preservar a saúde da trabalhadora. Além disso, mulheres com doenças crônicas e risco aumentado de desenvolver complicações se beneficiam com a prevenção de diversas doenças infecciosas.

A mulher quase sempre assume o papel de gestora da família, no cuidado e na promoção da saúde de seus filhos, pais e maridos. Ela precisa estar bem para cuidar de si mesma e dos familiares e prover recursos para tal.

Ciente dos novos desafios que se apresentam aos Ginecologistas e Obstetras brasileiros, a FEBRASGO oferece esse livro para facilitar a atualização nesse novo campo de conhecimento com impacto na atividade médica do dia a dia.

Assim, a FEBRASGO incentiva os tocoginecologistas brasileiros a se empenharem nesse novo propósito, em função de seu altíssimo significado em termos da preservação da saúde pública e atenção à saúde integral da mulher. Recomendamos a atualização do calendário vacinal como forma de bem atender às nossas pacientes, durante a consulta ginecológica, no pré-natal e puerpério.

Renomados nomes da Ginecologia e da Vacinologia contribuíram para a elaboração desta obra, que pretende auxiliar os colegas na prática clínica diária.

Esperamos que este livro contribua para a orientação dos profissionais ginecologistas e obstetras, assim como para outros profissionais médicos que têm a oportunidade de atualizar o calendário vacinal da mulher.

Boa leitura!

Nilma Antas Neves
Renato Kfouri

Colaboradores

Adriana Bittencourt Campaner
Médica-chefe da Clínica de Patologia do Trato Genital Inferior e Colposcopia/Infecções Genitais da Santa Casa de São Paulo
Mestre e Doutora em Tocoginecologia das Faculdades de Ciências Médica pela Santa Casa de São Paulo

Adriane Cristina Bovo
Doutora em Medicina pela Universidade Federal de São Paulo – Escola Paulista de Medicina (UNIFESP-EPM)
Médica da Unidade de Prevenção de Câncer de Campo Grande do Hospital de Câncer de Barretos

Alexandre Dolabela dos Santos Soares
Médico residente de Pediatria do Hospital Universitário Ciências Médicas de Minas Gerais (HUCM)

Ana Goretti Kalume Maranhão
Médica
Especialista em Pediatria pela Sociedade Brasileira de Pediatria do Rio de Janeiro

Analíria Pimentel
Professora de Doenças Infecciosas e Parasitárias da Faculdade de Ciências Médicas da Universidade Federal de Pernambuco (UFPE)
Mestra e Doutora em Medicina pela UFPE
Membro de Comitê Assessor Permanente em Imunizações do Governo do Estado de Pernambuco
Membro da Comissão da Elaboração dos Calendários Vacinais da Sociedade Brasileira de Imunizações (SBIm)

Angelina Farias Maia
Coordenadora do Setor de Colposcopia e Trato Genital Inferior do Hospital das Clínicas da Universidade Federal de Pernambuco (UFPE)
Membro da Comissão Nacional Especializada em Vacinas da FEBRASGO

Antonia Maria da Silva Teixeira
Mestre em Saúde Coletiva pela UFBA

Aristóteles Maurício Garcia Ramos
Professor Adjunto de Ginecologia da Escola Superior de Ciências da Santa Casa de Misericórdia de Vitória
Doutor em Ginecologia e Obstetrícia pela Universidade Federal de Minas Gerais (UFMG)
Membro do Comitê Nacional de Vacinas da FEBRASGO
Membro da American Society for Colposcopy and Cervical Pathology

Caetano Galvão Petrini
Médico pós-graduando do Departamento de Ginecologia e Obstetrícia da Faculdade de Medicina de Ribeirão Preto da Universidade de São Paulo

Carla Magda Allan Santos Domingues
Doutora em Medicina Tropical pela Universidade de Brasília (UnB)

Cecilia Maria Roteli Martins
Doutora em Ginecologia pela Unicamp
Coordenadora de Pesquisas Hospital Maternidade Leonor Mendes de Barros Secretaria da Saúde do Estado de São Paulo

Dilma Boeing
Enfermeira Especialista em Epidemiologia
Responsável pelo Centro de Referência para Imunobiológicos Especiais e Vigilância de Eventos Adversos Pós-vacinais – Programa Estadual de Imunização/DIVE/SES/SC

Edison Natal Fedrizzi
Professor Associado de Ginecologia e Obstetrícia da Universidade Federal de Santa Catarina (UFSC)
Doutor em Medicina pela EPM/UNIFESP
Membro do Comitê Nacional de Vacinas da FEBRASGO
Chefe do Centro de Pesquisa Clínica Projeto HPV/HU/UFSC

Flávia Bravo Santos Nascentes da Silva
Pediatra
Presidente da Sociedade Brasileira de Imunizações (SBIm, Regional RJ)
Membro da Comissão de Revisão de Calendários e Consensos da SBIm

Gabriel Oselka
Professor Associado do Departamento de Pediatria da Faculdade Médica da Universidade de São Paulo (USP)
Presidente da Comissão Permanente de Assessoramento em Imunização da Secretaria do Estado de São Paulo
Membro do Comitê Técnico Assessor do Programa Nacional de Imunizações

Giselle Fachetti Machado
Médica, Ginecologista e Obstetra
Residência Médica em Ginecologia e Obstetrícia no HC da Universidade Federal de Minas Gerais (UFMG)
Titulo de habilitação em Colposcopia da ABPTGIC
Membro da Comissão Nacional de Vacinas da FEBRASGO

Guido Carlos Levi
Diretor da Sociedade Brasileira de Imunizações
Membro do Comitê Técnico Assessor em Imunizações do PNI
Membro da Comissão Permanente Assessora em Imunizações da Secretaria da Saúde do Estado de São Paulo

Heloisa Ihle Garcia Giamberardino
Pediatra e Mestre em Medicina Interna pela Universidade Federal do Paraná (UFPR)

Hilton Pina
Professor Titular de Ginecologia da Universidade Federal da Bahia (UFBA)

Isabella Ballalai
Presidente da Sociedade Brasileira de Imunizações (SBImRJ) (2015/2016)
Membro do Comitê Técnico Assessor em Imunizações do Estado do Rio de Janeiro (CTAI-RJ)

Jacy Andrade
Professora Titular do Departamento de Medicina e Apoio Diagnóstico da UFBA

José Geraldo Leite Ribeiro
Pediatra e Epidemiologista
Mestre em infectologia pela UFMG
Professor da Faculdade de Ciências Médicas de Minas Gerais e da FASEH

Juarez Cunha
Pediatra, médico do Núcleo de Pesquisa em Vacinas do Hospital de Clínicas de Porto Alegre
Diretor da Previne Centro de Vacinação de Porto Alegre

Júlio César Teixeira
Professor Doutor em Tocoginecologia da Faculdade de Ciências Médicas da Unicamp

Leila Katz
Doutora em Tocoginecologia pela Unicamp
Mestre em Saúde Materno Infantil pelo IMIP
Coordenadora Obstétrica da UTI Obstétrica
Coordenadora do Setor Aconchego do IMIP

Lessandra Michelim
Infectologista
Mestre e Doutora em Biotecnologia/Microbiologia
Professora Adjunta de Infectologia da Universidade de Caxias do Sul

Márcia Fuzaro Terra Cardial
Doutora em Tocoginecologia pela FCMSCSP
Professora da Disciplina de Ginecologia da Faculdade de Medicina do ABC
Responsável pelo Setor de PTGI e Colposcopia da FMABC

Marco Aurélio Palazzi Sáfadi
Professor de Pediatria da Faculdade de Ciências Médicas da Santa Casa de São Paulo
Membro do Comitê Técnico Assessor em Imunizações (Ministério da Saúde do Brasil)
Membro da Comissão Permanente de Assessoramento em Imunizações (Secretaria de Saúde do Estado de São Paulo)

Mônica Levi
Presidente da Sociedade Brasileira de Imunizações (SBIm, Regional São Paulo)
Presidente da Comissão de Guias e Calendários da Sociedade Brasileira de Imunizações (SBIm)

Neila Maria de Góis Speck
Professora Adjunta do Departamento de Ginecologia da Escola Paulista de Medicina (UNIFESP)

Nilma Antas Neves
Professora Associada de Ginecologia da Universidade Federal da Bahia (UFBA)
Doutorado em Imunologia pela UFBA
Mestrado em Assistência Materno-Infantil pela UFBA
Presidente da Comissão Nacional de Vacinas da FEBRASGO
Membro do Comitê Técnico Assessor do Programa Nacional de Imunização (PNI-MS)

Renato de Ávila Kfouri
Pediatra e Infectologista
Vice-Presidente da Sociedade Brasileira de Imunizações (SBIm)
Membro do Comitê Técnico Assessor do Programa Nacional de Imunização (PNI-MS)
Membro do Departamento de Infectologia da Sociedade de Pediatria de São Paulo (SPSP)

Rosana Richtmann
Médica Infectologista do Instituto de Infectologia Emilio Ribas do Hospital e Maternidade Santa Joana
Médica Infectologista da Pro Matre Paulista
Doutora em Medicina pela Universidade de Freiburg

Rui Moreira Braz
Doutor em Medicina Tropical pela UnB

Sheldon Rodrigo Botogoski
Professor Doutor em Tocoginecologia da UFPR e PUC-PR

Silvana Maria Quintana
Professora Associada do Departamento de Ginecologia e Obstetrícia da Faculdade de Medicina de Ribeirão Preto da Universidade de São Paulo

Sônia Maria de Faria
Infectologista Pediatra
Professora Assistente do Departamento de Pediatria da Universidade Federal de Santa Catarina
Médica Responsável pelo CRIE de Santa Catarina

Susana Cristina Aidé Viviani Fialho
Doutora em Medicina pela Universidade Federal do Rio de Janeiro (UFRJ)
Mestre em Medicina pela UFRJ
Professora Adjunta de Ginecologia da Universidade Federal Fluminense (UFF)

Tânia Cristina de Mattos Barros Petraglia
Mestre em Medicina da área de Concentração Doenças Infecciosas e Parasitárias pela Universidade Federal Fluminense
Presidente do Comitê de Infectologia da SOPERJ
Vice-presidente da SBIM (RJ)
Responsável Técnica pelo CRIE-HMRM (RJ)
Membro do Comitê Técnico Assessor de Imunizações do Estado do Rio de Janeiro
Professora de Pediatria da Universidade Estácio de Sá

Siglas

ACIP: Advisory Committee on Immunization Practices

ANVISA: Agência Nacional de Vigilância Sanitária

CRIE: Centro de Referência para Imunobiológicos Especiais

dT: Difteria e tétano

dTpa-VIP: vacina contra difteria, tétano e coqueluche acelular tipo adulto combinada com vacina contra poliomielite inativada

dTpa: Difteria, tétano e pertussis acelular

HPV: Papilomavírus humano

IGAT: Imunoglobulina antitetânica

M: Mês ou meses

MS: Ministério da Saúde

NIC: Neoplasia intraepitelial cervical

OMS: Organização Mundial da Saúde

PNI: Programa Nacional de Imunizações

SBIm: Sociedade Brasileira de Imunizações

Sumário

	Apresentação da Coleção	vii
	Apresentação do Livro	ix
	Prefácio	xi
	Colaboradores	xiii
	Siglas	xvii
Capítulo 1	A Mulher como Gestora de Saúde da Família *Hilton Pina*	1
Capítulo 2	Responsabilidade e Ética Médica *Giselle Fachetti Machado* *Gabriel Oselka*	5
Capítulo 3	Bases Imunológicas da Vacinação *Adriana Bittencourt Campaner* *Neila Maria de Góis Speck*	15
Capítulo 4	Vacinação da Adolescente *Edison Natal Fedrizzi* *Aristóteles Maurício Garcia Ramos*	23
Capítulo 5	Vacinação da Mulher Adulta *Júlio César Teixeira* *Sheldon Rodrigo Botogoski*	29
Capítulo 6	Vacinação da Mulher Idosa *Márcia Fuzaro Terra Cardial*	33
Capítulo 7	Papilomavírus Humano (HPV) *Nilma Antas Neves* *Renato de Ávila Kfouri* *Giselle Fachetti Machado* *Susana Cristina Aidé Viviani Fialho*	41

Capítulo 8 Hepatites A e B 57
Cecilia Maria Roteli Martins
Adriane Cristina Bovo

Capítulo 9 Difteria, Tétano e Coqueluche 67
Heloisa Ihle Garcia Giamberardino

Capítulo 10 Sarampo, Caxumba e Rubéola 75
Mônica Levi

Capítulo 11 Varicela e Herpes-zóster 81
Guido Carlos Levi

Capítulo 12 Influenza 89
Juarez Cunha
Lessandra Michelim

Capítulo 13 Doenças Pneumocócicas 97
Rosana Richtmann

Capítulo 14 Doenças Meningocócicas 105
Marco Aurélio Palazzi Sáfadi

Capítulo 15 Febre Amarela 113
José Geraldo Leite Ribeiro
Alexandre Dolabela dos Santos Soares

Capítulo 16 Imunização na Gravidez, Puerpério e Amamentação 119
Angelina Farias Maia
Analíria Pimentel
Leila Katz

Capítulo 17 Imunização em Mulheres Imunocomprometidas 125
Silvana Maria Quintana
Caetano Galvão Petrini

Capítulo 18 Imunização de Mulheres Portadoras de Doenças Crônicas 133
Jacy Andrade

Capítulo 19 Imunização Ocupacional 149
Isabella Ballalai

Capítulo 20 Imunização da Viajante 159
Flavia Bravo Santos Nascentes da Silva

Capítulo 21 O Programa Nacional de Imunizações (PNI-MS) 167
Carla Magda Allan Santos Domingues
Ana Goretti Kalume Maranhão
Antonia Maria da Silva Teixeira
Rui Moreira Braz

Capítulo 22 Centros de Referência para Imunobiológicos Especiais (CRIEs) 179
Sônia Maria de Faria
Dilma Boeing

Capítulo 23 Segurança e Eventos Adversos em Imunização 189
Tânia Cristina de Mattos Barros Petraglia

Capítulo 24 Principais Dúvidas e Comentários sobre Imunização da Mulher 199
Renato de Ávila Kfouri
Nilma Antas Neves

Índice Remissivo 205

Capítulo 1

A Mulher como Gestora de Saúde da Família

Hilton Pina

INTRODUÇÃO

O direito à saúde representa uma das mais importantes conquistas da sociedade brasileira, adquirido pela determinação e pelos embates que envolveram movimentos populares, trabalhadores da área da saúde, intelectuais e gestores desde a década de 1970.

As diversas e profundas transformações que vêm ocorrendo paulatinamente na sociedade e na gestão pública, fundamentadas em novos modelos de relacionamento entre o Estado e a sociedade civil, reafirmam a importância das pessoas como catalisadoras e agregadoras de programas e ações que visem à melhoria da qualidade do serviço prestado aos cidadãos na assistência à saúde.

Ao longo dos séculos, contudo, o modelo social predominante sempre relegou à mulher a um papel secundário como recurso estratégico das organizações, impedindo-a de, ou dificultando-lhe, ser sujeito pleno e determinante de sua própria história. Esse modelo exige formas predeterminadas de conhecimento e ação, inclusive na área de saúde, o que evidencia o seu caráter patriarcal.

As mulheres têm muito a contribuir para a consolidação dos programas de saúde governamentais e familiares. A despeito das diversas dificuldades que enfrentam nas várias atividades que exercem diuturnamente, as mulheres estão solidamente presentes nos campos de gestão participativa e da esfera familiar, numa demonstração lógica da sua imprescindibilidade em todo e qualquer programa de atenção à saúde.

SAÚDE E DOENÇA: SIGNIFICADO, HISTÓRIA E ESTÓRIAS

A evolução histórica da humanidade denota, de forma inequívoca, a constante preocupação do homem com o conceito de saúde ao longo dos tempos, influenciado e modificado, evidentemente, pelas características peculiares de cada período. Desde os primórdios da civilização, o ser humano sempre questionou o que é ter saúde e estar doente e as maneiras como as doenças surgiam e podiam ser combatidas para o restabelecimento do seu bem-estar. O sobrenatural e as divindades sempre foram utilizados como explicação para os acontecimentos, bons ou maus, que faziam parte de sua limitada existência. Os povos das grandes civilizações interpretavam as doenças como consequência de causas externas, e a saúde, como uma forma de recompensa por bom comportamento social, familiar, religioso e laboral. Nesse particular, a cultura clássica grega foi deveras importante para redimensionar o conceito de saúde, ao estabelecer explicações categóricas para os acontecimentos e desprezar elementos mágicos e religiosos. Buscava-se, dessa forma, um entendimento racional acerca das relações entre o homem e a natureza, enfatizando-se a importância do meio ambiente, do trabalho, da família e da posição social do indivíduo no binômio saúde-doença.

Antes do aparecimento da filosofia, os gregos fundamentaram a sua crença na mitologia, com várias divindades representativas de atos e questões relacionados à saúde.

Há relatos dessa época de que Esculápio, deus grego da medicina, teve três filhas e a elas deu os nomes de Iaso, deusa da recuperação, Panaceia, deusa da cura, e Hygeia, deusa da boa saúde.

Conforme os preceitos filosóficos de Platão (428/427-348/347 a.C.), a saúde consistia em um equilíbrio entre corpo e alma, cada um sendo cuidado pelo médico ou pelo filósofo.

Hipócrates (460-370 a.C.), o pai da medicina ocidental, conceituava a saúde como resultante do equilíbrio dos humores, e a doença, por oposição, como consequência da sua instabilidade.

Na Idade Média, houve uma forte influência do cristianismo acerca do significado de doença e saúde, atribuindo-se às situações de pecado o desequilíbrio físico e/ou mental que as pessoas apresentavam. No final desse período, com a ocorrência de crescentes epidemias, renasceu a crença de que as suas causas estavam relacionadas a bruxaria, conjugação dos astros ou contaminação da água pelos leprosos. Na época do Renascimento, foram criadas as ciências básicas, como fruto da necessidade de se descobrir a origem das matérias, de abolir o empirismo e promover a racionalidade científica. Nos séculos XVII e XVIII novos avanços foram incorporados à medicina, com a criação do microscópio e o desenvolvimento da bacteriologia. No século seguinte, que foi marcado pela Revolução Industrial e, ademais, as novas conquistas na medicina clínica e microbiológica, ocorreram novidades expressivas nas áreas da patologia e da fisiologia, com reflexos inegáveis no diagnóstico e no tratamento das enfermidades. Nesse período, de grandes transformações sociais, foram criados os conceitos de medicina social e de saúde coletiva, denotando a preocupação de uma assistência comunitária com ações voltadas para o atendimento global, e não de forma individualizada.

O conceito de saúde, portanto, ademais não ser consensual, é amplo, complexo e flexível. A Organização Mundial da Saúde define que "saúde" é o completo bem-estar físico, mental e social, e não a simples ausência de doença. Destarte, a saúde de um indivíduo está subordinada a fatores determinantes que incluem a própria biologia humana, o ambiente físico, social e econômico a que está exposto, o estilo de vida e a acessibilidade à assistência médica.

Por conseguinte, uma alimentação balanceada, a prática regular de atividades físicas e o bem-estar social e emocional são requisitos fundamentais para a obtenção de um estado de saúde adequado. Por isso mesmo, os indivíduos que convivem em condições precárias de sobrevivência, sem atendimento médico, alimentação e água de qualidade, bem como saneamento básico, têm a sua saúde ameaçada e afetada. Conclui-se, portanto, que a promoção da saúde pode ser mantida e melhorada não só por meio de ações governamentais, mas, também, pela conscientização e por opções de vida inteligentes do indivíduo e da sociedade.

HISTÓRIA DAS VACINAS

O surgimento das vacinas primitivas ocorreu há mais de mil anos no continente asiático, na época em que a varíola apareceu na rota da seda, da China para a Turquia. Doença de fácil e rápida transmissão e de significativa morbiletalidade naquele século, a varíola tornou-se uma epidemia em vários continentes por causa das grandes viagens marítimas e do consequente intercâmbio entre os povos.

A observação de que os sobreviventes não contraíam de imediato a doença ou a apresentavam de forma branda ensejou a criação da técnica de "variolização" pelos chineses, que consistia em promover o contato das secreções de pústulas de indivíduos infectados em indivíduos sãos, objetivando-se induzir quadros mais leves da enfermidade que se propagou para a Europa no início do século XVIII. Mas foi apenas em 1796 que um médico inglês, Edward Jenner (1749-1823), estabeleceu as primeiras bases científicas da imunização. Ele inoculou o vírus da varíola bovina (versão mais branda da doença), retirado das pústulas de vacas doentes, em camponeses ingleses. Observou que esses indivíduos tornavam-se protegidos ou apresentavam a doença de forma atenuada. O termo vacina seria, desse modo, derivado de *vacca*, no latim. O medo de se contrair a doença disseminou o uso desse método, apesar dos conflitos com crenças éticas e religiosas do século XIX.

O Marquês de Barbacena (1772-1842) foi o responsável pela vinda de amostras para o Brasil, as quais foram utilizadas, principalmente, para a proteção da nobreza. Anos depois, o médico-cirurgião

Barão de Pedro Afonso (1845-1920) criou um Instituto privado para a fabricação da vacina antivariólica. No entanto, a vacina não teve boa aceitação no país, e em 1904 estourou a "Revolta da Vacina", na então capital Rio de Janeiro. O médico e sanitarista Oswaldo Cruz (1872-1917) foi nomeado pelo presidente da República como chefe do Departamento Nacional de Saúde Pública, com o objetivo de melhorar as condições sanitárias da cidade. Na sua gestão, os programas de vacinação tiveram prioridade, e, apesar da demora em uma ampla divulgação e aceitação social, descobriu-se a propriedade de imunização, que serviu de exemplo para que outras vacinas fossem criadas para o controle de doenças e de epidemias determinadas por outros micro-organismos.

EDUCAÇÃO E PROMOÇÃO DA SAÚDE

A saúde é um bem pessoal inalienável e o mais precioso do ser humano. Por isso mesmo, todos os cuidados devem ser tomados e constantemente renovados a fim de que se mantenha o bem-estar físico e mental, fundamental para que se obtenham uma qualidade de vida desejável e um envelhecimento saudável. Nesse processo é imprescindível um trabalho educativo permanente que objetive o esclarecimento e a orientação das comunidades não só quanto às ações de prevenção de doenças, bem como à busca correta do atendimento adequado para a solução do seu problema. Destarte, a promoção da saúde depende, fundamentalmente, da participação efetiva e solidária da população, o que se concretiza na escolha de suas prioridades, na elaboração, no desenvolvimento e na fiscalização de estratégias que visam às melhorias nos diversos segmentos de atenção à saúde. As ações de promoção da saúde interferem, consubstancialmente, na qualidade de vida das pessoas, uma vez que implicam em educação alimentar saudável, favorecem a prática de atividades físicas, contemplam a educação sexual, promovem campanhas de vacinação e estimulam o acolhimento e a orientação de cuidadores de idosos. Dessa forma, tanto podem contribuir para a redução dos casos de obesidade, *diabetes mellitus*, hipertensão arterial, doença pulmonar obstrutiva crônica, doenças de transmissão sexual, gravidezes indesejadas, quanto proporcionar um envelhecimento mais saudável. A promoção da saúde, por conseguinte, tem como objetivo precípuo a diminuição das desigualdades existentes nos níveis de saúde das populações e a garantia da igualdade de oportunidades e de recursos.

A GESTÃO FAMILIAR

A transição das formas arcaicas de sociedade para as primeiras civilizações da Antiguidade demandou séculos e exigiu diversificadas adaptações e transformações éticas, religiosas, sociais e familiares. Três fatores históricos foram decisivos para esse acontecimento: o surgimento das cidades, a invenção e o domínio da escrita e o advento do comércio. Ao longo dessas profundas mudanças, o modelo social predominante era patriarcal, e as mulheres participavam ativamente de tarefas vitais para a sobrevivência da comunidade: pesca, caça, pastoreio e agricultura, além dos afazeres domésticos e do cuidado com os filhos. Nos códigos de Hamurabi (1694 a.C.) e de Manu (1300 a 800 a.C.) observam-se, claramente, a cessão e a ampliação de direitos para o homem e a subordinação da mulher a diversos preceitos de ordem moral e ética. O descrito na Tábua V (Lei das XII Tábuas, 462 a.C.) ratifica essa assertiva: "As mulheres são proibidas de gerir seus próprios negócios civis, posto que subordinam-se a tutela perpétua (do pai ou esposo)". Gradativamente, todavia, a mulher começou a demonstrar o seu valor nos diversos segmentos da sociedade, passou a ocupar espaços mais dignos no campo laboral e a exigir o respeito aos valores capitais de sua cidadania.

Prova inequívoca é a constatação do número crescente de mulheres assumindo funções chaves em organizações de diferentes perfil e envergadura e o aumento do quantitativo de mulheres que necessitam trabalhar para complementar a renda familiar. Nesse contexto, torna-se evidente que a mulher desempenha, na atualidade, o grandioso papel de gestora de saúde da família, ao demonstrar grande preocupação e interesse nos cuidados de atenção à saúde pessoal, familiar e comunitária, além de elaborar continuamente estratégias que possam permitir um perfeito equilíbrio entre sua vida pessoal, familiar e profissional.

MENSAGENS PARA LEMBRAR

- A mulher desempenha, na atualidade, o papel de gestora de saúde da família, com empenho nos cuidados de atenção à saúde pessoal, familiar e comunitária.
- A despeito das diversas dificuldades que enfrentam, as mulheres estão presentes nos campos de gestão participativa e da esfera familiar em uma demonstração lógica da sua imprescindibilidade em todo e qualquer programa de atenção à saúde.

Bibliografia

Ariés P, Duby G. História da vida privada V.I. São Paulo: Companhia das Letras; 2005.

Cunha J. Vacinas e imunoglobulinas: consulta rápida. Porto Alegre: Artmed; 2009, cap. 6, p. 156.

Neves NA. Manual de orientação - vacinação da mulher. Febrasgo, 2013.

Painel temático: saúde da mulher. O pacto pela saúde e a saúde da mulher. Ministério da Saúde / Secretaria de Gestão Estratégica e Participativa; 2008.

Ujvari SC. A história da humanidade contada pelos vírus. São Paulo: Contexto; 2008.

Veras Neto FQ. Direito romano clássico: seus institutos jurídicos e seu legado. In: WOLKMER, Antônio Carlos (Org.). Fundamentos de história de direito. 2ª ed. Belo Horizonte: Del Rey; 2010.

Wolf N. Vagina, uma biografia. 1ª ed. São Paulo: Geração Editorial; 2013.

Capítulo 2

Responsabilidade e Ética Médica

Giselle Fachetti Machado
Gabriel Oselka

CAMINHOS DA CIÊNCIA MÉDICA ATÉ A PREVENÇÃO PRIMÁRIA DO CÂNCER DE COLO UTERINO

A história da medicina ocidental é um reflexo bastante fiel da história da evolução científica da humanidade, que saiu gradualmente da superstição para a lógica por meio da influência e liderança de grandes pensadores. Estes nos ofereceram as bases sobre as quais fundamentamos não só as conquistas atuais, mas também, e especialmente, a esperança de conquistas futuras.

A saúde feminina tem grande relação com a qualidade da estrutura familiar, já que a mulher é um dos mais sólidos pilares desse agregado social. E sua importância como sustentáculo familiar vem crescendo ao longo do tempo. Apesar de a mulher contemporânea ter assumido diversos novos papéis diante da comunidade, ela não abandonou aqueles que tradicionalmente sempre desempenhou como mãe, esposa e cuidadora do lar.

Ao revermos a história da imunização e a história da prevenção do câncer de colo uterino, observaremos que esses caminhos, aparentemente paralelos, se cruzam em determinado momento bastante significativo: a descoberta da etiologia viral desse tipo de câncer.

Relataremos brevemente a inspiradora história da medicina, pois a construção do saber só se dará solidamente se reconhecermos os pioneiros da medicina como os arrojados desbravadores que foram e se, ao mesmo tempo, seguirmos os diversos exemplos que eles nos deixaram de dedicação, persistência e abnegação.

O MÉDICO ANCESTRAL

A medicina na pré-história era intuitiva. Assim como os animais o fazem, o *Homo sapiens* lambia e sugava suas feridas, ingeria ervas quando sentia dores abdominais e imobilizava membros fraturados.

A primeira forma de cura exercida pelo homem, ainda selvagem, deve ter sido a retirada de espinhos e parasitas da pele de forma individual, ou com a ajuda de outros membros da comunidade. A formação de grupos e sua interação social foram fundamentais para o desenvolvimento e para a sobrevivência da espécie humana.

A documentação fóssil da primeira ação médica, no homem pré-histórico, data de 45 mil anos atrás, no Pleistoceno superior: o esqueleto de um Neandertal descoberto no monte Zagros, no Iraque, com traços de amputação intencional do braço direito.

Como fósseis muito antigos, com mais de seis mil anos, nunca foram encontrados com órgãos preservados, existem numerosas evidências documentadas de tratamentos de lesões traumáticas no período pré-histórico, enquanto aquelas sugestivas de enfermidades semelhantes às que existem hoje são relativamente raras.

Apenas alguns fósseis portadores de tumores ósseos, de lesões artríticas e de vértebras comprometidas por tuberculose óssea permitem estabelecermos a presunção de que havia, sim, doenças similares às atuais.

Ferramentas trabalhadas em lascas de pedras foram encontradas em sítios arqueológicos com 40 mil anos de idade. Ao lado delas existiam corpos sepultados mediante rituais, nos quais o morto era disposto com sua cabeça voltada para o nascente. Tais achados nos permitem inferir que já havia, necessariamente, entre aqueles homens, preocupação com a vida e com a morte. Daí o surgimento das primeiras medidas em busca do prolongamento da vida, da fuga da dor e da busca do conforto.

Gradualmente, alguns membros da coletividade se especializaram nos cuidados para a preservação da vida: foi quando surgiram os nossos curadores ancestrais. As aglomerações humanas viam na relação entre saúde e doença um mistério que apenas conseguiam explicar com auxílio da magia, da superstição e da religião.

A MEDICINA MODERNA NASCEU NA GRÉCIA

O pai da medicina moderna, Hipócrates, nascido na ilha grega de Cós, em cerca de 460 a.C., foi quem introduziu o raciocínio lógico nas práticas diagnósticas, rejeitando a intervenção divina como causa das doenças, ou meio de cura delas.

A aglomeração de seres humanos nas cidades foi determinante para que existissem condições para propagação de epidemias. Essas catástrofes coletivas foram responsáveis pela ascensão e queda de impérios. Influíram nas sociedades, contribuindo, inclusive, para o estabelecimento de teocracias dogmáticas inquisitoriais. E, por outro lado, também despertaram o interesse acadêmico no sentido de decifrar sua verdadeira etiologia, assim como de obter recursos profiláticos eficientes.

A primeira pandemia descrita na história da humanidade ocorreu em 430 a.C., durante a guerra do Peloponeso entre Atenas e Esparta. O historiador grego Tucídides (460 a.C.-395 a.C.) relatou que 30 mil cidadãos atenienses morreram da grande peste, ou seja, um terço da população. Conforme os pesquisadores da Universidade de Atenas, tal morbidade tratava-se da que hoje é definida como febre tifoide.

O estudo da anatomia humana foi proibido em diversas civilizações, pois se cria, outrora, que a dissecção dos corpos seria prejudicial aos mortos em sua futura vida extrafísica. Em algumas culturas aplicava-se aos seres humanos, inapropriadamente, o conhecimento anatômico obtido no abate de animais.

Interessante notar que o conhecimento que os embalsamadores egípcios acumularam não foi passado aos médicos, provavelmente porque o trabalho dessa classe era considerado sujo, portanto indigno de credibilidade.

A segunda pandemia relatada na história ocorreu em Roma, em 165 d.C. Essa peste chegou a matar cinco mil pessoas por dia. Pereceu diante dela, inclusive, um dos imperadores romanos, Marcus Aurelius Antoninus (121-180 d.C.), o último dos cinco bons imperadores, lembrado como um governante bem-sucedido e culto.

Galeno (129-216 d.C.), filósofo e médico romano, nascido em Pérgamo, foi quem registrou essa segunda grande tragédia nas páginas da história. Foi ainda o responsável pela demonstração inquestionável de que as artérias transportavam sangue, e não ar, como se supunha então. Ele abriu a artéria de um cão sob a água, evidenciando a ausência de bolhas ascendentes oriundas da ferida do animal, o que seria esperado se existisse ar dentro das artérias, obviamente.

A ANATOMIA HUMANA DECIFRADA

Os primeiros anatomistas devem ter surgido na Alexandria helênica. Herófilo (335-280 a.C.) e Erasístrato (304-250 a.C.) são reconhecidos como fundadores da escola médica da região. Eles teriam feito dissecções públicas por um curto período de tempo, pois logo a prática de dissecção anatômica voltou a ser proibida na Grécia.

A redescoberta dos trabalhos de Aristóteles, ao final do século XII, estimulou o renascimento do método experimental. Quando o Quarto Conselho Laterano da Igreja Católica, em 1215, definiu que o corpo não precisaria estar inteiro para que a ressurreição ocorresse, permitiu-se o florescer do progresso científico.

A dissecção sistemática nas escolas médicas recomeçou em Salerno, na Itália, a primeira das escolas médicas do Ocidente, por volta de 1150. A primeira autópsia da qual se tem notícia foi realizada em Bolonha, na Itália, no ano de 1302, tendo sido ordenada por um juiz, para que se esclarecesse sobre o possível envenenamento da vítima. Já em 1502 foi registrado um pedido de autópsia de uma família para confirmar a incompetência do médico que assistiu o falecido.

O primeiro grande avanço da era dos anatomistas veio com o trabalho de Andreas Vesalius (1514-1563), que horrorizou o mundo médico ao ser contrário a alguns dos ensinamentos de Galeno, relativos ao sistema circulatório. Porém ele não chegou a questionar a teoria do equilíbrio humoral, difundida por Galeno e aceita desde Hipócrates, como explicação para os diferentes estados entre saúde e doença.

Vesalius ensinava anatomia por meio de desenhos detalhados, método revolucionário para a época. Ele rebateu corajosamente a tese vigente de que o sangue passava do ventrículo direito para o esquerdo fluindo por poros invisíveis. O inglês William Harvey (1578-1657) foi quem primeiro descreveu corretamente a circulação sanguínea, tendo inferido a existência dos capilares, já que não tinha como comprovar a existência destes em uma época em que ainda não havia microscópios.

O olhar ampliado desvenda parte do microcosmo

O microscópio foi inventado por volta de 1590, por Hans Janssen e seu filho Zacharias Janssen (1580-1638), na Holanda. Eles eram fabricantes de óculos e não usaram o invento para uso científico, mas para fins comerciais. O microscópio só foi empregado para observação de material biológico por Antonie van Leeuwenhoek (1632-1723). Ele era um tecelão que avaliava a qualidade do linho pelo número de seus fios, tendo assim se familiarizado com as lentes de aumento.

Leeuwenhoek não tinha formação científica, mas era imensamente curioso e examinou fluidos humanos, além de outros materiais biológicos. Foi o primeiro homem a ver bactérias. Em 1683, escreveu cartas à Royal Society, em Londres, descrevendo o que via ao microscópio, cujas lentes únicas permitiam um aumento de 200 vezes. A resistência aos seus estudos se desfez quando o ilustre Robert Hooke (1635-1703) confirmou seus achados.

A VARIOLIZAÇÃO, O PRIMEIRO PASSO DE UMA GRANDE TRAJETÓRIA

No início do século XVIII, a variolização chegou à Europa, trazida da cultura popular oriental por lady Mary Wortley Montagu (1689-1762): buscava-se provocar a instalação da varíola, na sua forma mais branda, pela inoculação da secreção das pústulas de pessoas doentes na pele do homem sadio.

Hoje sabemos que tal via de contágio resultava em resposta imunológica mais precoce e eficiente do que a que ocorria naturalmente, pelo contágio via pulmonar. Os índices de mortalidade da infecção natural chegavam a 40% enquanto com a variolização, mantinham-se por volta de 1%.

Em 1798, foram publicados os primeiros estudos do médico inglês Edward Jenner (1749-1823), que relatou como o fazendeiro Benjamin Jest percebera que as pessoas que ordenhavam o gado e que haviam se contaminado com a varíola bovina desenvolviam uma condição benigna chamada de *vaccinia*, tornando-se imunes à varíola. O fazendeiro inoculou sua própria família, e esta sobreviveu sem contaminar-se com a doença grave.

Em 1804, a vacina de Jenner foi introduzida no Brasil pelo Marquês de Barbacena (1772-1842). Os trabalhos de vacinação eram realizados na Câmara Municipal do Rio de Janeiro e inspecionados pelo coronel Manuel dos Santos de Carvalho, encarregado da polícia da cidade.

UM PROGRESSO CONSONANTE: ANESTESIA E CIRURGIA

O primeiro médico a usar éter etílico como anestésico em uma cirurgia foi o Dr. Crawford Long (1815-1878), que o administrou em 30 de março de 1842, durante um procedimento cirúrgico para remover um tumor de um paciente. Em seguida, ele voltou a empregar éter em várias ocasiões, mas não publicou nada sobre os procedimentos até 1849. Até ali, eram considerados como grandes cirurgiões os que eram mais rápidos, já que impunham menor tempo de dor excruciante aos seus desventurados pacientes.

A observação de Ignaz Semmelweis (1818-1865), em Viena, em 1848, de que havia um índice assustadoramente maior de febre puerperal em parturientes atendidas pelos médicos do que entre aquelas atendidas pelas parteiras, o levou a formular a hipótese de que tal situação se devia ao fato de que os médicos vinham das salas de autópsias diretamente para as salas de parto.

A introdução de antissepsia das mãos dos médicos como rotina prévia à assistência aos partos tornou os índices de febre puerperal similares nos dois diferentes grupos de puérperas, confirmando a hipótese de Semmelweis. Entretanto, esse trabalho visionário não foi reconhecido, ou sequer divulgado imediatamente, já que partia de uma premissa impopular no ambiente acadêmico, a de que os médicos estariam espalhando infecção.

A comprovação de que micro-organismos poderiam causar doença foi uma das inúmeras realizações de Louis Pasteur (1822-1895). Já Robert Koch (1843-1910) postulou que cada doença é causada por um micróbio específico, tendo identificado, em 1876, o bacilo responsável pelo antraz; posteriormente descobriu o agente da tuberculose.

Alguns anos depois da observação de Ignaz Semmelweis, Joseph Lister (1827-1912), em 1860, desenvolveu as técnicas de assepsia e antissepsia, que permitiram uma segunda revolução na prática cirúrgica, já que ofereceram segurança aos procedimentos, reduzindo índices de infecção. A antissepsia em associação com a recém-instituída anestesia levou à crescente diversificação das vias de acesso e, também, à ampliação da complexidade dos procedimentos.

A PRIMEIRA VACINA DESENVOLVIDA COM METODOLOGIA CIENTÍFICA

Os trabalhos e pesquisas de Louis Pasteur, e seus colaboradores, foram ininterruptos. Eles desenvolveram métodos de atenuação do agente causal de doenças que permitiam que esses agentes fossem inoculados nas pessoas, tornando-as protegidas contra a respectiva doença. Nasceu assim o conceito de vacina, nome escolhido por Pasteur para homenagear Jenner.

Em 1885, Pasteur desenvolveu a vacina contra a raiva humana, a primeira vacina obtida por meio de metodologia científica. Apesar dos grandes resultados, Pasteur não chegou a elucidar como a ação imunizante ocorria.

No fim do século XIX, o desenvolvimento das vacinas passou a seguir uma racionalização científica. Bactérias foram inativadas, descobriram-se as toxinas bacterianas, produziram-se antitoxinas e os anticorpos foram conceituados.

Novas vacinas foram desenvolvidas tendo como bases esses avanços recém-adquiridos: a BCG, coqueluche com células inteiras, toxoide diftérico e a vacina para febre amarela. Houve grande impacto no combate a doenças expressivas no mundo todo.

O câncer passa a preocupar a comunidade científica

Em 1900, em Viena, Ernest Wertheim (1864-1920) publicou um trabalho sobre uma técnica de histerectomia em câncer de colo uterino, mostrando uma redução nos índices de óbitos dessa cirurgia de 72% para 10%, tanto em função da qualidade da nova técnica cirúrgica, quanto da incorporação rotineira da assepsia e antissepsia.

Os desafios sanitários eram ainda de tal forma grandiosos que estudos de doenças crônicas, como o câncer, eram tidos como secundários. Conforme as pandemias assassinas e as cruéis endemias foram sendo superadas, foi obtida maior longevidade humana. Houve, consequentemente, um aumento evidente dos casos de câncer no mundo todo. Tal acréscimo de prevalência foi, inicialmente, mais evidente nas regiões mais desenvolvidas da Europa ocidental.

Enquanto na Europa se formavam as primeiras associações para o acolhimento de doentes com câncer e para o estudo desse mal, no Brasil enfrentávamos a revolta da vacina, assim descrita na *Gazeta de Notícias*, publicação de 14 de novembro de 1904:

> Tiros, gritaria, engarrafamento de trânsito, comércio fechado, transporte público assaltado e queimado, lampiões quebrados às pedradas, destruição de fachadas dos edifícios públicos e privados, árvores derrubadas: o povo do Rio de Janeiro se revolta contra o projeto de vacinação obrigatório proposto pelo sanitarista Oswaldo Cruz.

A reação popular à vacina levou o governo a suspender sua obrigatoriedade e a declarar estado de sítio em 16 de novembro. A rebelião foi contida, deixando 30 mortos e 110 feridos. Ao reassumir o controle da situação, o processo de vacinação foi reiniciado, tendo a varíola, em pouco tempo, sido erradicada da capital.

Importante lição nos ofereceu esse episódio da história. O evidente benefício sanitário coletivo da imunização não é argumento suficiente para que o poder constituído casse arbitrariamente os direitos individuais de livre decisão quanto à saúde pessoal.

Apenas o acesso à informação detalhada sobre os diversos imunobiológicos, sua ação, seus riscos e sua eficácia permitirá que os indivíduos tomem decisões autônomas e racionais sobre se vacinar ou não. Decisões essas que, baseadas em conhecimento sólido, certamente terão a almejada repercussão coletiva positiva.

No início do século XX, o câncer era tido como incurável e infrequente em regiões tropicais. O médico Azevedo Sodré (1895-1952) apresentou o primeiro estudo sobre a frequência do câncer no Brasil, em 1904, no II Congresso Médico Latino-americano realizado em Buenos Aires. Nesse estudo ele confirmava as suposições otimistas vigentes no início do século XX. Em 1910, o médico Olympio Portugal (1862-1934) publicou, na revista *O Brasil Médico*, um artigo de teor discordante, demonstrando a alta incidência de casos de câncer no Rio de Janeiro e em São Paulo. Curiosamente, ele suspeitava que o câncer pudesse ser uma doença transmissível, como a lepra.

Nesse período as ações de saúde pública no Brasil se limitavam aos grandes centros, e tinha-se uma visão distorcida e idealizada sobre a saúde da população do interior do país. Supunha-se que a vida no campo era saudável e leve. Tal suposição caiu por terra com a intensificação da epidemia da gripe espanhola, em 1918 (a quinta pandemia mundial), e com a divulgação de obras literárias sobre a dura realidade da vida nos sertões brasileiros.

A COLPOSCOPIA: FRUTO DA PERSISTÊNCIA DE HINSELMANN

Apesar das enormes realizações dessa época, os anos 1920 ainda testemunhavam a detecção de tumores cervicais invasores avançados, tanto que lesões do tamanho de um ovo de pombo eram consideradas como diagnósticos precoces. Diante dessa situação, surgiu o interesse do professor associado da Universidade de Hamburgo, Dr. Hans Hinselmann (1884-1959), em examinar a vulva e o colo do útero com lentes frontais de magnificação de 1,2 a 1,7 vez. Ele esperava encontrar microúlceras ou microvegetações que julgava serem as formas iniciais do câncer de colo uterino.

Em 9 de outubro de 1925, foi publicado o artigo pioneiro de Hinselmann sobre "O exame colposcópico especular". O colposcópio por ele desenvolvido, com auxílio dos técnicos da Leitz, era um aparelho pesado, sem rodas ou estrutura pantográfica. Sua utilização só foi possível graças ao desenvolvimento de lentes com uma distância focal maior do que os 80 mm até então disponíveis. Inicialmente, ele conseguiu lentes com 150 mm de distância focal junto à empresa Leitz e, em seguida, obteve lentes da marca Zeiss, com uma distância focal de 190 mm.

Hinselmann publicou um artigo descrevendo as alterações epiteliais, que chamou de pré-cancerosas, e propondo a criação de centros de prevenção de câncer de colo uterino. Nos quatro anos seguintes, observou a cérvice sem preparo, até que o teste com ácido acético e a aplicação de iodo foram propostos.

Walter Schiller (1887-1960) era histologista na II Clínica Ginecológica de Viena. Ele constatou que o epitélio displásico e carcinomatoso não continha glicogênio. Recomendou pincelar o colo com a solução iodo-iodetada (Jean Lugol, 1788-1851), porém diluída em água, não em álcool, como a fórmula original. Essa solução é conhecida atualmente como Solução de Schiller.

Schiller chegou a utilizar uma pequena cureta afiada para obter um raspado cervical de áreas colposcopicamente suspeitas, que examinava histologicamente. Por isso, pode ser considerado um precursor do teste de Papanicolaou.

Em 1926, como diretor do departamento de Ginecologia do Hospital da Cidade de Altona, Hinselmann montou o primeiro serviço de colposcopia do mundo. Em 1930, recebeu reconhecimento oficial de seus professores, tendo sido convidado para escrever um capítulo sobre a detecção precoce do câncer de colo uterino na então prestigiada obra ginecológica de Veit-Stoeckel.

OUTRO PASSO GRANDIOSO: A CITOLOGIA ONCOLÓGICA

Em 1928, George Papanicolaou (1883-1962), professor do Departamento de Anatomia da Faculdade de Medicina de Cornell, apresentou um trabalho científico sobre "New Cancer Diagnosis", no 3º Race Betterment Conference, em Battle Creek, Michigan. O artigo foi publicado posteriormente no New York World. Tal trabalho descrevia os aspectos das células cervicais uterinas normais e daquelas com transformações pré-neoplásicas e neoplásicas. Como houve muito pouco interesse dos outros patologistas nesse assunto, ele continuou focado nos estudos de citologia endocrinológica, que constituíam a base regular do seu trabalho.

Em 1939, o Dr. Joseph Hinsey (1901-1981) assumiu como titular da cadeira de Anatomia e encorajou os estudos de Papanicolaou sobre câncer. Em 1943, foi publicado o livro de Papanicolaou e Trout: *Diagnóstico do câncer uterino pelo esfregaço vaginal.*

A IMUNIZAÇÃO E A SAÚDE PÚBLICA BRASILEIRA

Nos anos 1950, chegamos à era de ouro das vacinas, pelo avanço metodológico na cultura de vírus em células. Foram desenvolvidas duas vacinas contra poliomielite. Em 1960, foram produzidas vacinas atenuadas para sarampo, caxumba e rubéola.

Até a criação do Ministério da Educação e Saúde, em 1930, durante o governo de Getúlio Vargas, as políticas de saúde públicas brasileiras eram eventuais e isoladas. Com o sucesso da campanha de erradicação da varíola no Brasil (CEV), ocorrida entre 1962 e 1973, fortaleceu-se uma corrente dentro do Ministério da Saúde que defendia maiores investimentos no controle de doenças infecciosas preveníveis por imunização.

As equipes de profissionais capacitados anteriormente envolvidas na CEV acumularam profundos conhecimentos de vigilância epidemiológica e aplicaram-nos ao plano nascente para o controle nacional da poliomielite, em 1971. Esse plano funcionou até 1973, quando o Programa Nacional de Imunizações (PNI) foi criado, pelo Ministro da Saúde Mario Machado Lemos, médico, nascido em Penedo, Alagoas.

Nos registros oficiais do Ministério da Saúde sobre doenças imunopreveníveis, em 1970 se contavam: 11.545 casos de poliomielite, 1.771 casos de varíola, 10.496 casos de difteria, 81.014 casos de coqueluche, 109.125 casos de sarampo e 111.945 casos de tuberculose. Em 1971 ocorreu o último caso de varíola no Brasil.

Em 1977, no governo de Ernesto Geisel, sob instrução da portaria 452/1977, as seguintes vacinas eram oferecidas pelo PNI: BCG oral e intradérmica, vacina oral para poliomielite, vacina monovalente para o sarampo, vacina tríplice bacteriana, toxoide tetânico e vacina contra varíola.

A INTERSECÇÃO ENTRE CÂNCER DE COLO UTERINO E VACINAÇÃO

Harald zur Hausen (1936-) graduou-se em medicina pela Universidade de Dusseldorf, em 1960. Transferiu-se provisoriamente para os Estados Unidos da América, atuando no laboratório de virologia do Children's Hospital da Philadelphia, onde, em um estudo inovador, de 1967, contribuiu para a descoberta de que um vírus (Epstein-Barr) pode transformar células saudáveis em cancerosas (linfócitos).

Durante os anos 1970, já de volta à Alemanha, Harald zur Hausen ficou envolvido com o estudo dos diversos tipos de papilomavírus, testando a sua hipótese de que esse vírus teria um importante papel na oncogênese cervical uterina. Auxiliado por seus colaboradores, identificou os HPVs 16 e 18 (1983-84) em cânceres cervicais. Essa pesquisa foi diretamente responsável pelo desenvolvimento da vacina para HPV, que seria lançada em 2006.

Na década de 1980, surgiram duas importantes estratégias para o desenvolvimento de vacinas: a conjugação de polissacarídeos capsulares bacterianos a proteínas, aumentando a imunogenicidade; e a engenharia genética, produzindo vacinas a partir de DNA recombinante. O principal exemplo desta última é a vacina da hepatite B, produzida pela expressão do gene do antígeno de superfície em substrato celular.

Em 1993, foram criados os Centros de Referência para Imunobiológicos Especiais (CRIEs), pelo então Ministro da Saúde, o médico Henrique Santillo, ex-governador de Goiás, radicado em Anápolis, Goiás. Por meio da portaria nº 48, de 28 de julho de 2004, estabeleceram-se as diretrizes gerais do funcionamento dessas unidades.

Em 2008, Harald zur Hausen foi agraciado com o prêmio Nobel de fisiologia ou medicina, pela descoberta do papel do HPV na etiologia do câncer de colo uterino.

Em 2012, no início da gestão do atual Presidente da FEBRASGO, Dr. Etelvino Trindade, foi criado o Comitê de Vacinas dessa entidade, sob a presidência da Dra. Nilma Antas Neves e com o apoio fundamental e essencial da SBIm, na pessoa da Dra. Isabella Balallai.

Desde então o referido comitê realizou cursos de atualização em vacinação da mulher em várias cidades brasileiras, publicou o *Manual de Vacinação da Mulher*, em 2013, e o *Guia de Vacinação da Mulher*, em 2014, culminando com a publicação desta obra. Além do papel da Educação Médica Continuada, o comitê tem participação no Comitê Técnico Assessor de Imunização (CTAI) do Ministério da Saúde, podendo opinar sobre os assuntos pertinentes ao Programa Nacional de Imunização do Brasil (PNI).

RESPONSABILIDADE MÉDICA E ÉTICA EM VACINAÇÃO

Tornar acessível a imunização contra doenças infecciosas a todas as mulheres envolve significativa responsabilidade ética para todos os membros do sistema de saúde, especialmente para o ginecologista e obstetra, que ocupa posição de destaque nessa importante cadeia assistencial.

Segundo o Código de Ética Médica (Princípios Fundamentais, XIV), o médico deve empenhar-se para melhorar as condições de saúde e os padrões dos serviços médicos e assumir sua parcela de responsabilidade em relação à saúde pública, à educação sanitária e à legislação referente à saúde.

Portanto, é responsabilidade médica oferecer orientação clara sobre os riscos e benefícios da imunização disponível no mercado.

Em 28 de outubro de 2010, foi publicada a Portaria nº 3.318, do Ministério da Saúde, que instituiu em todo o território nacional o calendário básico de vacinação da criança, do adolescente e dos idosos. Essa Portaria define, em seu artigo Art. 4º, que as vacinas e os períodos constantes no Calendário Básico de Vacinação da Criança, o Calendário do Adolescente e o Calendário do Adulto e Idoso são de caráter obrigatório, com a finalidade de assegurar a proteção da saúde pública.

A lei nº 6.259, de 30 de outubro de 1975, estabelece que as vacinações obrigatórias sejam praticadas de modo sistemático e gratuito pelos órgãos e entidades públicas, bem como pelas entidades privadas, subvencionadas pelos Governos Federal, Estaduais e Municipais, em todo o território nacional.

Ainda que obrigatórias, as vacinas não podem ser administradas a adultos contra sua vontade, o que caracterizaria desrespeito ao direito à autonomia individual em decisões que afetem sua saúde e, até mesmo, sua vida.

Por outro lado, considerando que o médico pode ser responsabilizado tanto por ações quanto por omissões, qualquer recusa em relação às vacinas obrigatórias deverá ser documentada em prontuário e comunicada às autoridades sanitárias.

A orientação sobre a disponibilidade e oportunidade de administração dos imunobiológicos não deve se restringir àqueles oferecidos gratuitamente pelo PNI, pois a decisão de arcar com eventuais custos de vacina não obrigatória cabe ao paciente, ou a seu responsável. O médico deve prescrever as vacinas que considera necessárias e úteis a cada paciente em particular, desde que respaldado pelas recomendações de entidades científicas reconhecidas.

É considerada falta ética a sistemática contraindicação de vacinas obrigatórias pelo médico assistente. Entretanto, ele está plenamente autorizado a emitir atestado isentando uma paciente da obrigação de se vacinar quando existem riscos, ou contraindicações específicas, para determinada paciente. A emissão do referido atestado, porém, não exime o profissional de responsabilidade sobre as consequências dessa permissão.

O uso *off label* de uma vacina é, por definição, o seu uso não autorizado por uma agência reguladora, o que não significa que seja incorreto. Frequentemente, é uma conduta baseada em evidências que já estão disponíveis, mas ainda não foram aprovadas pelos órgãos oficiais. Pode, ainda, ser uma opção inferida como benéfica pelo tocoginecologista para circunstâncias clínicas incomuns, por meio de raciocínio analógico, considerando suas bases fisiopatológicas ou condutas já sedimentadas em condições similares.

Tal prescrição, entretanto, corre por conta e risco do médico prescritor, e sua consequências poderão, eventualmente, ser caracterizadas como erro médico.

Como exemplo oportuno da prescrição *off label* de uma vacina, podemos usar a aplicação da vacina quadrivalente HPV em mulheres vítimas de violência sexual. Nessa circunstância, temos como base teórica para essa conduta o raciocínio sobre a similaridade entre a hepatite viral e a infecção por HPV, quando consideramos que ambas as viroses cursam com um longo período de incubação e/ou latência. E, que tal característica, em determinada infecção, é fator primordial para que haja tempo de uma resposta imunológica induzida antes da expressão clínica natural da doença.

Outra forma de justificarmos o uso *off label* desse recurso profilático nas vítimas de violência sexual seria o fato, já amplamente conhecido, de que algumas mulheres vivem em ambientes de risco onde múltiplas agressões podem ser quase corriqueiras. O somatório de dois argumentos teóricos em favor do benefício de uma ação, mesmo que ainda não corroborados por evidências científicas, poderia justificar a implantação pública dessa ação até que evidências favoráveis ou contrárias se imponham na consolidação de uma postura definitiva.

Ressaltamos que as clínicas de vacinas deverão sempre aplicar a vacina prescrita pelo médico, e só é aceitável uma mudança na prescrição original quando o médico responsável pela clínica constatar erro técnico na prescrição, envolvendo risco para o paciente. Nessa situação, deve comunicar ao médico assistente, de forma confidencial, a mudança da prescrição e as bases científicas que justificaram tal interferência.

Também precisamos destacar a importância da conservação, do armazenamento e transporte das vacinas. Elas devem ser conservadas em rede de frio com temperaturas específicas, o que contraindica a conservação e aplicação de vacinas em locais inapropriados para tal, como consultórios médicos sem o suporte adequado. As regras estão disponíveis em www.saude.gov.br/svs.

Questões éticas são abrangentes e dinâmicas, exigindo do médico que se atualize constantemente sobre as normas vigentes, tanto para benefício de seu paciente quanto para o exercício seguro de sua profissão.

MENSAGENS PARA LEMBRAR

- A orientação sobre a disponibilidade e oportunidade de administração dos imunobiológicos não deve se restringir àqueles oferecidos gratuitamente pelo PNI, pois a decisão de arcar com eventuais custos de vacinas não obrigatórias cabe ao paciente ou a seu responsável.
- É considerada falta ética a sistemática contraindicação de vacinas obrigatórias pelo médico assistente. Entretanto, ele está plenamente autorizado a emitir atestado isentando uma paciente da obrigação de se vacinar quando existem riscos, ou contraindicações específicas para determinada paciente.
- Ainda que obrigatórias, as vacinas não podem ser administradas a adultos contra sua vontade.
- O uso *off label* de uma vacina é, por definição, o seu uso não autorizado por uma agência reguladora, o que não significa que seja incorreto. Tal prescrição, entretanto, corre por conta e risco do médico prescritor, e sua consequências poderão, eventualmente, ser caracterizadas como erro médico.

Bibliografia

Agência Nacional de Vigilância Sanitária [página da internet]. Como a Anvisa vê o uso off label de medicamentos. Disponível em: http://portal.anvisa.gov.br. Acessado em 26 abr 2013.

Amato Neto V, editor. Atualizações, orientações, sugestões sobre imunizações. São Paulo: Segmento Farma; 2011.

Ballalai I. Manual Prático de Imunizações. São Paulo: A. C. Farmacêutica; 2013.

Botelho JB. Curadores ancestrais. Linguagem e luta pela vida. Arqueologia do curador [página da internet]. Disponível em: www.historiadamedicina.med.br. Acessado em 29 out 2014.

Brasil. Lei federal n° 6259, de 30 de outubro de 1975. Diário Oficial da União 31 out 1975; Seção 1:14433.

Brasil. Ministério da Saúde. Portaria n° 3318, de 28 de outubro de 2010. Brasília: Ministério da Saúde, 2010.

Conselho Federal de Medicina (Brasil). Resolução n° 1931, de 17 de setembro 2009. Código de Ética Médica. Capítulo 1, artigo 14 [página da internet]. Disponível em: http://portal.cfm.org.br.

Conselho Regional de Medicina (Paraná). Parecer-consulta n° 1345/01. Paraná: Parecerista Mariângela Batista Galvão Simão [página da internet]. Disponível em: http://www.portalmedico.org.br

Conselho Regional de Medicina (São Paulo). Parecer-consulta n° 42340/94. São Paulo: Relator: Caio Rosenthal [página da internet]. Disponível em: //www.cremesp.com.br.

Conselho Regional de Medicina (São Paulo). Parecer-consulta n° 43288/10.São Paulo: Relator: Caio Rosenthal. [página da internet]. Disponível em: http://www.cremesp.org.br.

Cunha J. Vacinas e Imunoglobulinas: Consulta Rápida. Dados eletrônicos. Porto Alegre: Artmed; 2009. Cap. 6, págs. 155-6.

Enfermagem atualizada. PNI - Programa Nacional de Imunização e Histórico de Vacinação no Brasil [página da internet]. Disponível em: http://www.enfermagematualizada. Acessado em 28 nov 2014.

Ética em imunizações [página da internet]. Disponível em: http://www.bioetica.org.br. Acessado em 05 abr 2013.

Fernandes T. História, Ciências, Saúde. Manguinhos 2003;10(2).

Fusco E. History of colposcopy: a brief biography of Hinselmann. J PrenatMed 2008 Apr-Jun; 2(2):19-23.

História licenciatura. As cinco pandemias históricas [página da internet]. Disponível em: blogspot:pandemias-historicas.

Isto é Cultura [página da internet]. Edição 2045, 21/01/2009. Atualizado em 20/11/09. A Praga de Atenas. Acessado em 20 nov 2014.

Long C. An account of the first use of Sulphuric Ether by Inhalation as an Anaesthetic in Surgical Operations. 1849. Southern Medical and Surgical Journal 5:705-713.

Nobel prize.org. Harald zurHausen – Biographical [página da internet]. Disponível em: http://www.nobelprize.org. Acessado em 28 nov 2014.

Rooney A. A História da Medicina – Das primeiras curas aos milagres da medicina moderna. São Paulo: M.Books do Brasil Editora Ltda; 2013.

São Paulo. Decreto Estadual de São Paulo n° 12342 de 27 de setembro de 1978.Artigo 513. Diário Oficial do Estado de São Paulo, 1978.

Shepard EM. George Papanicolaou: Development of the Pap Smear. A View from the 25TH floor. News from the medical centre Archives of New York – Presbyterian/Weill Cornell [página da internet]. Disponível em: http://weill.cornell.edu/cgi-bin/mt/mt-search.cgi?search=George+Papanicolaou&IncludeBlogs=23&limit=10&x=0&y=0. 2011 Acessado em 29 jun 2011.

Teixeira L. De doença desconhecida a problema de saúde pública: O INCA e o controle do câncer no Brasil. Rio de Janeiro: Ministério da Saúde; 2007.

Teixeira JM. A medicina em História: do feiticeiro à ortopedia primitiva. Saúde Mental 2001 Mar/Abr;3(2).

Capítulo 3

Bases Imunológicas da Vacinação

Adriana Bittencourt Campaner
Neila Maria de Góis Speck

INTRODUÇÃO

O termo vacina é definido pelo Centro de Controle e Prevenção de Doenças (*Centers for Disease Control and Prevention* - CDC) como "um produto que produz imunidade e, portanto, protege o organismo contra as doenças". Representa substância biológica segura, com grandes benefícios para a saúde pública. Dois termos são utilizados de maneira intercambiável: vacinação e imunização.

- Vacinação é a administração de micro-organismos infecciosos ou partes destes, mortos ou atenuados, com o intuito de prevenção da doença por meio da formação de anticorpos.
- Imunização é o processo pelo qual o indivíduo torna-se protegido contra uma doença.

A vacinação é o ato da administração de uma vacina, enquanto a imunização representa o seu resultado. Como regra, quanto maior a semelhança entre a vacina e a doença natural ou tipo selvagem, melhor é a resposta imunológica a ela. Entretanto, o grande desafio no desenvolvimento de vacinas é a capacidade de induzir a imunidade efetiva sem o desenvolvimento da doença. A administração das vacinas pode ocorrer pelas vias parenteral, intramuscular, subcutânea ou por escarificação, podendo também ser por meio das mucosas. Para cada agente, há uma via de administração recomendada, que deve ser obedecida rigorosamente. O não cumprimento da via adequada poderia resultar em menor proteção ou aumento da frequência de eventos adversos. Por exemplo, a vacina contra hepatite B deve ser aplicada por via intramuscular no vasto lateral da coxa ou deltoide, não devendo se utilizar a região glútea, pelo risco de aplicação em tecido gorduroso e, consequentemente, menor efeito imunológico. As vacinas que contêm adjuvantes, por exemplo, a tríplice bacteriana difteria-tétano-coqueluche (DTP), se forem aplicadas por via subcutânea, podem provocar abscessos. O mesmo pode acontecer se a vacina BCG for aplicada por via subcutânea, em vez de na via intradérmica. Vacinas que devem ter aplicação por via subcutânea são aquelas contra a febre amarela, a tríplice viral (sarampo, caxumba e rubéola) e a varicela.

PRODUÇÃO DE ANTICORPOS

Os anticorpos induzidos pelas vacinas são produzidos por plasmócitos, oriundos da diferenciação de linfócitos B, em interação com células apresentadoras de antígenos. Os linfócitos B têm origem e amadurecem na medula óssea, apresentando em sua superfície moléculas de imunoglobulinas, os anticorpos, capazes de fixar um único antígeno específico. Quando uma célula B encontra, pela primeira vez, um antígeno para o qual está predeterminada, começa a se proliferar rapidamente, gerando células B de memória e células B efetoras. As células B efetoras são também denominadas plasmócitos. Vivem um período limitado de tempo, mas produzem quantidades enormes de imunoglobulinas. Estima-se que um só plasmócito possa secretar mais de duas mil moléculas de anticorpos por segundo.

Há cinco classes de imunoglobulinas: IgM, IgG, IgA, IgE e IgD. As imunoglobulinas funcionam como anticorpos destinados a bloquear os antígenos que atingem o corpo, como os existentes nas bactérias, nos vírus, em toxinas, alérgenos e vacinas. A classe de imunoglobulina produzida depende da idade do indivíduo, do tipo de antígeno, da sua via de introdução e da experiência imunológica prévia ou não com o mesmo antígeno.

O tipo de antígeno, a sua concentração e a maneira pela qual é apresentado às células B, bem como o método de processamento dos antígenos nas células imunes, contribuem para o tipo de resposta de anticorpos humorais que pode ocorrer. Assim, vacinas "vivas" e "não vivas" têm características imunológicas diferentes. As respostas de imunidade humoral são mais duradouras quando há participação de linfócitos T-auxiliares na ativação de linfócitos B, ou seja, quando os antígenos são T-dependentes, geralmente intracelulares.

Como regra geral, as vacinas "vivas" promovem proteção mais completa e duradoura, necessitando de menor número de doses. Isso se deve à penetração do agente nas células do hospedeiro, com intensa replicação e apresentação de epítopos tanto pelas moléculas MHC de classe I, quanto de classe II, ativando respostas imunológicas muito mais completas e potentes com antígenos intracelulares. Além da imunidade inespecífica, ativa a imunidade humoral e a celular, com produção de imunoglobulinas de diversas classes, inicialmente IgM e depois IgG. Também induz memória duradoura, com uma única dose, à semelhança das doenças naturais correspondentes. Quando administradas por via mucosa, induzem imunidade secretora na porta de entrada natural. A desvantagem desse tipo de vacina está no risco de provocar doença em pacientes com imunocomprometimento grave.

Nas vacinas inativadas, a memória imunológica é, em princípio, mais fraca, necessitando de reexposição periódica aos mesmos antígenos para se tornar adequada; há necessidade de mais de uma dose para boa proteção e obtenção de memória. A primeira exposição ao antígeno sensibiliza o organismo, com produção de anticorpos predominantemente da classe IgM. A segunda exposição induz resposta mais rápida de anticorpos, com a participação dos linfócitos de memória, passando a predominar agora os anticorpos da classe IgG. No caso de antígenos polissacarídicos, a resposta imunológica induz predominantemente a formação de IgM, mesmo após repetição das doses, com pouca produção de IgG. Cabe esclarecer, entretanto, que muitas das vacinas "não vivas" são imunógenos potentes, que conferem proteção de longa duração.

Outros fatores importantes, como idade em que há a exposição ao antígeno, sua quantidade e a via de apresentação, podem influenciar na intensidade e no tipo da resposta imunológica. Há muitos fatores que diminuem a imunidade, tais como os extremos etários, as carências nutricionais, as doenças de base descompensadas – como o diabetes e a insuficiência renal –, as doenças imunológicas congênitas ou adquiridas, o uso de medicamentos imunodepressores, a asplenia anatômica ou funcional, dentre outros. Eventualmente a resposta imunológica é anômala e provoca reações adversas, denominadas reações de hipersensibilidade.

Reações de hipersensibilidade são apresentadas na Tabela 3.1.

Resposta humoral primária de anticorpos

Na resposta da imunidade humoral após o primeiro contato com o antígeno, chamada de primária, há um período de latência de alguns dias ou semanas entre o estímulo e o aparecimento de anticorpos séricos: primeiro aparecem os anticorpos da classe IgM, cujo desaparecimento geralmente se dá ao fim de algumas semanas ou meses; a seguir, surgem anticorpos das classes IgA e IgG. Os da classe IgG são detectados no sangue por período prolongado; a sua detecção indica imunidade ou contato prévio com o antígeno em questão. A resposta humoral primária não depende da participação da imunidade celular tímica, sendo por isso denominada T-independente.

Resposta anamnéstica ou secundária com a produção de anticorpos

Podem ocorrer meses ou anos após a exposição primária ao antígeno dependente de células T. Acontece quando a pessoa é exposta novamente ao mesmo patógeno, após ter tido inicialmente a

TABELA 3.1. Classificação de Gell & Coombs das reações de hipersensibilidade

Tipo	*Nome descritivo*	*Tempo de início*	*Mecanismo*	*Manifestações típicas*
I	Hipersensibilidade mediada por IgE	2 a 30 minutos	Ag induz ligação de IgE aos mastócitos e basófilos que liberam mediadores vasoativos	Anafilaxia sistêmica (choque anafilático Anafilaxia localizada (urticária, edema etc.)
II	Hipersensibilidade citotóxica	5 a 8 horas	Mediada por anticorpos dirigidos contra antígenos da superfície celular com a participação de células *natural killer*	Doença hemolítica autoimune
III	Hipersensibilidade mediada por complexos imunes	2 horas	Complexos AgAc depositados em vários tecidos induzem ativação do complemento e resposta inflamatória	Reação de Arthus, doença do soro
IV	Hipersensibilidade mediada por células	24 a 72 horas	Linfócitos T_H liberam citocinas que ativam macrófagos ou linfócitos T_C, os quais intermedeiam lesão celular direta	Reações de hipersensibilidade tardia (PPD etc.); dermatite de contato; encefalomielite pós-infecciosa

Fonte: Manual dos Centros de Referência para Imunobiológicos Especiais – Secretaria em Vigilância em Saúde-MS (2006).

doença ou vacinação contra o mesmo. Resposta anamnéstica ou do tipo *booster* também pode ocorrer quando a pessoa recebe uma série primária de vacina e, mais tarde, a dose de reforço. Essa resposta é caracterizada pela rápida e elevada produção de anticorpos. Em razão das células de memória, ocorre um aumento em torno de 3 a 4 vezes na quantidade de IgG produzida pelas células plasmáticas derivadas de clones de células B estimuladas e células B de memória formadas previamente. A resposta humoral secundária se traduz por imunidade rápida, intensa e duradoura e é dependente da participação da imunidade celular tímica, sendo por isso chamada de T-dependente.

OBJETIVO DA IMUNIZAÇÃO

O objetivo que se tem ao imunizar um indivíduo é prevenir doenças, podendo a imunização ser ativa ou passiva. A imunização passiva é a que se consegue por meio da administração de anticorpos, isto é, as imunoglobulinas; pode ser heteróloga, conferida por anticorpos obtidos do plasma de animais, em geral, equinos previamente vacinados; e homóloga, conferida por anticorpos obtidos do plasma de seres humanos. O emprego das imunoglobulinas proporciona proteção mais rapidamente.

Existem disponíveis, para aplicação, as imunoglobulinas contra raiva, varicela, tétano e hepatite B. Elas possuem efeito por cerca de 3 a 6 meses. As imunoglobulinas não afetam a função das vacinas inativadas. No entanto, vacinas atenuadas devem ser postergadas após aplicação de imunoglobulinas, pois estas poderão interferir na resposta a agentes vacinais atenuados.

A imunização ativa é a que se consegue por meio das vacinas. Esta representa produto farmacêutico que contém um (vacina isolada) ou mais (vacina combinada) agentes imunizantes, em diversas formas biológicas, a descrever: bactérias ou vírus vivos atenuados; vírus inativados e bactérias mortas; componentes purificados e/ou modificados dos agentes causadores das doenças.

Em situações de pessoas suscetíveis (não vacinadas), expostas a determinado agente infectante, devemos observar o tempo de incubação do agente para então adotar a conduta adequada em relação à imunização pós-exposição. Se o período de incubação da doença for curto, devem-se empregar as imunoglobulinas, pois não haverá o tempo necessário para formação de anticorpos.

TABELA 3.2. Comparação entre vacinas e imunoglobulinas

Propriedade	*Vacina*	*Imunoglobulina*
Duração da proteção	Longa	Transitória
Proteção após aplicação	Geralmente após algumas semanas	Imediata
Eliminação de portadores sãos	Possível	Impossível
Erradicação de doenças	Possível	Impossível
Custo	Variável, em geral baixo	Geralmente alto

Fonte: Manual dos Centros de Referência para Imunobiológicos Especiais – Secretaria em Vigilância em Saúde-MS (2006).

No entanto, quando o tempo de incubação da doença for maior do que o tempo necessário para se gerar resposta imune adequada, com produção de anticorpos, pode-se empregar a vacinação de bloqueio (vacinação pós-exposição) em vez da administração de imunoglobulinas. Pode-se utilizar este último tipo de estratégia em casos de hepatites A e B, varicela e sarampo.

Didaticamente, a comparação entre vacinas e imunoglobulinas é exposta na Tabela 3.2.

O processo imunológico desenvolvido pelo organismo humano que recebeu a vacina consiste em reconhecer essa substância como estranha para, em seguida, metabolizá-la, neutralizá-la e/ou eliminá-la. A resposta imunológica às vacinas depende basicamente de dois tipos de fatores: os inerentes às vacinas e os relacionados com o próprio organismo. Os mecanismos de ação das vacinas são diferentes, variando segundo seus componentes antigênicos, agentes vivos ou não vivos. Os fatores inerentes ao organismo podem interferir na capacidade de esse organismo responder adequadamente à vacina que se administra: idade, sexo, doença de base ou intercorrente, tratamento imunodepressor, dentre outros.

TIPOS DE VACINAS

As vacinas podem ser compostas por agentes vivos ou não vivos.

As vacinas "vivas" são constituídas de micro-organismos atenuados, obtidas por meio da seleção de cepas naturais, selvagens, e atenuadas por meio de preparo em meios de cultura especiais; por exemplo, vacinas contra poliomielite, sarampo, caxumba, varicela, herpes-zóster, rubéola e febre amarela. O agente permanece vivo e multiplica-se no hospedeiro. Provocam infecção similar à doença, gerando grande capacidade protetora com apenas uma dose e imunidade de longo prazo, possivelmente, por toda a vida. A repetição das doses visa cobrir falhas primárias da vacinação anterior.

As vacinas "não vivas" são obtidas a partir de:

- Micro-organismos inteiros inativados por meios físicos ou químicos, como o formaldeído; perdem a capacidade infecciosa, mantendo suas propriedades protetoras. Como exemplos, citam-se a vacina celular contra a coqueluche, hepatite A e a vacina inativada contra a poliomielite.
- Produtos tóxicos dos micro-organismos, também inativados. Como exemplos, as vacinas contra o tétano e a difteria.
- Subunidades ou fragmentos de micro-organismos. Como exemplos alguns, tipos de vacina contra a influenza.
- Componentes dos micro-organismos responsáveis pela agressão infecciosa e proteção. Os componentes tóxicos são inativados. Como exemplo, vacina acelular contra a coqueluche.
- Engenharia genética, em que um gene do micro-organismo que codifica uma proteína importante é inserido no genoma de um vetor vivo. Este, ao se multiplicar, produzirá grandes quantidades do antígeno protetor. Como exemplo, a vacina contra a hepatite B e o papilomavírus humano.
- Polissacarídeos extraídos da cápsula de micro-organismos invasivos (pneumococo e

TABELA 3.3. Diferenças entre vacinas vivas atenuadas e vacinas não vivas

Característica	*Vacina viva atenuada*	*Vacina não viva*
Produção	Seleção de micro-organismos de baixa virulência: o patógeno é cultivado sob condições adversas em meios de cultura para atenuação	Os patógenos virulentos são inativados por tratamento químico, físico ou manipulação genética, ou utilizam-se componentes imunogênicos deles extraídos
Necessidade de reforços	Em geral, a repetição das doses visa cobrir falhas da vacinação anterior; a imunidade, uma vez induzida, é de longa duração	Vários reforços para induzir boa imunidade (*)
Tipo de imunidade induzida	Humoral e celular	Principalmente humoral
Administração por via oral ou pela mucosa respiratória	Possível (por exemplo, VOP)	Via parenteral
Imunidade de mucosa	Sim	Pouca ou nenhuma
Estabilidade	Menos estável	Mais estável
Extensão da vacinação aos comunicantes não vacinados	Possível	Não
Riscos para imunodeprimidos	Sim	Não
Tendência de reversão à virulência	Pode reverter	Não reverte

(*) Excluídas as vacinas polissacarídicas não conjugadas.
Fonte: Manual dos Centros de Referência para Imunobiológicos Especiais – Secretaria em Vigilância em Saúde-MS (2006).

meningococo). Não estimulam imunidade celular timo-dependente, assim não protegem crianças com menos de 2 anos de idade; a sua proteção é de poucos anos.

- Glicoconjugadas, os componentes polissacarídicos, são conjugados a proteínas carreadoras; como exemplo, toxoide tetânico, toxina diftérica avirulenta, proteína de membrana externa de meningococo. Cria-se complexo antigênico capaz de provocar respostas imunológicas timo-dependentes, que são as mais adequadas; como exemplo, vacinas conjugadas contra *Haemophilus influenzae* do tipo B, contra o pneumococo e contra o meningococo de tipo C.

Na Tabela 3.3 expomos o perfil dos tipos distintos de vacina.

COMPOSIÇÃO DAS VACINAS

O produto final elaborado da vacina contém o agente imunizante, proteínas ou outros componentes originados dos meios de cultura, cultura de células, bem como os componentes especificados a seguir:

- Líquido de suspensão – em geral, água destilada ou solução salina fisiológica.
- Conservantes, estabilizadores e antibióticos – substâncias em pequena quantidade, tais como mercuriais e antibióticos, além de outras necessárias para se evitar o crescimento de contaminantes, como bactérias e fungos. Estabilizadores, considerados como nutrientes, são utilizados para vacinas que possuem micro-organismos vivos atenuados.

- Adjuvantes – substâncias que potencializam a resposta imunológica, podendo ser compostos naturais ou sintéticos. Seu uso é particularmente importante quando o antígeno possui baixa imunogenicidade, que é o caso das vacinas que contêm micro-organismos inativados ou seus componentes. Provocam resposta imune de maior intensidade e duração, mais rápida com pequena quantidade de antígenos. A resposta para a melhora imunológica fornecida pelos adjuvantes é que os mesmos podem induzir inflamação local, aumentando o contato do antígeno com células adicionais; formação de depósito de antígeno liberando-o mais lentamente e prolongando assim sua interação com o macrófago; aumento da velocidade e duração da resposta imunológica; modulação da avidez, da especificidade, do isotipo e da distribuição de subclasses de anticorpos; estimulação da imunidade mediada por células; indução da imunidade nas mucosas e aumento da resposta em indivíduos imunologicamente imaturos ou senis. Parte desta resposta inflamatória hiperativa induzida pelos adjuvantes pode ser destrutiva para os tecidos vizinhos normais. Os adjuvantes mais frequentemente utilizados são o hidróxido de alumínio e o fosfato de alumínio, embora fosfato de cálcio e emulsões em óleo e água (esqualenos) também sejam usados. Essas substâncias, em geral, podem causar reações de hipersensibilidade e alergias.

CONTEÚDO DAS VACINAS

Podemos diferenciar as vacinas em combinadas e conjugadas.

Vacinas combinadas são aquelas que contêm, no mesmo frasco, vários tipos diferentes de agentes; como exemplo, a vacina tríplice viral contra sarampo, caxumba e rubéola e a tríplice contra difteria, tétano e coqueluche. Podem também ser misturadas no momento da aplicação, conforme ;recomendações específicas do laboratório produtor; como exemplo, a vacina tetravalente, na qual se mistura a DTP ao antígeno do *Haemophilus* conjugado.

Vacinas conjugadas são aquelas em que um produto imunologicamente menos potente, por exemplo, um polissacarídeo, é unido a outro produto imunologicamente mais potente, como uma proteína, conseguindo-se dessa maneira que o primeiro produto adquira características de potência imunológica que antes não possuía. Exemplos são as vacinas conjugadas contra o *Haemophilus*, o pneumococo e o meningococo C. As proteínas usadas para a conjugação, entre elas o toxoide tetânico, a toxina diftérica avirulenta, a proteína de membrana externa de meningococo, estão presentes em mínimas concentrações e não conferem proteção às respectivas doenças. Uma vacina conjugada pode ser combinada a outra vacina.

MENSAGENS PARA LEMBRAR

- Fatores que podem diminuir a resposta imune: extremos de idade, carências nutricionais, doenças crônicas descompensadas, doenças imunológicas congênitas ou adquiridas, uso de imunossupressores, asplenia anatômica ou funcional, e outras condições.
- Para cada agente imunizante há uma via de administração recomendada. A maioria das vacinas do adulto deve ser aplicada na região deltoide; evitar o glúteo.
- A maioria das vacinas pode ser aplicada simultaneamente no mesmo dia. Se duas ou mais vacinas de vírus vivos atenuados estiverem indicadas, elas devem ser aplicadas no mesmo dia ou em um espaço de tempo de um mês.
- Caso ocorra atraso na dose, não há necessidade de recomeçar o esquema. Dose recebida é sempre contabilizada.
- O intervalo mínimo entre as doses deve ser respeitado. Não se deve encurtar o intervalo entre as doses.

Bibliografia

Brasil. Ministério da Saúde. Secretaria de Vigilância em Saúde. Departamento de Vigilância Epidemiológica. Manual dos centros de referência para imunobiológicos especiais (CRIEs) / Ministério da Saúde. 2006. 188p.

Centers for Disease Control and Prevention (CDC) [página da internet]. Understanding How Vaccines Work. Disponível em: http://www.cdc.gov/vaccines/hcp/patient-ed/conversations/downloads/vacsafe-understand-color-office.pdf.

Ministério da Saúde: Fundação Nacional de Saúde. Manual de Normas de Vacinação. 3.ed. Brasília; 2001. 72p.

Moura MM, Silva LJ, Kfouri RA. Bases imunológicas das imunizações. In: Amato Neto V. Atualizaçõses, orientações e sugestões sobre imunizações. São Paulo: Segmento farma; 2011. págs. 57-62.

Resende FCB, Passold J, Ferreira SIAC, Zanetti CR, Lima HC. Adjuvantes de vacinas: possibilidades de uso em seres humanos ou animais. Rev. Bras. Alerg. Imunopatol. 2004; 27(3):116-124.

Capítulo 4

Vacinação da Adolescente

Edison Natal Fedrizzi
Aristóteles Maurício Garcia Ramos

INTRODUÇÃO

A adolescência (10-20 anos) apresenta características próprias de uma fase de transição entre a infância e a fase adulta. A descoberta da sexualidade, a imaturidade e a busca por um parceiro ideal tornam essa fase bastante suscetível à aquisição de infecções sexualmente transmissíveis, sendo a infecção por papilomavírus humano (HPV) e hepatite B passível de proteção com a vacinação.

Nessa fase, em que a maturação física não acompanha a psicológica, as medidas preventivas como uso rotineiro do preservativo, restrição ao consumo de álcool e drogas e vacinas apresentam grandes dificuldades para se obter sucesso. Somente as informações claras, objetivas e na linguagem dos adolescentes são capazes de levá-los a cuidar da sua saúde.

O relacionamento com grupos, que é característico dessa fase, faz com que as medidas preventivas de algumas infecções sejam importantes tanto na prevenção individual quanto coletiva de muitas doenças.

A resposta imune dos adolescentes geralmente é adequada, uma vez que, na maioria das vezes, são indivíduos hígidos, nutridos e com hábitos saudáveis de vida. Entretanto, uma parcela considerável dessa população merece cuidados individuais e especiais.

A imunização na adolescência representa um grande desafio em todos os países, tanto individual, quanto familiar e socialmente. Esquemas vacinais de várias doses, o medo de injeção ou agulha, as dúvidas em relação à eficácia e o receio de eventos adversos fazem com que essas jovens frequentemente não recebam as vacinas, ou o façam de forma incompleta, tornando-as suscetíveis a uma doença imunoprevenível e capazes de disseminar doenças para seu grupo.

Em 28 de outubro de 2010, foi publicada a portaria nº 3.318 do Ministério da Saúde, que instituiu, em todo o território nacional, o calendário básico de vacinação da criança, do adolescente e dos idosos. Essas vacinas são de caráter obrigatório, com a finalidade de assegurar a proteção da saúde pública. Ainda que obrigatórias, as vacinas não podem ser administradas a adultos contra sua vontade, o que caracteriza desrespeito ao direito à autonomia individual em decisões que afetem sua saúde e, até mesmo, sua vida. No entanto, o médico pode ser responsabilizado tanto por suas ações como omissões. Por isso, qualquer recusa em relação às vacinas obrigatórias deverá ser documentada em prontuário e comunicada às autoridades sanitárias. A orientação sobre a disponibilidade e oportunidade de administração dos imunobiológicos não deve se restringir àqueles oferecidos gratuitamente pelo Programa Nacional de Imunizações (PNI), pois a decisão de arcar com eventuais custos de vacinas não obrigatórias cabe ao paciente ou a seu responsável. O médico deve prescrever as vacinas que considera necessárias e úteis a cada paciente em particular, desde que respaldado pelas recomendações de entidades científicas reconhecidas.

DESAFIOS

A taxa de cobertura vacinal entre os jovens permanece muito baixa no mundo inteiro. Inúmeros estudos têm tentado identificar os problemas, em busca de respostas para solucioná-los. Entre as evidências encontradas, algumas estratégias têm sido consideradas importantes para o sucesso da vacinação nessa faixa etária:

- Estímulo às consultas médicas preventivas.
- Informação e orientação acerca da importância da vacinação em todas as oportunidades.
- Informação para pais e professores sobre a importância da prevenção de várias doenças por meio de vacinas.
- Material informativo sobre as doenças imunopreveníveis escrito de forma clara, objetiva, e com linguagem adequada aos adolescentes.
- Envolvimento de adolescentes como agentes disseminadores de informações (agentes de saúde, líderes de grupo, grupos de jovens etc.).
- Envolvimento de instituições de ensino e escolas na divulgação de informações, discussões e aplicação de vacinas.

Um fato importante observado é que o grau de convencimento e conhecimento dos pais está diretamente relacionado à vacinação de seus filhos, principalmente adolescentes. Entre os familiares, a mãe representa um papel fundamental nessa decisão. Portanto, a adequada informação materna em relação à eficácia e à segurança da vacina é fundamental.

Individualmente, a adolescente estará mais suscetível a aceitar uma vacina quanto mais esclarecida ela estiver em relação ao risco de ser infectada, à severidade da doença, à eficácia e à segurança da imunização.

INDICAÇÕES

Embora a adolescência seja conhecida como um dos períodos mais saudáveis da vida, as jovens estão expostas a inúmeras doenças preveníveis, que podem levar a risco de morte (meningococcemia, difteria, tétano), doenças crônicas (hepatite B), câncer (hepatite B, HPV) ou simplesmente interferir nas atividades diárias (gripe, sarampo, caxumba, entre outras).

A principal meta da imunização das adolescentes é atingir a máxima cobertura, a fim de promover proteção individual e coletiva eficientes (proteção de rebanho). Outro grande desafio é a realização de todas as doses de uma vacina, uma vez que a taxa de cobertura tende a diminuir nas doses subsequentes necessárias para a imunização adequada. Para aumentar a cobertura vacinal, deve-se investir em informações para os pais sobre a importância da imunização e, de preferência, fazer a vacina no mesmo momento da consulta médica.

Em virtude da redução de consultas de rotina na adolescência em relação à infância, será no período inicial daquela fase o melhor momento de informação e intervenção. A utilização de ferramentas adotadas pelos adolescentes, como a internet (websites, blogs e redes sociais) é uma excelente forma de multiplicação de informações e atualização desse grupo.

Existem vários calendários de vacinação disponíveis para adolescentes que contemplam imunobiológicos disponíveis tanto na rede pública quanto na privada. Todos os adolescentes têm direito às informações mais completas possíveis sobre a prevenção de doenças, independentemente de suas condições socioeconômicas.

Tríplice viral

A vacina tríplice viral (contra sarampo, caxumba e rubéola) deve ser realizada em dose única para as adolescentes previamente vacinadas, ou em duas doses (com intervalo mínimo de 30 dias), se nunca foram vacinadas, uma vez que a proteção oferecida por essa vacina na infância não é suficiente para proteger a adolescente. Caso já tenha adquirido essas doenças, não há necessidade de vacinar.

Essa vacina está disponível tanto na rede pública quanto na privada.

Dupla bacteriana (dT) ou tríplice bacteriana (dTpa)

A vacina tríplice bacteriana (contra difteria, tétano e coqueluche) está indicada como dose de reforço a cada 10 anos a partir dos 11 anos de idade (7-10 anos após a última dose), utilizando-se a vacina tríplice combinada acelular do adulto (dTpa). O componente tetânico necessita de três doses para a imunização completa, caso não tenha sido utilizada na infância (0, 2 e 6 meses). Caso o esquema anterior esteja incompleto, utilizar uma dose de dTpa e completar com dT.

Os jovens têm sido identificados como "reservatórios" da coqueluche (*Bordetella pertussis*), podendo apresentar um quadro de forma subclínica (apenas tosse prolongada) e ser responsáveis pela disseminação da doença. Mesmo que a adolescente já tenha tido coqueluche no passado, a imunidade não é duradoura, justificando seu reforço.

No setor público, está disponível a vacina dT e dTpa, mas esta última apenas para gestantes. Na rede privada, ambas as vacinas estão disponíveis.

HPV

A infecção pelo papilomavírus humano é a doença sexualmente transmissível mais frequente no nosso meio, responsável pelas doenças benignas (verruga genital, condiloma acuminado, papilomatose laríngea etc.), pré-malignas (lesões intraepiteliais anogenitais) e malignas (câncer genital, anal, orofaringe, entre outros). Os estudos mostram que, depois de 12 meses da primeira relação sexual, 25% das mulheres já apresentam a infecção genital pelo HPV. Atualmente são conhecidos cerca de 200 tipos diferentes desse vírus. Os tipos 6 e 11 são responsáveis por cerca de 97% das verrugas anogenitais e praticamente todos os casos de papilomatose laríngea. Já os HPV 16 e 18, por 70% dos casos de câncer de colo uterino e a maioria dos casos de câncer HPV-induzidos.

Estão disponíveis no mercado brasileiro duas vacinas contra o HPV. A vacina bivalente (contra os HPV 16 e 18), indicada para meninas a partir de 9 anos, e a vacina quadrivalente (contra os HPV 6, 11, 16 e 18), indicada para ambos os sexos (dos 9 aos 26 anos para os meninos e homens e de 9 a 45 anos para as meninas e mulheres). O esquema vacinal para essas vacinas pode ser:

- Vacina bivalente: 0, 1 e 6 meses, com esquema alternativo da Organização Mundial da Saúde (OMS) de 0 e 6 meses para meninas de 9-14 anos.
- Vacina quadrivalente: 0, 2 e 6 meses para ambos os sexos, com esquema alternativo de 0 e 6 ou 0 e 12 meses para ambos os sexos de 9-13 anos (informações em bula), ou esquema alternativo da OMS de 0 e 6 meses para ambos os sexos de 9-14 anos. O Programa Nacional de Imunização do Brasil adotou o esquema estendido de 0, 6 e 60 meses para meninas de 9-13 anos, iniciando os primeiros cortes de idade (11-13 anos) em 2014. Em 2015, a faixa etária contemplada será dos 9-11 anos e, a partir de 2016, apenas 9 anos. Essa conduta foi estabelecida com base em estudos que demonstraram imunogenicidade não inferior com duas doses em meninas de 9 a 13 anos, quando comparadas com três doses em mulheres de 16 a 26 anos sexualmente ativas, assim como títulos superiores de anticorpos observados após intervalos maiores (seis meses) entre as duas primeiras doses da vacina. Embora estudos de eficácia clínica ainda estejam sendo realizados, países como Canadá (províncias de Quebec e British Columbia), México, Colômbia e Suíça já adotaram o esquema estendido.

Uma nova vacina contra o HPV, a vacina nonavalente (contra os HPV 6, 11, 16, 18, 31, 33, 45, 52 e 58), já foi liberada nos EUA e no Canadá para comercialização. Observou-se uma eficácia geral de 96% contra as doenças HPV-induzidas em mulheres de 16-26 anos para os novos tipos de vírus incluídos na vacina. No Brasil, essa vacina ainda não está disponível.

Hepatites A e B

As adolescentes não vacinadas na infância contra as hepatites A e B devem ser vacinadas o mais breve possível.

O Brasil é considerado um país de endemicidade intermediária para a hepatite A pela OMS. Estima-se que mais de 50% de nossa população adolescente seja suscetível a essa infecção e conviva com situações de risco. A vacina da hepatite A deve ser aplicada em duas doses, com intervalo de 6 meses entre elas. Disponível para adolescentes apenas na rede privada.

É importante salientar que a hepatite B cronifica em cerca de 5-10% dos adolescentes e adultos e pode causar cirrose e hepatocarcinoma. A vacina da hepatite B deve ser aplicada em três doses (0, 1 e 6 meses). A imunidade adquirida pela vacina pode ser confirmada 30-60 dias após a terceira dose com uma dosagem do anti-HBs > 10mUI/ml. Disponível tanto na rede pública quanto privada.

A imunização simultânea para as hepatites A e B deve ser aplicada também em três doses (0, 1 e 6 meses) para adolescentes com 15 anos ou mais. Abaixo dessa idade, devem-se aplicar duas doses (0 e 6 meses). A formulação combinada está disponível apenas na rede privada.

Varicela

A varicela pode apresentar formas severas e complicações clínicas importantes durante a adolescência. Na América Latina, estima-se uma incidência aproximada de 800 mil casos/ano de varicela, sendo 10% em adolescentes.

A imunização deve ser realizada com duas doses para aquelas não vacinadas previamente com intervalo de 1-2 meses e, para menores de 13 anos, intervalo de 3 meses. Caso tenha recebido apenas uma dose, está indicada a segunda dose para completar o esquema vacinal. Se a adolescente já teve a infecção previamente, não há necessidade da vacina.

Essa vacina só está disponível para adolescentes na rede privada.

Influenza

A vacina contra a influenza ou gripe está indicada inclusive para as jovens saudáveis, para a prevenção de complicações da doença. Deve ser realizada em dose única anualmente. É necessária a revacinação anual, mesmo nos casos de infecção prévia, a fim de manter níveis de anticorpos protetores contra as cepas de cada ano. A proteção já é adequada após duas semanas da aplicação.

Essa vacina só está disponível na rede privada para essa faixa etária, exceto para adolescentes portadoras de doenças crônicas ou imunocomprometidas.

Meningocócica

A doença meningocócica pode evoluir rapidamente, com uma taxa de letalidade de 10-20% e sequelas (surdez, déficit neurológico, amputação de extremidades) em até 20% dos casos. Em situações de surtos, observa-se essa infecção também entre adolescentes e adultos jovens.

Em razão da perda rápida da proteção contra o meningococo C induzida pela vacinação na infância, recomenda-se uma dose de reforço aos 11 anos de idade, preferencialmente com a vacina ACWY, com um posterior reforço 5 anos após.

A vacina ACWY (indicada para as adolescentes) está disponível apenas na rede privada. Uma nova vacina contra o sorogrupo B está disponível também em clínicas privadas para adolescentes no esquema de duas doses com intervalo de um mês entre elas.

Febre amarela

A febre amarela pode apresentar formas clínicas graves, inclusive com manifestações hemorrágicas. Deve ser realizada em dose única com reforço após 10 anos para residentes ou para aqueles que vão se deslocar para áreas de risco. É uma vacina obrigatória para quem vai entrar em alguns países. Deve ser aplicada 10 dias antes da possível exposição ou viagem.

Está disponível tanto na rede privada quanto pública.

EVENTOS ADVERSOS

As vacinas são seguras e bem toleradas nessa faixa etária. Raramente podem causar efeitos adversos locais (dor local, edema, hiperemia e sensibilidade) ou sistêmicos (astenia, febrícola, mal-estar geral) e, quando estes ocorrem, geralmente são leves e transitórios.

Não há restrição à aplicação simultânea de duas ou mais vacinas, pois a maioria delas não apresenta interferência com outra na resposta imune a cada antígeno. Vacinas de vírus vivos atenuados, como a tríplice viral, varicela e febre amarela, devem ser aplicadas no mesmo dia ou com intervalo de um mês. A vacinação simultânea é um recurso prático e otimiza o calendário da adolescente.

As vacinas de vírus vivo atenuado raramente podem causar efeitos relacionados ao vírus da vacina, mas geralmente é uma manifestação leve e de curta duração.

TABELA 4.1 Calendário de Vacinação da Adolescente

Vacina	*Esquema previamente vacinada*	*Não vacinada*	*Rede pública*	*Rede privada*
Tríplice viral	Reforço	2 doses (0,1 M)	Sim	Sim
dT dTpa	Reforço aos 11 anos e a cada 10 anos	1 dose dTpa + 2 doses dT (0, 2, 6 M)	dT	dT dTpa
Hepatite A	Não	2 doses (0, 6 M)	Não	Sim
Hepatite B	Não	3 doses (0, 1, 6 M)	Sim	Sim
Hepatite A+B	Não	2 ou 3 doses < 15 anos: 0, 6 M ≥ 15 anos: 0, 1, 6 M	Não	Sim
Varicela	Reforço	2 doses < 13 anos: 0, 3 M ≥ 13 anos: 0, 1, 2 M	Não	Sim
Influenza	Dose única anual	Dose única anual	Não	Sim
Meningo C (ACWY)	Reforço aos 11 anos e após 5 anos	Dose única	Não	Sim
Meningite B	Não	Duas doses (0, 1M)	Não	Sim
Febre amarela	Reforço após 10 anos	Dose única	Sim	Não
HPV Bivalente	Não	≥ 9 anos: 0, 1, 6 M 9-14 anos: 0, 6 M (OMS)	Não	Sim
HPV Quadrivalente	Não	≥ 9 anos: 0, 2, 6 M 9-13 anos: 0, 6, 60 M (PNI) 9-14 anos: 0, 6 M (OMS) 9-13 anos: 0,6 ou 0,12 M (esquema alternativo em bula)	Sim	Sim

M: mês ou meses

MENSAGENS PARA LEMBRAR

- Na fase da adolescência, devemos questionar sobre as vacinas já tomadas na infância e prescrever as vacinas que deveriam ter sido tomadas e as pertinentes a essa fase.
- Nessa fase é mais difícil atingir adequadas coberturas vacinais, sendo imprescindível checar, na consulta de retorno, se a adolescente recebeu a vacina prescrita.
- As adolescentes podem apresentar mal-estar ou síncopes após a vacinação (reação psicogênica ao estresse), portanto, devem ficar em observação por 15 minutos após a aplicação da injeção.
- Hepatites A e B, HPV, tríplice viral (sarampo, caxumba e rubéola), tríplice bacteriana (difteria, tétano e coqueluche), meningite meningocócica, influenza (gripe) e febre amarela (dependendo da região) são as vacinas constantes do calendário do adolescente.

Bibliografia

Amato Neto V. Atualizações, orientações e sugestões sobre Imunizações. São Paulo: Segmento Farma; 2011.

American Academy of Pediatrics. Recommended childhood and adolescente immunization schedules United States, 2012. Pediatrics 2012;129:385-386.

Centers for Disease Control and Prevention, CDC, Atlanta, USA. Disponível em: http://cdc.gov/vaccines. Acessado em: 15 Fev. 2015.

Dempsey AF, Freed GL. Health care utilization by adolescentes on medicaid: Implications for delivering vaccines. Pediatrics 2010;125:43-49.

Esposito S, Principi N, Cornaglia G, ESMID Vaccine Study Group (EVASG). Barriers to the vaccination of children and adolescentes and possible solutions. Clin Microbiol Infect 2014;20(5supl):S25-S31.

Federação Brasileira de Associações de Ginecologia e Obstetrícia (FEBRASGO). Vacinação da Mulher: manual de orientação. São Paulo: FEBRASGO; 2013.

Feijó RB, Cunha J, Krebs LS. Vaccination schedule for childhood and adolescence: Comparing recommendations. J Pediatria 2006;82(3supl):S4-S14.

Feijó RB. Calendários de Vacinação SBIm. O que mudou? Calendário do Adolescente. Rev Imunizações 2014; 7(3):32.

Feijó RB. Vacinação de Adolescente. In: Ballalai I. Manual Prático de Imunizações. São Paulo: AC Farmacêutica; 2013:323-331.

Gamble HL, Klosky JL, Parra GR, Randolph ME. Factors influencing familial decision-making regarding Human papillomavirus vaccination. J Pediatr Psychol 2010; 35(7):704-715.

Kao CM, Schneyer RJ, Bochini Jr JA. Child and adolescente immunizations. Selected review of recente US recomendations and literature. Cur Op Pediatr 2014;26(3): 383-395.

Soares GR, Vieira RD, Pellizer EP, Miyahara GI. Indications for the HPV vaccine in adolescentes: a review of the literature. J Infect Public Health 2014

Sociedade Brasileira de Imunizações. Calendário de Vacinação do Adolescente: Recomendações da SBIm 2013/2014. Disponível em: http://www.sbim.org.br/wp-content/uploads/2013/06/adolescente_calendarios-sbim_2013-2014_130610.pdf. Acessado em: 15 Fev. 2015.

Sociedade Brasileira de Pediatria. Calendário Vacinal 2015: Recomendações da Sociedade Brasileira de Pediatria. Disponível em: http://www.sbp.com.br/content/userfiles/image/imagebank/calendario-vacinal2015-2.pdf. Acessado em: 15 Fev. 2015.

Stokley S, Cohn A, Dorell C, et al. Adolescent vaccination coverage levels in the United States 2006-2009. Pediatrics 2011;128(6):1078-1086.

Capítulo 5

Vacinação da Mulher Adulta

Júlio César Teixeira
Sheldon Rodrigo Botogoski

INTRODUÇÃO

Ao descrevermos o calendário da mulher adulta, cabe ressaltar que a alta proteção populacional e individual já alcançada com a vacinação na infância somente será mantida com a utilização dos reforços periódicos durante a vida. Daí a importância do ginecologista-obstetra na checagem rotineira e periódica do estado vacinal de sua paciente.

De início, considera-se dever do ginecologista-obstetra checar e atualizar as três vacinas que fazem parte do calendário da gestante, contra influenza (gripe), hepatite B e dTpa (difteria, tétano, coqueluche), todas disponíveis no sistema público. Uma ação médica efetiva durante o pré-natal é muito importante na preparação da mulher para uma gestação futura.

VACINAS INDICADAS

As vacinas que compreendem o calendário da mulher adulta, ou seja, com 20 a 59 anos, estão descritas resumidamente a seguir e especificadas na Tabela 5.1.

Vacina tríplice viral: proporciona proteção contra sarampo, caxumba, rubéola, a qual é garantida após duas doses com 30 dias ou mais de intervalo. O principal objetivo é de que a mulher chegue a uma futura gestação já imune, evitando as inúmeras complicações advindas de uma infecção viral, particularmente da rubéola, nesse período específico. Na dúvida ou falta de comprovação da vacinação prévia, fazer as duas doses com intervalo mínimo de 1 mês. Idealmente comprovar soroconversão para rubéola de mulheres em idade fértil.

Vacina hepatite A: a prevalência da infecção pelo vírus da hepatite A está relacionada ao nível de saneamento básico de determinada área. Em condições de saneamento limitadas, a infecção é muito prevalente na infância, gerando imunidade. Pessoas originárias de locais mais desenvolvidos, geralmente, permanecem suscetíveis, e a infecção ocorre no deslocamento destas para locais de risco. Enquanto na infância a hepatite A tem um curso relativamente benigno, nos adultos há um maior risco de hospitalização e morte. Assim, faz parte da atividade médica a orientação de vacinação de adultos contra hepatite A, principalmente antes de deslocamento para regiões menos desenvolvidas. A imunização é composta de duas doses, com intervalo de seis meses. A sorologia pré-vacinação (anti-HVA) pode identificar eventuais mulheres que já tiveram contato com o vírus e são imunes, dispensando a vacinação. Não há necessidade da sorologia pós-vacinação, tendo em vista a elevadíssima eficácia vacinal.

Vacina hepatite B: uma das vacinas que deve ser checada no pré-natal. A imunização é alcançada após três doses em 6 meses e confirmada com pesquisa de anti-HBs 30 dias após a terceira dose, com mais de 10 mUI/ml. Nesse caso, não há necessidade de reforço. Atualmente, o PNI disponibiliza esta vacina para todas as idades. Idealmente devemos realizar a sorologia pós-vacinação em todas as pacientes adultas para confirmar a proteção.

Vacina hepatites A e B: as vacinas combinadas facilitam a finalização do esquema vacinal, no caso, com três doses, propiciando a imunização contra os vírus das hepatites A e B com menos vacinas aplicadas.

Vacinas HPV (Papilomavírus humano): existem duas vacinas licenciadas no Brasil, ambas direcionadas para prevenir a infecção por HPV 16 e 18, que estão associados a cerca de 70% do total de câncer de colo uterino. A melhor oportunidade é a vacinação previamente ao início sexual, principal via de exposição ao HPV. A vacina bivalente atua contra HPV 16 e 18 e demonstrou eficácia aceitável em mulheres acima de 25 anos, tendo esse licenciamento sem limite superior de idade. A vacina quadrivalente, além de atuar contra os HPV 16 e 18 já citados, previne também a infecção dos HPV 6 e 11, vírus associados a 90% das verrugas genitais ou condilomas acuminados. Essa vacina está licenciada para homens de até 26 anos e mulheres de até 45 anos de idade. Ambas as vacinas podem ser aplicadas em mulheres já tratadas ou portadoras de lesões genitais por HPV. São três doses em 6 meses. Ambas as vacinas têm potencial de prevenir lesões associadas aos HPV vacinais em outros sítios, como vagina, vulva, pênis, canal anal, cabeça e pescoço.

Vacina varicela: utilizada na prevenção da catapora. A infecção natural confere imunidade. Uma história clínica negativa para catapora é suficiente para caracterizar quem está sob risco. Não deve ser utilizada na gestação (vacina de vírus atenuado). A gestante com história negativa, não previamente vacinada e que teve contato de risco deve receber imunoglobulina hiperimune para varicela-zóster em até 96 horas após a exposição. O recém-nato de mãe com varicela até 5 dias antes do parto ou 48 horas após também deve receber a imunoglobulina. A imunoglobulina está disponível apenas nos CRIEs.

Vacina influenza: previne a gripe, doença sazonal. A gestante é considerada grupo de risco para complicações, ou seja, esta é uma das vacinas que deve ser indicada, na gestação e no pré-natal, principalmente no outono de cada ano.

Vacina difteria, tétano e coqueluche: uma vacinação prévia completa, com três doses, indica um reforço a cada 10 anos, geralmente, utilizando a vacina "dupla" (dT), contra difteria e tétano. Esse esquema foi muito utilizado no pré-natal para controle do tétano neonatal. Mais recentemente, em razão do aumento do número de casos de coqueluche acompanhados de óbitos em crianças com até 6 meses de idade, todas as gestantes devem receber uma dose da vacina tríplice bacteriana acelular (dTpa) do "tipo adulto", entre 27 e 36 semanas de idade gestacional, independentemente do seu esquema vacinal contra tétano ou da última dose recebida. O objetivo é prover uma imunidade passiva através da transferência de anticorpos maternos ao recém-nato e propiciar proteção até que seu próprio esquema vacinal possa atuar.

Vacina meningite: existem três vacinas disponíveis, uma indicada na prevenção da meningite meningocócica C, aplicada em dose única, outra, que previne contra os tipos A, C, W e Y, e uma terceira contra o sorogrupo B. Todas mais indicadas para adolescentes e adultos, estando disponível apenas em clínicas privadas. A vacinação é indicada em situações de risco aumentado, viagens ou surtos.

Vacina febre amarela: indicada para quem habita ou vai se deslocar para área de risco. O esquema vacinal hoje recomendado é composto por uma dose e um único reforço após 10 anos. Na gestação ou puerpério, é possível sua aplicação, se houver risco de exposição inadiável e sem antecedente de vacinação prévia. Durante a lactação, se a vacinação for necessária, o aleitamento materno deverá ser suspenso por, no mínimo, 15 dias até o sexto mês de vida.

MENSAGENS PARA LEMBRAR

- Não perder a oportunidade de atualizar o calendário de vacinação, após questionar sobre a vacinação prévia.
- Doses de vacinas não comprovadas não devem ser consideradas; devem ser refeitas.
- Aguardar um mês para engravidar após a vacinação contra sarampo, caxumba, rubéola, febre amarela, varicela e herpes-zóster, por serem vacinas de vírus vivos atenuados.
- A maioria das vacinas pode ser aplicada simultaneamente no mesmo dia. Se duas ou mais vacinas de vírus vivos atenuados estiverem indicadas, elas devem ser aplicadas no mesmo dia ou no espaço de tempo mínimo de 1 mês.
- A administração de vacinas em adultos, geralmente, é na região deltoide; evitar o glúteo.
- Caso ocorra atraso em uma das doses, não há necessidade de recomeçar o esquema.
- Não se deve encurtar o intervalo entre as doses.

TABELA 5.1 Calendário de vacinação da mulher adulta (20 a 59 anos)

Vacina	*Esquema básico*[1]	*Doses prévias*	*Conduta*	*Gestante*[2]	*Obs.**
Tríplice viral **sarampo, caxumba, rubéola**	2 doses (intervalo >30 d)	0 ou 1 2	Completar Vacinada	Contraindicada	(P) ($)
Hepatite A	2 doses (0-6 meses)	0 ou 1 2	Completar Vacinada	Sem risco teórico Preferir vacinar fora da gestação	($) (C)
Hepatite B[3]	3 doses (0-1-6 meses)	0, 1 ou 2 3 Pode ser confirmada imunidade 30-60 dias após 3ª dose com Anti-HBs >10mUI/ml	Completar Vacinada	Indicada[2]	(P)* ($) (C)
Hepatites A e B	3 doses (0-1-6 meses)	0, 1 ou 2 3	Completar Vacinada	Ver Hepatite A	($)
HPV **16-18**	3 doses (0-1-6 meses)	0, 1 ou 2 3 Aplicação anterior ao risco de exposição Licenciada a partir de 9 anos, sem limitação de idade	Completar Vacinada	Contraindicada	($)
HPV **6-11-16-18**	3 doses (0-2-6 meses)	0, 1 ou 2 3 Aplicação anterior ao risco de exposição Licenciada de 9 a 45 anos	Completar Vacinada	Contraindicada	($)
Varicela[4] catapora *(indicada se houver história negativa)*	2 doses (intervalo de 1-3 m)	0 ou 1 2	Completar Vacinada	Contraindicada	($) (C)
Influenza[5] gripe	Dose anual (proteção após 2 sem.)		Dose anual	Recomendada[2]	(P)* ($) (C)
Dupla (dT) ou Tríplice bacteriana acelular (dTpa) do *"tipo adulto"* difteria, tétano, coqueluche	3 doses (0-2-6 meses) Reforço a cada 10 anos (condução de acordo com componente tetânico prévio)	Completo (3 doses) Incompleto 0, 1 ou 2	Reforço com dTpa[6] cada 10 anos 1 dose de dTpa[6] e completar com dT	***dTpa:*** *aplicar 1 dose após 20 sem. em todas as gestantes, para imunização do lactente (coqueluche), mesmo se vacinada com dT ou dTpa em <5a*[6] Completar[6] *(30-60 dias entre doses, sendo a última até 20 dias antes do parto.* ***Atenção:*** *pelo menos 1 dose de* ***dTpa****, aplicada após 20 sem. para imunização do lactente contra coqueluche e, se necessário, completar com* ***dT****)*	 (P)* ($)*

Continua

TABELA 5.1 Continuação

Vacina	*Esquema básico*[1]	*Doses prévias*	*Conduta*	*Gestante*[2]	*Obs.**
Febre amarela (em frequentador de área de risco[7])	1 dose Uma dose a cada 10 anos *(Proteção em 7-10 dias)*	0 1	1 dose Uma dose após 10 anos	Contraindicada (possível utilizar em situação de alto risco, inadiável, e em não vacinadas. Não amamentar por 15 dias)	(P) ($)
Pneumocócica **Herpes-zóster**[8]	Recomendadas a partir de 60 anos. Ver calendário da mulher idosa			Contraindicada	

[1] Esquema básico: os intervalos entre doses citados são o tempo ideal para ser garantida uma resposta imune adequada. De modo geral, não existe "tempo máximo" entre doses, e assim as vacinas aplicadas sempre são computadas e não repetidas. Se não houver informação, considerar como não realizada. Em caso de necessidade de antecipação das doses, intervalos mínimos devem ser respeitados e variam para cada vacina.

[2] Gestação: quando não especificado, a recomendação significa que pode ser aplicada em qualquer idade gestacional e puerpério. Nenhuma vacina do quadro é contraindicada no puerpério, com exceção da vacina contra febre amarela durante o período de lactação.

[3] Hepatite B: vacinação em imunocomprometidos e renais crônicos: dose dobrada, por 4 doses (0, 1, 2, 6-12 m.). Reforços podem ser necessários para esses grupos quando anti HBs <10 mUI/ml; sorologia anual está indicada para esse grupo.

[4] Varicela: reações anafiláticas graves em doses anteriores também contraindicam novas doses.

[5] Influenza: vacina contraindicada para pessoas com história de reação anafilática prévia ou alergia grave relacionada ao ovo de galinha e derivados. Reações anafiláticas graves em doses anteriores também contraindicam novas doses.

[6] dTpa: sua utilização visa à proteção contra coqueluche em suscetíveis e para contatos de risco para complicações graves, como os lactentes. Vacina indicada para pais, parentes e profissionais que entram em contato com lactentes. Na gestação: indicada a **dTpa**, 1 dose após 20 semanas, idealmente entre 27 e 36 semanas de idade gestacional, com o intuito de propiciar imunização passiva do lactente contra coqueluche, mesmo que já vacinada com dT (independentemente do tempo). Se necessário, completar o esquema antitetânico com dT.

[7] Febre amarela: para quem vive ou vai se deslocar para áreas de vacinação de acordo com classificação do MS e da OMS. Reações anafiláticas graves em doses anteriores também contraindicam novas doses.

[8] Pneumo 23 e 13 e herpes-zóster: recomendadas de rotina para todos ≥ 60 anos.

* Disponibilização:

(P)* = rede pública → Hepatite B: disponível para todas as idades.
→ Influenza: disponível para > 60 anos ou gestantes.
→ Dupla do tipo adulto (dT): disponível para todas as mulheres. **Na gestação**, há a disponibilização da tríplice bacteriana acelular do tipo adulto (dTpa), a partir de 2014, a qual está indicada entre 27 e 36 semanas de idade gestacional.

($)* = rede privada → Antitetânica: disponível a dTpa. **Na gestação**, indicada após 20ª semana.

(C) = CRIEs (Centros de Referência para Imunobiológicos Especiais): disponibilização para grupos específicos.

Bibliografia

Consenso SBIM & FEBRASGO – Vacinação da Mulher, 2012. Disponível em: http://www.sbim.org.br/wp-content/uploads/2012/06/consenso-sbim-febrasgo_vac-mulher_120604_bx.pdf. Acessado em 20 dez 2014.

CRIE. Manual dos Centros de Referência para Imunobiológicos Especiais. Secretaria de Vigilância em Saúde. 3ª ed. Brasília:Ministério da Saúde; 2006. 188p.

FEBRASGO. Manual de orientação: vacinação da mulher. 1ª ed. São Paulo: FEBRASGO; 2013. 103p.

Isabella B (editora). Manual Prático de Imunizações. 1ª ed. São Paulo: A.C. Farmacêutica; 2013. 480p.

Ministério da Saúde. PNI. Calendário de vacinação do adulto e do idoso. Disponível em: http://pni.datasus.gov.br/calendario_vacina_idoso.asp. Acessado em 20 dez 2014.

SBIM. Sociedade Brasileira de Imunização. Calendários de Vacinações. Disponível em: http://www.sbim.org.br/wp-content/uploads/2014/09/calend-sbim-mulher-2014-15-140906.pdf. Acessado em 20 dez 2014.

Capítulo 6

Vacinação da Mulher Idosa

Márcia Fuzaro Terra Cardial

Ser idoso e ser velho
O idoso ainda aprende; o velho já nem ensina.
O idoso tem planos; o velho tem saudades.
As rugas do idoso são bonitas, porque foram marcadas pelo sorriso;
as rugas do velho são feias, porque foram vincadas pela amargura.
(Jorge R. Nascimento)

INTRODUÇÃO

O envelhecimento da população é atualmente uma das grandes preocupações em saúde pública. A qualidade de vida desse grupo é um objetivo a ser alcançado, considerando que o conceito amplo de saúde é resultado da interação entre condições física e mental, independência financeira, capacidade funcional e suporte familiar e social.

Segundo dados do IBGE, há 22,9 milhões de idosos no Brasil (11,34%), e a previsão é que esse número aumente para 88,6 (39,2%) nos próximos 20 anos. Os dados mundiais também apontam para o aumento de 3,5 vezes da população acima de 65 anos até os anos de 2025-2030. Portanto, tornam-se fundamentais os esforços pessoais, governamentais, sociais, familiares e profissionais para uma adequada assistência integral a essa população.

A função do médico nesse contexto se amplia, pois, além de tratar doenças físicas e mentais, desempenha o papel prioritário de prevenir doenças e melhorar a qualidade de vida. Diversas especialidades médicas já o fazem, e, dentre elas, a ginecologia e a geriatria desempenham importante papel.

O ginecologista atua em diversas fases da vida da mulher, entretanto é durante o climatério que enfatiza a importância da qualidade de vida. O papel da mulher como cuidadora dos filhos e pais se modifica, e então cuidar de si própria torna-se fundamental, já que viverá grande parte de sua vida após a menopausa.

O médico, por sua vez, trabalha na prevenção de osteoporose, doenças cardiovasculares, câncer ginecológico, dermatológico e mamário, objetivando um envelhecimento saudável. Passamos a proporcionar qualidade de vida por meio da detecção de doenças curáveis ou lesões precursoras, terapêutica curativa ou profilática delas e educação em saúde, com consequente prolongamento dos anos de vida e da atividade sexual dessas mulheres.

A educação sexual nessa faixa etária se reveste de importância, assim como a realização de exames para doenças sexualmente transmissíveis (DST) e uso do preservativo, que, por não possuir mais a função de anticoncepção, encontra grande resistência por parte do casal.

Em contrapartida, a imunossenescência aumenta a vulnerabilidade da mulher às doenças de forma geral, mas também às infecciosas e sexualmente transmissíveis, como HPV, hepatites B e C.

A vacinação entra nesse contexto como um mecanismo de melhoria da qualidade de vida, prevenindo doenças infecciosas graves comuns nessa população. Portanto, recomenda-se a conferência da carteira de vacinação.

A Organização Mundial da Saúde (OMS), o Programa Nacional de Imunizações (PNI) e as sociedades científicas voltam seu olhar ao calendário específico do idoso. O PNI, em 1999, Ano Internacional do Idoso, implantou a campanha anual de vacinação para influenza, difteria e tétano (dT) e pneumococo (para idosos institucionalizados acima de 65 anos e doentes crônicos). No ano 2000, estendeu-se o benefício para indivíduos a partir de 60 anos. A ampliação de metas de cobertura vacinais está diretamente relacionada ao aumento da expectativa de vida. Estimativas da OMS sinalizam a possibilidade de o Brasil, em duas décadas, tornar-se o sexto país no mundo com a maior população idosa.

OBJETIVO

O objetivo da vacinação do idoso é prevenir infecções de risco de maneira segura e eficaz. Os objetivos comuns dos diversos calendários são:

- Prevenir doenças infecciosas potencialmente graves.
- Reduzir comorbidades.
- Prevenir descompensação de doenças crônicas por doenças infecciosas.
- Melhorar qualidade e expectativa de vida.
- Reduzir hospitalizações e mortes.

DOENÇAS IMUNOPREVENÍVEIS

Doenças respiratórias

Dados do DATASUS/MS mostram que no Brasil, em 2012, houve 3.004 óbitos por doença pneumocócica e influenza na população entre 60 e 69 anos com características sazonais.

As infecções do trato respiratório são três vezes mais frequentes na população acima de 60 anos e são a quarta causa de morte nos países desenvolvidos. A pneumonia pode ser viral ou bacteriana e, dentre as bacterianas, o agente etiológico mais comum é o *Streptococcus pneumoniae* (pneumococo), que se dissemina da nasofaringe para pulmões e meninge, podendo causar meningite, bacteremia e óbito, especialmente em idosos imunocomprometidos ou doentes crônicos.

Os fatores de risco para doença pneumocócica invasiva são: idade maior que 60 anos, hepatopatia crônica, cardiopatia e/ou pneumopatia crônica, doença renal crônica, doença reumatológica, alcoolismo, tabagismo, fibrose cística, trissomias, doença neurológica crônica incapacitante, doença convulsiva crônica na infância, fístula liquórica, *diabetes mellitus*, doenças de depósito, infecção por HIV, candidatos a transplante ou transplantados de células-tronco hematopoiéticas/órgãos sólidos, asplenia funcional ou anatômica, fístula liquórica, imunodeficiências primárias, neoplasias e uso de medicamentos imunossupressores.

As vacinas 13 e 23 valente protegem de várias cepas do pneumococo.

Influenza

A maior parte das hospitalizações por Influenza no Brasil ocorre a partir de 65 anos de idade, com taxa de mortalidade variando entre 6 e 8%.

Calcula-se que a vacina influenza possa reduzir em 50% o número de mortes, em 19% o número de internações por doença cardíaca e em 23% a internação por doenças cerebrovasculares. No Brasil, as campanhas de vacinação de gripe ocorrem no outono (abril a maio), meses que antecedem o período de maior circulação do vírus.

Tétano, difteria e coqueluche

Os idosos apresentam risco aumentado de acidentes com probabilidade de exposição ao *Clostridium tetani*. O bacilo pode ser encontrado na forma de esporo, sobretudo no solo, em fezes de animais herbívoros, águas putrefeitas, latas e pregos enferrujados, e que, por solução de continuidade da pele, penetra no organismo, podendo desenvolver a doença.

Os sintomas podem ser locais, cefálico ou generalizados, podendo evoluir para complicações como tromboembolismo, rabdomiólise, insuficiência renal, entre outras. A infecção somente ocorre em indivíduos não imunizados ou com imunização incompleta, ou ainda em imunocomprometidos. Cerca de um quarto dos casos graves e da letalidade da doença ocorre em indivíduos acima de 50 anos de idade, sendo o tétano acidental de notificação obrigatória.

A difteria, também chamada crupe, é uma doença infectocontagiosa causada pelo bacilo *Corynebacterium diphteriae*, que apresenta evolução aguda com febre, mal-estar geral e rinite ou faringite ou laringite, conforme a localização da doença. Mais raramente pode comprometer conjuntiva, ouvido e mesmo ulcerações em vagina com corrimento purulento. As complicações podem ser obstrução respiratória, miocardite, neurite e insuficiência renal aguda, podendo ser letal em 5 a 10% dos casos.

A coqueluche tem como agente etiológico a *Bordetella pertussis,* que pode ser transmitida dos adultos para as crianças, com especial gravidade nos recém-nascidos e lactentes. Também os idosos têm mais complicações como otite média, fraturas de costelas, perda de consciência, piora da incontinência urinária, pneumopatias e apneia, podendo eventualmente evoluir para óbito.

Doenças sexualmente transmissíveis

O DATASUS/MS 2012 registrou, em mulheres de 60 a 69 anos, quatro óbitos por sífilis, gonorreia ou outras DST. Dentre as DSTs imunopreveníveis, podemos destacar a hepatite B e o HPV.

Hepatite B

O DATASUS/MS 2012 registrou 304 óbitos por hepatite B em mulheres de 60 a 69 anos, apesar de a vacina hepatite B fazer parte do Programa Nacional de Imunização (PNI) e estar disponível gratuitamente nos postos de vacinação para indivíduos com até 49 anos.

HPV

Tem sido relatada a incidência da infecção pelo HPV como uma curva em "U", sendo o primeiro pico próximo aos 20 anos e o segundo, entre 55-60 anos. Além disso, após 60 anos, aumenta o risco de recidiva da infecção pelo HPV e suas lesões associadas. Esse fato tem sido explicado pela possibilidade de novos hábitos sexuais incluindo novos parceiros, incapacidade de eliminação do vírus e persistência dos HPVs de alto risco oncogênico.

O hipoestrogenismo, com consequente atrofia do aparelho genital, afinamento do epitélio do introito vaginal e falta de lubrificação, pode dificultar o ato sexual, ocasionando microfissuras, que são porta de entrada para o vírus HPV.

A junção escamocolunar (JEC), pelo hipoestrogenismo, torna-se endocervical, dificultando a visualização das lesões colposcópicas, especialmente as de alto risco, que passam a situar-se dentro do canal cervical.

A imunossenescência também é fator importante para as infecções de forma geral e também para o HPV, pela diminuição da produção de anticorpos e de células B e T. Entretanto, a terapia hormonal (TH) tem papel protetor na deterioração do sistema imune, além de manter o trofismo genital, a integridade do epitélio, além de facilitar a exposição da JEC.

A vacinação para o HPV confere maior proteção para as lesões relacionadas a ele e para o câncer genital na mulher antes de iniciar sua atividade sexual, porém estudos têm demonstrado que a mulher que iniciou e a que já teve a infecção em algum momento de sua vida podem se beneficiar da vacinação.

A vacinação do HPV em mulheres adultas após 26 anos tem sido estudada, e há benefício em praticá-la até os 45 anos em se tratando da vacina quadrivalente 6,11,16,18. A vacina bivalente contra os HPVs oncogênicos 16,18 tem mostrado eficácia na população adulta até 55 anos e tem liberação em bula no Brasil para prescrição sem limite de idade.

Herpes-zóster

A infecção pelo vírus varicela-zóster, geralmente na infância, mantém o vírus latente em gânglios da raiz dorsal, após o mesmo percorrer o trajeto do nervo sensorial.

A reativação do vírus, geralmente associada à idade, manifesta-se na forma de herpes-zóster, conhecida pelo termo "cobreiro", caracterizada pelas lesões dolorosas que acometem os dermátomos relacionados ao trajeto do nervo. A neuralgia pós-herpética é importante e frequente complicação da doença aguda.

Estima-se que uma em cada três pessoas desenvolverá a doença durante a vida. Nos Estados Unidos, são reportados um milhão de casos novos por ano, e 7% deles ocorrem a partir dos 50 anos de idade. Até os 85 anos de idade, 50% da população terá manifestado a doença.

A maioria dos adultos acima de 40 anos é soropositiva para o vírus da varicela, e, portanto, estes são candidatos potenciais para desenvolver o zóster.

A vacina para o herpes-zóster (atenuada) tem indicação em bula como rotina para prevenção de episódio agudo da doença, prevenção de neuralgia pós-herpética e redução da dor aguda e crônica associada a infecção a partir de 50 anos de idade.

VACINAÇÃO PARA MAIORES DE 60 ANOS

A OMS preconiza a vacinação do(a) idoso(a) com foco especial para influenza, pneumococo e difteria e tétano, porém devemos atentar para hepatites A e B, coqueluche, sarampo, caxumba, rubéola e herpes-zóster.

A vacinação é uma estratégia de saúde para o envelhecimento saudável que tem sido subutilizada, especialmente em nosso país, o que é demonstrado pelas baixas taxas de coberturas vacinais observadas.

Tríplice viral (sarampo, rubéola e caxumba)

Mulheres nascidas antes de 1957 são consideradas imunes a essas doenças, mas sorologia ou comprovação de vacinação deve ser solicitada para profissionais da saúde. A vacinação está indicada em situações de surtos para todos os idosos que não tiverem comprovação sorológica ou não receberam duas doses na vida, independente da idade.

Testes sorológicos pré e pós-vacinação não são recomendados rotineiramente.

Se houver exposição ao sarampo, aplicar uma dose nas 72 h após o evento, como profilaxia pós-exposição de adultos suscetíveis.

A vacina é contraindicada em mulheres imunocomprometidas.

Hepatite B

A eficácia vacinal está relacionada com o desenvolvimento de anticorpos anti-HBs. Idosos(as) apresentam taxas de soroconversão de 15 a 65%, enquanto em jovens elas são de 90%.

Recomenda-se vacinação universal para hepatite B no esquema de três doses: 0, 1 e 6 meses. No Brasil já está disponível para todas as faixas etárias.

Pacientes imunocomprometidas e renais crônicas devem receber dose dobrada e no esquema de quatro doses (0, 1, 2 e 6 meses). Esses grupos devem realizar sorologia anual, e reforços podem ser necessários.

Testes sorológicos pós-vacinação são recomendados para profissionais de saúde, imunocomprometidos, renais crônicos, além de contactantes domiciliares e parceiras sexuais de portadores do vírus B, após 1-2 meses da terceira dose.

Hepatite A

Em idosas, está recomendada a vacina hepatite A, somente se a sorologia for negativa. Nesse grupo etário a maioria das mulheres é imune, portanto, não há prioridade em vacinar.

Caso indicado, o esquema recomendado é de duas doses: 0 e 6 meses.

Observação: caso a vacina escolhida seja a combinada hepatite A e B, mantém-se o esquema de três doses: 0, 1 e 6 meses.

Vacina HPV 6, 11, 16, 18

Liberada em bula para mulheres entre 9 e 45 anos e homens entre 9 e 26 anos de idade. Não há comprovação de eficácia em indivíduos maiores de 60 anos.

Três doses: 0, 2 e 6 meses.

Vacina HPV 16, 18

Liberada a partir de 9 anos de idade para mulheres, sem limite superior de idade.

Três doses: 0, 1 e 6 meses.

Varicela

Recomendam-se duas doses, somente para aquelas que não tiveram a doença, fato incomum na idosa. Não há necessidade de fazer sorologia.

No caso de exposição de indivíduos suscetíveis, dar uma dose após o evento até 72-96 horas. Retardar o uso de antivirais para 14 dias após a vacinação.

A vacina é contraindicada em imunossuprimidas.

Influenza

Dose única anual. Disponível gratuitamente nos postos para mulheres acima de 60 anos, portadoras de doenças crônicas e imunocomprometidas. A cobertura vacinal em 2014 ultrapassou 80%, com 17.971.429 idosas vacinadas.

As idosas devem receber a vacina influenza anualmente de rotina. Recentemente uma vacina quadrivalente, contendo duas cepas A e duas cepas B, está disponível e deve ser preferida, se disponível. Após 14 dias da vacinação, já se observam níveis protetores de anticorpos.

Contraindicação: reação anafilática prévia a proteína do ovo e derivados.

Vacina tríplice bacteriana - difteria, tétano e coqueluche acelular (dTpa)

A imunização tríplice acelular do adulto (dTpa - difteria, tétano e coqueluche) deve ser indicada para todos que nunca a receberam, aos profissionais da saúde e adultos próximos a recém-nascidos ou lactentes.

As idosas que, em algum momento da vida, receberam três doses de vacinas com o componente tetânico (se possível, uma delas com dTpa) devem receber uma dose de reforço a cada dez anos com dTpa ou dT, preferencialmente com a formulação tríplice. O uso somente do toxoide tetânico (TT) não é recomendado.

Caso a vacinação básica esteja incompleta (duas doses ou menos), deve-se completar a vacinação com o número de doses que falta, sendo uma das doses com a vacina dTpa.

Idosas não imunizadas devem receber três doses consecutivas, sendo uma delas a dTpa, com dois meses de intervalo e reforço a cada 10 anos.

Para mulheres que vão viajar para áreas endêmicas de poliomielite, devemos considerar a vacina combinada com a poliomielite inativada (dTpa- IPV).

Somente a dT está disponível gratuitamente nos postos para esta faixa etária.

Meningocócica

As idosas não apresentam risco especial, porém devem ser vacinadas caso haja surto ou viagem para áreas de risco. Nesse caso, deve-se dar preferência para a vacina meningocócica quadrivalente ACWY, em dose única, com reforço a cada cinco anos. Na impossibilidade desta, recomendar a meningocócica monovalente C, também em dose única. O uso da vacina maningocócica B em idosos segue o mesmo critério.

Pneumocócica 23 valente polissacarídea (VPP23V)

O Programa Nacional de Imunização (PNI) oferece a vacina pneumocócica 23 valente (VPP23V) apenas para o grupo etário acima de 60 anos recolhido em instituições, acamados crônicos, portadores de pneumo ou cardiopatias, insuficiência renal, portadores de diabetes insulinodependentes, cirrose hepática, fístula liquórica, asplênicos, portadores de hemoglobinopatias, síndrome nefrótica, imunodeficiências e HIV positivos.

A eficácia da vacina em idosos(as) pode chegar a 75% para formas invasivas da doença. É bem tolerada, podendo apresentar efeito adverso local em 76% dos casos, e em 14% das vezes podem ocorrer mialgia, fadiga, cefaleia ou *rash* cutâneo.

A aplicação deve ser feita em dose única, com uma única revacinação após cinco anos. Não se recomendam três ou mais doses da VPP23V.

É oferecida gratuitamente nos CRIEs para idosas institucionalizadas e para portadoras de doenças crônicas.

Pneumocócica conjugada 13 valente (VPC13V)

A VPC13V (vacina pneumocócica conjugada 13 valente) é uma vacina que une os polissacarídeos de 13 sorotipos de pneumococo a uma proteína carreadora, que aumenta o potencial imunogênico. Possui 12 sorotipos em comum com a VPP23V, e a proteção para 8 deles (1, 4, 6B, 7F, 9V, 18C, 19A, 23F) é maior quando se associam as duas vacinas em esquema sequencial, além de acrescentar proteção para o 6A, não contido na VPP23V.

A VPC13V é segura e bem tolerada, com efeitos adversos locais e sistêmicos eventuais e de curta duração. Pode ser utilizada a partir de 50 anos, porém, está indicada rotineiramente acima dos 60 anos.

Recomendação: iniciar o esquema com a VPC13V, seguida de VPP23V após 6 a 12 meses, rotineiramente, a partir dos 60 anos de idade.

Para aquelas mulheres que receberam VPP23V recomenda-se a aplicação de VPC13V um ano após. A segunda dose de VPP23V deve ser aplicada após 5 anos, respeitando-se o intervalo mínimo de 2 meses com a VPC13.

Aquelas que já receberam duas doses de VPP23V devem receber uma dose de VPC13V após período mínimo de 1 ano.

Aquelas que receberam as duas doses de VPP23 antes dos 65 anos devem receber uma terceira dose após essa idade, com intervalo mínimo de 5 anos da última dose.

Febre amarela

Recomendada para as mulheres que vivem em área de risco ou viajam para elas. O esquema atualmente preconizado é de duas doses na vida, com intervalo de 10 anos entre elas. Vacinar pelo menos 10 dias antes da viagem.

O médico deve avaliar cuidadosamente a vacinação em idosos com mais de 70 anos, pela maior incidência de eventos adversos graves nessa população, especialmente na primovacinação.

A vacina que contém vírus atenuado está contraindicada em pacientes com história prévia de anafilaxia após ingestão de ovo ou quaisquer de seus componentes. Também está contraindicada em mulheres com imunodeficiência congênita ou adquirida, neoplasia, imunodepressão por uso de corticosteroide ou outros, como quimioterapia e radioterapia no momento da vacinação.

Herpes-zóster (VHZ)

A VHZ está indicada de forma rotineira para mulheres a partir de 60 anos de idade, e deve ser considerado seu uso a partir de 50 anos em portadoras de doenças crônicas. A vacina se mostrou efetiva na prevenção de episódios agudos de zóster e também na redução da neuralgia pós-herpética.

Se houver história prévia de herpes-zóster, devemos aguardar pelo menos 12 meses após o episódio agudo para vacinar, a fim de não haver interferência dos anticorpos naturais com a vacinação.

Haemophilus influenzae do tipo B (HIB)

Recomendada uma dose da vacina conjugada para idosas com risco de doenças por bactérias capsuladas, como doença falciforme, leucemias, HIV e esplenectomizadas.

CONCLUSÃO

Com o envelhecimento e a diminuição de níveis de anticorpos contra as infecções adquiridas no passado, associados à imunossenescência, devemos orientar e incentivar a vacinação da idosa, especialmente contra as doenças de maior frequência nessa faixa etária, levando-se em conta os riscos ocupacionais, viagens e situações de surtos a que a mulher pode estar exposta.

TABELA 6.1 Calendário de vacinação da mulher idosa

Vacinas	*Quando indicar*	*Esquema de doses*	*Comentário*	*Idade recomendada*	*Existente na Rede pública*	*Existente na Rede privada*
Influenza	Rotina	Única anual		A partir de 60 anos	Sim	Sim
Pneumocócica 13 (VPC13) e Pneumocócica 23 valente (VPP23)	Rotina	Iniciar com 1 dose VPC13 e após seis a 12 meses e cinco anos VPP23	Maior complicação e nº de óbitos pela influenza. Preferência pela quadrivalente com duas cepas A e duas B, quando possível.	A partir de 60 anos	Sim, VPP23 para grupos de risco	Sim
Tríplice bacteriana acelular (dTpa) e difteria, tétano e coqueluche	Rotina	**Se esquema completo de tétano:** Dose única a cada 10 anos. **Se esquema incompleto:** 01 Dose de dTpa e 01 ou 02 de dT. Na impossibilidade de uma delas, a outra pode ser aplicada			dT Sim dTpa não	dT não e dTpa sim
Hepatites A e B	Após avaliação sorológica ou em situações de exposição ou surto	Três doses: 0, 1 e 6 meses			Não	Sim
Hepatite A	Após avaliação sorológica ou em situações de exposição ou surto	Duas doses: 0 e 6 meses			Não	Sim
Hepatite B	Rotina	Três doses: 0, 1 e 6 meses			Não	Sim
Febre amarela	Rotina para residentes em área de risco, viajantes para áreas de risco ou por exigência de alguns países	Dose única Repetir em 10 anos se o risco persistir			Sim	Sim
Tríplice viral (sarampo, caxumba e rubéola)	A critério médico, situacão de risco aumentado: surto, viagem. Contraindicado em imunossuprimidos	Duas doses com intervalo mínimo de um mês, em qualquer idade em maiores de um ano de idade, é considerado protegido			Sim, em situações especiais	Sim
Herpes-zóster	Rotina, acima de 50 anos	Dose única	Indicada por rotina ou após 6 a 12 meses do episódio agudo de herpes-zóster. Contraindicada em imunossuprimidos ou vacinados para varicela	A partir de 50 anos	Não	Sim

MENSAGENS PARA LEMBRAR

- Com o avançar da idade, a mulher torna-se mais suscetível às infecções e a quadros mais graves das doenças, em razão do envelhecimento do seu sistema imune (imunossenescência).
- Não existe contraindicação específica para vacinação devido somente à idade avançada.
- As vacinas influenza, herpes-zóster e pneumocócicas são muito importantes nesta faixa etária.

Bibliografia

Ballalai I. Vacinação para maiores de 60 anos. In: Ballalai I. Manual Prático de Imunizações. 1ª ed. falta local: Ed. A C Farmacêutica; 2013.

Bosch FX, Broker TR, Forman D et al. Comprehensive Control of Human Papillomavirus Infections and Related Diseases. Vaccine. 2013 November 22; 31(0 8): I1-31.

Brisson M et al. Epidemiology of varicella zoster virus infection in Canada and the United Kingdom. Epidemiol Infect. 2001;127(2):305-14.

Circular aos Médicos (bula) da vacina herpes zoster (atenuada). São Paulo: Merck Sharp & Dohme Farmacêutica Ltda.; 2012.

DATASUS/MS, 2012.[página da internet] Disponível em: http://www2.datasus.gov.br/DATASUS/index.

DATASUS/MS [página da internet]. Vacinômetro - SI-PNI Sistema de Informação do Programa Nacional de Imunização. Disponível em: www. pni.datasus.gov.br/consulta_Influenza_14.

González P, Hildesheim A, Rodríguez AC, Schiffman M, Porras C, Wacholder S, Piñeres AG, Pinto LA, Burk RD, Herrero R. Behavioral/Lifestyle and Immunologic Factors Associated with HPV Infection among Women Older Than 45 Years. Cancer Epidemiol Biomarkers Prev. 2010 December; 19(12): 3044-3054.

Goronzy JJ, Weyand CM. Understanding immune senescence to improve vaccine responses. Nat Immunol. May 2013; 14(5): 428-436.

Guia prático de vacinação da Mulher, 2014 - FEBRASGO.

Harpaz R et al. Advisory Committee on Immunization Practices (ACIP) Centers for Disease Control and Prevention (CDC). Prevention of herpes zoster: recommendations of the Advisory Committee on Immunization Practices (ACIP). MMWR Recomm Rep. 2008; 57(RR-5): 1-30; quiz CE2-4.

IBGE, Censo Demográfico 2010.

Lang PO, Govind S, Aspinall R. Reversing T cell immunosenescence: why, who, and how. Age (Dordr) 2013 June; 35(3): 609-620.

Neto, VA. Imunizações. São Paulo: Segmento Farma; 2011.

Sivro A, Lajoie J, Kimani J, Jaoko W, Plummer FA, Fowke K, Ball TB. Age and menopause affect the expression of specific cytokines/chemokines in plasma and cervical lavage samples from female sex workers in Nairobi, Kenya. Immun Ageing. 2013;10:42.

Syrjänen K, Kulmala SM, Shabalova I et al. Epidemiological, clinical and viral determinants of the increased prevalence of high-risk human papillomavirus (HPV) infections in elderly women. Eur J Gynaecol Oncol. 2008;29(2):114-22

Trottier H, Ferreira S, Thomann P, Costa MC, Sobrinho JS, Prado JCM, Rohan TE, Villa LL, Franco EL. HPV infection and re-infection in adult women: the role of sexual activity and natural immunity Cancer Res. 2010 November 1; 70(21): 8569-8577.

Vigilância da Influenza no Brasil 2013. Disponível em: http://www.saude.rs.gov.br/.

Capítulo | 7 |

Papilomavírus Humano (HPV)

Nilma Antas Neves
Renato de Ávila Kfouri
Giselle Fachetti Machado
Susana Cristina Aidé Viviani Fialho

DADOS EPIDEMIOLÓGICOS RELEVANTES

A infecção pelo papilomavírus humano (HPV) é considerada, nos dias atuais, a doença sexualmente transmissível (DST) mais comum. A infecção causa patologias como os condilomas acuminados e o câncer de colo uterino e suas lesões precursoras. Através dos métodos moleculares, o HPV é detectado em > 99% dos casos de câncer de colo uterino. O HPV também está associado a outros cânceres genitais femininos, como vulva, vagina e ânus, além de cânceres de cabeça e pescoço, embora em menor percentual. Os tipos oncogênicos de HPV 16 e 18 são responsáveis por aproximadamente:

- 70% dos casos de câncer de colo uterino, adenocarcinoma *in situ* (AIS) e neoplasia intraepitelial cervical grau 3 (NIC3).
- 50% dos casos de neoplasia intraepitelial cervical grau 2 (NIC 2).
- 70% dos casos de câncer da vulva e da vagina relacionados ao HPV, neoplasia intraepitelial vulvar grau 2/3 (NIV 2/3) e neoplasia intraepitelial vaginal grau 2/3 (NIVA 2/3).
- 90% dos casos de câncer anal.
- 70% de neoplasia intraepitelial anal grau 2/3 (NIA 2/3).
- 60% dos casos de câncer de pênis.

Os tipos de HPV 6, 11, 16 e 18 causam aproximadamente:

- 35% a 50% de todos os casos de NIC 1, NIV 1 e NIVA 1.

Os tipos de HPV 6 e 11 causam cerca de:

- 90% dos casos de verruga genital e papilomatose respiratória recorrente.
- 9% a 12% dos casos de NIC 1.

O HPV tipo 16 causa aproximadamente:

- 90% dos carcinomas de células escamosas orofaríngeas.

Apesar de o HPV infectar o epitélio escamoso de ambos os sexos, as infecções no sexo masculino são, na maioria dos casos, assintomáticas, atuando como vetores da transmissão viral.

Câncer de colo uterino

O câncer de colo uterino configura-se como um importante problema de saúde pública; é a segunda causa mais comum de câncer em mulheres e a terceira causa de morte em todo o mundo, perdendo para os cânceres de mama e de pulmão. Segundo as estimativas mundiais, a cada ano, 530 mil mulheres desenvolvem o câncer de colo uterino e 275 mil morrem por essa neoplasia. As taxas de incidência e mortalidade divergem muito, estando relacionadas com o desenvolvimento socioeconômico de cada país e região. Nos países onde há programas de prevenção e rastreamento bem organizados, nota-se um impacto na redução da mortalidade por essa neoplasia, entretanto, 80% dos óbitos continuam ocorrendo nas regiões menos favorecidas economicamente, onde há falha no sistema de rastreio e o diagnóstico costuma ocorrer em estágios avançados da doença.

No Brasil, o câncer de colo uterino é hoje o segundo tipo de neoplasia mais frequente na população feminina, ocupando o primeiro lugar em alguns estados do Norte e Nordeste. No ano de 2014, de acordo com o INCA, estima-se terem ocorrido 15.590 casos novos, com uma incidência estimada de 15,33 casos para cada 100 mil mulheres. O principal fator de risco para o desenvolvimento de lesões intraepiteliais de alto grau (lesões precursoras do câncer de colo uterino) e do câncer de colo uterino é a infecção pelo papilomavírus humano (HPV). Contudo, a infecção por HPV, por si só, não representa uma causa suficiente para o surgimento da neoplasia, fazendo-se necessária a persistência dessa infecção.

Infecção pelo papilomavírus humano (HPV)

Estima-se que 70% a 80% das pessoas sexualmente ativas se infectem com um ou mais tipos virais ao longo de sua vida. O pico de infecção pelo HPV ocorre em torno dos 15 aos 25 anos, período da vida de maior atividade sexual. A multiplicidade de parceiros e o início precoce da atividade sexual são alguns dos fatores que aumentam a probabilidade da infecção. Estudos recentes revelam que a maioria das mulheres se infecta já nos primeiros anos de atividade sexual, com um crescente risco de infecção com o passar do tempo. Shew ML *et al.* demonstraram que 45% das adolescentes contraem o HPV antes mesmo do início da primeira relação sexual com penetração vaginal.

Por outro lado, recentemente tem se evidenciado um novo pico de infecção viral entre as mulheres em torno dos 45 anos de idade, justificado por fatores como drogas para tratamento da disfunção erétil, tratamentos estéticos e terapia de reposição hormonal para as mulheres.

Dados epidemiológicos demonstram que os homens também desenvolvem doenças causadas pelo HPV. O condiloma acuminado é a mais frequente manifestação clínica da infecção, mas também são registrados a papilomatose respiratória recorrente, o câncer anal, oral e peniano. Os Estados Unidos da América (EUA) têm registrado um aumento progressivo, nas últimas décadas, do número de casos de câncer em orofaringe e ânus em homens. A incidência das doenças induzidas pelo HPV é mais relevante em homens que fazem sexo com homens (HSH) e ainda maior naqueles infectados pelo vírus da imunodeficiência humana (HIV).

HISTÓRIA NATURAL DA INFECÇÃO/ DOENÇA

O HPV é um DNA-vírus de dupla fita pertencente à família Papilomaviridae. Já foram identificados mais de 100 genótipos, sendo que, pelo menos, 40 tipos infectam a genitália humana. Seu ciclo biológico está totalmente ligado ao das células epiteliais hospedeiras, em que a replicação viral acompanha a diferenciação e a maturação, sendo nas camadas superiores do epitélio que se encontram a maior atividade replicativa e a maior quantidade de partículas virais. Dos tipos que infectam a genitália humana, há uma divisão baseada na associação com o câncer: os de baixo risco, que causam lesões hiperproliferativas benignas, incluindo displasias leves (NIC 1), condiloma acuminado (verruga genital) e papilomatose de laringe, sendo os HPVs tipos 6 e 11 responsáveis por 90% das verrugas genitais e 12% das lesões NIC 1; os de alto risco (oncogênicos), que causam NIC 2/3, câncer e lesões precursoras, principalmente de colo uterino, mas também em vulva, vagina, pênis, ânus, orofaringe e laringe. Deste subgrupo, os tipos 16, 18, 31 e 45 são os mais comumente associados ao câncer de colo uterino. Os dois primeiros são responsáveis por 70% dos cânceres e 35% das lesões pré-cancerosas de baixo grau (NIC 1) de colo uterino e aproximadamente 80% dos casos de câncer de ânus. Os tipos 31 e 45 são responsáveis por aproximadamente 5% cada dos casos de câncer de colo uterino.

A transmissão se dá, na maioria das vezes, pelo contato entre superfícies de pele e/ou mucosa durante o ato sexual, com penetração viral por meio dos microtraumas. Muito raramente, pode ocorrer transmissão por compartilhamento de roupas íntimas, toalhas ou contato com material ginecológico

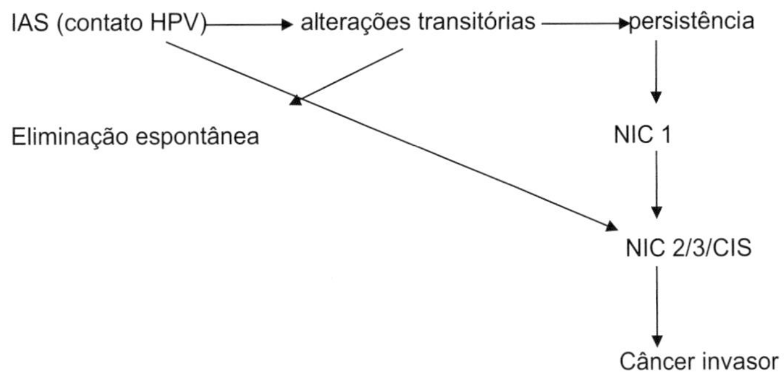

FIGURA 7.1. Esquema da história natural da infecção pelo HPV.

contaminado. Mesmo para aqueles que fazem uso de preservativo, a proteção não é garantida, pois o HPV do parceiro pode estar localizado em regiões inguinal, perineal ou perianal. Nesses casos, o preservativo não consegue evitar a infecção.

O condiloma acuminado representa uma das formas clínicas da infecção pelo HPV, sendo seu diagnóstico facilmente feito pelo exame físico das lesões. As lesões subclínicas em colo uterino são geralmente detectadas pelo exame de Papanicolaou (preventivo ou colpocitologia oncótica), que tem o papel de rastreio dessas lesões. Na presença de alterações citológicas, a mulher é encaminhada para a colposcopia que, por meio de reações biotinturiais, fornece a localização e o aspecto dessas alterações, para que se proceda à biópsia dirigida e à confirmação histopatológica da lesão. Já a forma latente do vírus é detectada apenas pelos métodos laboratoriais de biologia molecular (técnicas de hibridização *in situ*, reação em cadeia da polimerase - PCR ou captura híbrida), com a identificação do DNA viral.

Apesar de vários estudos demonstrarem que a contaminação pelo HPV é cada vez mais precoce, nos primeiros três a quatro anos após o início da atividade sexual, a progressão para o câncer pode levar décadas (pelo menos, 10 anos), o que justifica a faixa etária de maior ocorrência da neoplasia de colo uterino ser em mulheres após os 40 anos de idade.

Após a infecção pelo HPV, há um período de incubação variável de 3 meses a 1 ano. Aproximadamente 90% das mulheres contaminadas vão apresentar a forma latente ou subclínica da doença e, após algum tempo (6 meses a 2 anos), eliminarão o agente espontaneamente por meio de uma resposta local imune mediada por células, ao que se denomina de alterações transitórias. Quanto mais jovens, maior a chance de clareamento viral. Nas mulheres em que ocorre persistência do vírus (cerca de 10%), haverá maior risco de desenvolvimento das displasias e neoplasias, especialmente na presença dos tipos oncogênicos e de certos cofatores, como imunodeficiência, tabagismo e outros menos relevantes (Figura 7.1).

IMPORTÂNCIA DA VACINAÇÃO

A vacinação tem se demonstrado uma excelente ferramenta no controle e na prevenção de inúmeras doenças e de suas complicações. A vacina HPV é um grande avanço, visto que oferece prevenção primária contra o agente infeccioso, que é a principal causa de cânceres e lesões precursoras da genitália humana. A vacinação contra o HPV produz anticorpos capazes de inativar os tipos HPVs nela contidos. As vacinas HPV (bi e quadrivalente) previnem o câncer de colo uterino e suas lesões precursoras. Ambas também podem proteger contra outros cânceres relacionados com o vírus, porém somente a vacina quadrivalente tem os dados de aprovação em bula para a prevenção de cânceres e suas lesões precursoras em vagina, vulva e ânus. A quadrivalente também é recomendada para prevenção de verrugas genitais em ambos os sexos.

O maior potencial de benefício da vacinação contra o HPV encontra-se em países em desenvolvimento, como o Brasil, uma vez que na maioria deles não há programas estruturados e organizados de rastreamento (prevenção secundária), ficando muito aquém de um impacto epidemiológico na redução das doenças relacionadas ao vírus.

Nos países em que existem programas de triagem com coberturas elevadas, a vacinação contra o HPV reduzirá o número de mulheres que têm citologia anormal, diminuindo assim a necessidade de colposcopia e tratamento. Isso será bem-vindo, pois todas essas implicações estão associadas ao trauma psicológico, além de que o tratamento pode ocasionar efeitos adversos sobre a fertilidade futura. Embora a vacinação tenha se concentrado inicialmente em meninas adolescentes, a vacinação de mulheres maduras pode reduzir consideravelmente o ônus da doença neoplásica cervical.

DIFERENTES VACINAS HPV

As vacinas HPV são produzidas com tecnologia recombinante, preparadas com proteínas estruturalmente semelhantes à proteína L1 do HPV específico. Ambas as vacinas não contêm o DNA viral, portanto sem capacidade infectante. Também não contêm antibióticos ou agentes preservantes.

Existem duas vacinas com diferentes características aprovadas pelos órgãos regulatórios brasileiros (www.anvisa.gov.br), com as seguintes especificações:

- Vacina papilomavírus humano 16 e 18 (recombinante) (Glaxo Smith Kline - GSK)
  20 μg cada VLP-L1 de HPV 16-18
  500 μg Al(OH)3 + 50 μg MLP = AS04

- Vacina papilomavírus humano 6, 11, 16 e 18 (recombinante) (Merck Sharp Dohme - MSD)
  HPV 6 e 18: 20 μg / HPV 11 e 16: 40 μg
  225 μg Sulfato Hidroxifosfato de Alumínio

INDICAÇÕES

As vacinas HPV são profiláticas, conferindo proteção contra a infecção causada pelos tipos virais nela contidos. Os primeiros trabalhos publicados mostraram a eficácia da vacina HPV na proteção de verrugas genitais e NIC, consequentemente para câncer de colo uterino em mulheres entre 9 e 26 anos de idade. No entanto, várias publicações foram surgindo ao longo dos últimos 10 anos, demonstrando a eficácia da vacina HPV para neoplasias intraepiteliais e câncer em outros sítios, além do de colo uterino. Mais recentemente, também houve mudança na faixa etária aprovada para a vacinação além de 26 anos de idade, assim como alteração do esquema de doses que devem ser aplicadas para as adolescentes entre 9 e 13 anos de idade.

Indicações contra condições causadas pelos tipos virais contidos nas vacinas, de acordo com as respectivas bulas no Brasil:

Vacina papilomavírus humano 16 e 18 (recombinante)

- Infecções incidentes e persistentes, anormalidades citológicas, NIC1, NIC2, NIC3 causadas por papilomavírus humano oncogênico tipos 16 e/ou 18.
- Infecções incidentes e persistentes causadas por papilomavírus humano oncogênico tipos 31 e/ou 45.

Vacina quadrivalente recombinante contra papilomavírus humano (tipos 6, 11, 16 e 18)

Para meninas e mulheres:

- Infecção por HPV.
- Câncer de colo uterino, da vulva e da vagina.
- Adenocarcinoma de colo uterino *in situ* (AIS).
- Neoplasias intraepiteliais cervicais (NIC1, NIC2 e NIC3).
- Neoplasias intraepiteliais vulvares (NIV1, NIV2 e NIV3).
- Neoplasias intraepiteliais vaginais (NIVA1, NIVA2 e NIVA3).
- Verrugas genitais (condiloma acuminado).
- Neoplasias intraepiteliais anais (NIA1, NIA2, NIA3).

Para meninos e homens:

- Câncer de ânus.
- Verrugas genitais (condiloma acuminado).
- Neoplasias intraepiteliais anais (NIA1, NIA2, NIA3).

Embora as indicações em bula da vacina papilomavírus humano 16 e 18 (recombinante) sejam mais restritas, temos que considerar o racional teórico de que, havendo proteção contra os HPV 16 e 18, à semelhança da proteção conferida pela vacina quadrivalente, espera-se, com a vacina bivalente, a mesma proteção para câncer de colo uterino, lesões precursoras e câncer de vulva, vagina e ânus causados pelos HPV 16 e 18.

Indicações relacionadas às idades

Vacina papilomavírus humano 16 e 18 (recombinante)

A vacina bivalente está aprovada no Brasil para meninas e mulheres a partir de nove anos de idade, sem limite superior de idade.

Essa aprovação levou em consideração estudos que avaliaram a imunogenicidade, eficácia e segurança da vacina em mulheres entre 15 e 55 anos de idade.

Schwarz *et al.* realizaram um estudo multicêntrico, fase III, com mulheres entre 26 e 55 anos e observaram soroconversão em todas elas, com decréscimo dos títulos geométricos de anticorpos com o passar do tempo, relacionado com a idade da vacinação, porém os valores absolutos foram elevados em todos os grupos. Também demonstraram que a incidência de efeitos adversos significantes foi similar em todas as idades.

Os principais dados de eficácia em mulheres entre 25 e 45 anos foram apresentados primeiramente durante a Conferência Internacional de HPV, em Berlim (2011), com os seguintes resultados: elevada eficácia contra NIC1 ou mais para HPV 16 e 18, evidências de proteção cruzada contra infecção persistente por seis meses por HPV 31 e 45.

Vacina quadrivalente recombinante contra papilomavírus humano (tipos 6, 11, 16 e 18)

Está aprovada em bula no Brasil para meninas e mulheres de 9 a 45 anos de idade e para meninos e homens de 9 a 26 anos de idade. Vários estudos avaliaram imunogenicidade, eficácia e segurança em mulheres entre 24 e 45 anos de idade. Quase todas as mulheres soroconverteram para os quatro tipos de HPV contidos na vacina, observando-se leve tendência à menor resposta imune nas mulheres com mais idade. Não foram relatados eventos adversos graves relacionados à vacina. Dados de proteção em longo prazo, após seguimento de oito anos, foram apresentados recentemente, confirmando a manutenção da eficácia em mulheres colombianas, sem casos adicionais de NIC e verrugas genitais.

VACINAÇÃO DA MULHER MADURA

A vacinação de mulheres acima de 25 anos de idade está indicada, sendo que o principal objetivo é a prevenção da aquisição de uma nova infecção por HPV. As mulheres maduras continuam expostas à infecção ao longo da vida, por novos parceiros ou pelo mesmo parceiro com uma nova infecção. A utilização crescente da terapia de reposição hormonal no climatério e o uso de testosterona ou drogas para combater a disfunção erétil têm facilitado o novo comportamento sexual das mulheres e homens em faixas etárias mais avançadas. Mesmo que a mulher esteja infectada por um tipo de HPV ou tenha história prévia de infecção, ela se beneficiará com a vacinação, pois se protegerá contra os tipos virais contidos na vacina que ainda não a infectou. Ressalte-se que um teste DNA positivo para HPV não é contraindicação para a vacinação.

O benefício da vacinação em mulheres acima de 25 anos deve-se também à proteção contra reinfecção pelo mesmo tipo viral. A hipótese consiste na detecção de baixos níveis de anticorpos anos após a infecção natural, que não seriam mais protetores contra uma reinfecção pelo mesmo tipo de HPV. Além disso, sabe-se que ocorre uma redução gradual da função imune a partir da puberdade, com diminuição da capacidade do sistema imune na resposta inata ou adaptativa relacionada a novas infecções, ou até mesmo a infecções preexistentes.

Vacinação das mulheres já infectadas ou com lesão atual ou prévia por HPV

Embora o objetivo primário e principal da vacinação contra HPV seja profilático, ou seja, prevenir que a mulher se infecte pelo HPV, estudos mostram o papel das vacinas na redução das recidivas após o tratamento das lesões.

Kang *et al.* estudaram mulheres entre 20 e 45 anos, após tratamento das lesões NIC2/3 com exérese da zona de transformação com LEEP/CAF (exérese eletrocirúrgica com alça), e observaram que o grupo de mulheres que foram vacinadas com a vacina quadrivalente apresentou menos recidivas de lesões pelos HPV 16 e 18 do que o grupo não vacinado (2,5% e 8,5%).

O estudo realizado por Garland *et al.*, avaliando a taxa de incidência de NIC 2 ou mais após terapia cervical na coorte TVC do estudo PATRICIA com a vacina bivalente, independente do tipo de HPV, demonstrou eficácia vacinal contra NIC 2 ou mais de 88,2% (14,8-99,7).

O racional teórico para explicar esse papel na redução das recidivas baseia-se no bloqueio da infecção de novas células epiteliais pelos elevados níveis de anticorpos produzidos após a vacinação.

Após o HPV invadir o epitélio, aloja-se nas camadas basais e penetra no núcleo na forma epissomal. À medida que a célula amadurece, as partículas virais se formam nas camadas mais superficiais do epitélio e, quando liberadas, poderão infectar outras células basais adjacentes. Em mulheres imunizadas, os anticorpos gerados pela vacinação evitam a reinfecção, ou seja, impedem a entrada do HPV em novas células.

Apesar de a vacina HPV reduzir recorrências, ela não é efetiva em prevenir todas elas, pois a presença de células residuais com DNA-HPV integrado, ou de áreas já alteradas e que não foram diagnosticadas previamente, impede a ação da vacina.

O tratamento com remoção das células com DNA de HPV integrado é essencial para a cura de lesões instaladas.

Vacinação de mulheres HIV positivas

Embora os jovens tenham conhecimento sobre a necessidade de prevenção da AIDS e outras DSTs, existe uma tendência de crescimento das taxas de infecção no Brasil. O processo oncogênico desencadeado pela infecção pelo HPV ocorre mediante determinadas condições facilitadoras, sendo que uma delas poderá ser justamente o HIV. Pacientes HIV positivos têm maior prevalência de HPV e maior risco de manter infecção persistente, podendo evoluir para neoplasias intraepiteliais e câncer.

ESQUEMAS DE VACINAÇÃO

Esquemas de bula

Vacina papilomavírus humano 16 e 18 (recombinante)

O esquema de vacinação primário consiste em três doses (0, 1 e 6 meses), ou seja, a segunda dose deve ser feita 1 mês e a terceira dose 6 meses após a primeira dose. Se for necessário flexibilizar o esquema, a segunda dose pode ser administrada entre 1 mês e 2,5 meses após a primeira, e a terceira dose entre 5 e 12 meses após a primeira. Ainda é desconhecido se haverá necessidade de doses de reforço em longo prazo, porém os estudos de seguimento e efetividade indicam proteção por, pelo menos, 9,4 anos. A vacina é administrada por injeção intramuscular na região deltoide.

Vacina quadrivalente recombinante contra papilomavírus humano (tipos 6, 11, 16 e 18)

O esquema de vacinação primário consiste em três doses (0, 2 e 6 meses), ou seja, a segunda dose deve ser feita 2 meses e a terceira dose 6 meses após a primeira dose. Se for necessário flexibilizar o esquema, a segunda dose pode ser feita, no mínimo, um mês após a primeira, a terceira dose, no mínimo, 3 meses após a segunda dose. Ainda é desconhecido se haverá necessidade de doses de reforço em longo prazo, porém os estudos de efetividade indicam duração de proteção de, pelo menos, 9 anos. A vacina é administrada por injeção intramuscular na região deltoide.

Esquemas alternativos

O esquema alternativo de duas doses com a vacina papilomavírus humano 6, 11, 16 e 18 (recombinante) tem sido utilizado por alguns países, exclusivamente para a faixa etária entre 9 e 13 anos. Esse esquema é baseado em estudos de imunogenicidade, que demonstraram a não inferioridade dos níveis de anticorpos do grupo de meninas entre 9 e 13 anos que receberam duas doses, quando comparados com os títulos no grupo de mulheres entre 16 e 26 anos que receberam três doses.

A duração da proteção do esquema com duas doses da vacina papilomavírus humano 6, 11, 16 e 18 (recombinante) ainda não foi estabelecida, e estudos de seguimento são necessários para sua avaliação.

A Organização Pan-americana de Saúde (OPAS) apresentou o esquema vacinal estendido (0, 6 e 60 meses), que foi adotado pelo Programa Nacional de Imunizações (PNI) do Brasil e de outros países, como uma das opções para vacinação pública em larga escala de meninas na faixa etária de 9 a 13 anos. A Organização Mundial da Saúde (OMS) endossa o uso do esquema de duas doses com intervalo mínimo de seis meses entre elas para programas públicos de imunização em adolescentes < 15 anos. Apesar de não existir intervalo máximo entre as doses, sugere-se que ele não seja superior a 12-15 meses. Se o intervalo for menor que 5 meses, uma terceira dose deve ser administrada, pelo menos, 6 meses após a primeira dose. O esquema de três doses (0, 1-2 e 6 meses) é recomendado para indivíduos ≥ 15 anos e para aqueles que são imunocomprometidos e/ou infectados pelo vírus HIV.

Vários países, como África do Sul, Canadá, Chile, Colômbia, Equador, El Salvador, Guatemala, México, Nicarágua, Reino Unido, Peru e Suíça, adotaram esquemas vacinais alternativos de duas ou três doses estendidos dentro de seus programas nacionais de imunizações para jovens de 9 a 13 anos.

A vacina papilomavírus humano 16 e 18 (recombinante) também vem sendo analisada sob o ponto de vista de esquema de duas doses. Foi demonstrada a não inferioridade nos níveis médios de anticorpos entre os grupos comparados: meninas entre 9 e 14 anos com duas doses e mulheres entre 15 e 25 anos com três doses.

A Organização Mundial da Saúde recomenda o esquema de duas doses para ambas as vacinas (bi e quadrivalente), com o intervalo mínimo de 6 meses entre as doses, podendo ser indicado para meninas entre 9 e 15 anos de idade. Não existe uma recomendação máxima para o intervalo entre as doses, mas é sugerido que o intervalo não seja maior do que 12 a 15 meses, com o objetivo de se vacinar antes do início da atividade sexual. Se o intervalo entre as doses for menor que 5 meses, uma terceira dose deve ser administrada, pelo menos, 6 meses após a primeira dose.

O esquema de três doses é recomendado para meninas acima de 15 anos de idade e para as imunocomprometidas.

CONTRAINDICAÇÕES E PRECAUÇÕES

As contraindicações para uso das vacinas contra HPV são hipersensibilidade aos princípios ativos ou a qualquer dos excipientes da vacina. Contraindicada na gestação (categoria B de risco na gravidez).

Não foram realizados estudos específicos de vacinação em gestantes, mas aquelas que foram inadvertidamente vacinadas durante os ensaios clínicos foram acompanhadas, e não foram determinados efeitos deletérios ao feto ou à gestação, no entanto os dados obtidos são insuficientes para recomendar o uso rotineiro da vacina durante a gestação. Estudos em animais não indicaram a existência de efeitos nocivos diretos ou indiretos com relação a fertilidade, gravidez, desenvolvimento embrionário fetal, parto ou desenvolvimento pós-natal. A vacinação deve ser adiada até que a gravidez termine. Caso a mulher já tenha sido vacinada com uma ou duas doses, a(s) dose(s) para completar o esquema vacinal deve(m) ser administrada(s) após o final da gestação.

A administração da vacina papilomavírus humano 16 e 18 (recombinante) não é recomendada em bula para as nutrizes, mas o médico assistente pode avaliar as vantagens sob os riscos teóricos e indicar a vacinação. A vacina quadrivalente recombinante contra papilomavírus humano (6, 11, 16, 18) é liberada em bula para uso durante a lactação. Durante os estudos clínicos com essa vacina, as taxas de efeitos adversos na mãe ou na criança lactente foram semelhantes entre o grupo vacinado e o grupo placebo. Além disso, a imunogenicidade da vacina foi equivalente entre as nutrizes e as mulheres que não amamentaram durante a vacinação.

Antes da vacinação, é necessária uma avaliação do histórico de vacinações prévias. Nos casos de eventos adversos graves em doses anteriores da vacina HPV, o esquema deve ser interrompido e deve-se realizar adequada investigação do episódio. Adiar a vacinação nos casos de doença febril aguda grave.

A vacina deve ser administrada com precaução em meninas com trombocitopenia ou qualquer distúrbio de coagulação, pelo risco de ocorrer sangramento ou hematoma no sítio de aplicação.

Alerta-se para que atendimento médico e material adequado estejam disponíveis para o caso de uma reação anafilática, que é rara, mas pode ocorrer após administração de qualquer vacina. Também é possível ocorrerem desmaios, como resposta psicogênica à injeção com agulha, principalmente em adolescentes.

A administração concomitante da vacina HPV com outras vacinas pode ser realizada, preferencialmente em braços diferentes. Estudos com a vacina papilomavírus humano 16 e 18 (recombinante) demonstram segurança e não interferência na resposta imune com as seguintes vacinas: vacina adsorvida difteria, tétano e coqueluche (dTpa), vacina combinada com pólio inativada (dTpa-IPV), vacina hepatite A, vacina hepatite B. Os estudos clínicos com a vacina quadrivalente recombinante contra papilomavírus humano (tipos 6, 11, 16 e 18) e outras vacinas mostraram segurança para uso concomitante com: hepatite B, vacina adsorvida difteria, tétano e coqueluche (dTpa) e meningocócica C e ACWY. Os estudos concluíram que não existe inferioridade da resposta imune quando a vacina é coadministrada com outras vacinas e que não há aumento significante da reatogenicidade.

IMUNOGENICIDADE, EFICÁCIA E SEGURANÇA DA VACINA HPV

O desenvolvimento de vacinas segue os mesmos passos daquele de drogas e outros agentes biológicos. Recentemente, esse processo passou a ser extremamente complexo em função da alta tecnologia atualmente disponível e do aumento das exigências regulatórias. O espetacular avanço obtido com os programas de imunização gerou importante redução da notificação de doenças imunopreveníveis, permitindo que novos desafios de excelência fossem traçados. Os eventos adversos, especialmente os mais graves, ainda que raros, constituem-se nos novos limites a serem vencidos.

Diante desse contexto, os procedimentos de registro de novos imunobiológicos tornaram-se ainda mais rigorosos, havendo necessidade de documentação minuciosa, incluindo informações sobre qualificação do pessoal envolvido na produção e no controle de qualidade, dados e evidências laboratoriais, condições de produção, além dos estudos pré-clínicos e clínicos.

Entre os estudos exigidos pelos órgãos públicos, os de eficácia, segurança e imunogenicidade são capitais. Inicialmente, os estudos de fase 1 analisam segurança e a resposta imune em um pequeno número de sujeitos seguidos de perto. Os estudos de fase 2 são voltados para estabelecimento de doses e posologia, incluindo centenas de sujeitos. Os testes de fase 3 recrutam milhares de indivíduos e oferecem dados críticos de eficácia e segurança. Após a comercialização, a monitorização de dados permanece rigorosa, e eventos adversos e resultados populacionais são catalogados no que se denominam estudos de fase 4.

Dessa forma, quando uma vacina é liberada para utilização, já existem dados sólidos que embasaram tal licença. Apresentaremos esses dados iniciais relativos às duas vacinas disponíveis no mercado para prevenção da infecção por HPV. Elencaremos alguns dados mais recentes que consideramos de maior relevância por sua originalidade.

Imunogenicidade

Os estudos de imunogenicidade são importantes, pois oferecem dados para inferências relativas à amplitude das respostas e do potencial de proteção em longo prazo. Permitem, ao mesmo tempo, análises de grupos nos quais a eficácia da vacina não pode ser medida imediatamente por meio de dados clínicos, como nas crianças, que apenas mais tarde, possivelmente na adolescência, poderão exprimir o grau de eficácia de uma vacina HPV.

Independentemente do tipo de ensaio utilizado para medir os níveis de anticorpos anti-HPV, estudos demonstraram resposta robusta, consistente e duradoura para os tipos vacinais. As taxas de soroconversão aproximam-se de 100% para cada um dos tipos virais de ambas as vacinas.

Imunogenicidade induzida pela vacina quadrivalente recombinante contra o papilomavírus humano (tipos 6, 11,16 e 18)

A imunogenicidade da vacina quadrivalente recombinante contra o papilomavírus humano (tipos 6, 11,16 e 18), que no decorrer do texto será citada apenas como vacina quadrivalente, foi estudada em 8.915 mulheres com 18 a 26 anos de idade e 3.400 adolescentes dos sexos masculino e feminino de 9 a 17 anos.

Foram quantificados anticorpos contra epítopos neutralizantes, tipo-específicos, os quais estão correlacionados à capacidade de neutralizar os vírions de HPV vivos. Não existem dados que permitam o estabelecimento de níveis mínimos efetivos de anticorpos para proteção contra a doença clínica (correlatos de proteção), já que apenas foram estudadas pacientes sem contato prévio com os tipos de HPVs incluídos na vacina.

Nos estudos clínicos iniciais, entre 99,6% e 99,8% dos voluntários vacinados tornaram-se soropositivos para anticorpos específicos contra os quatro tipos de HPVs visados, antes de 1 mês após a terceira dose. Foram observados picos de títulos geométricos médios (GMTs) de anticorpos anti-HPV no 7º mês. Os GMTs diminuíram até o 24º mês e depois se estabilizaram até pelo menos o 60º mês.

A média geométrica dos títulos (GMTs) de anti-HPV um mês após a terceira dose foi alta em todos os grupos etários testados, sendo bem mais altos do que os encontrados em mulheres não vacinadas com evidências de resolução espontânea da infecção natural.

No geral, 97,6% a 100% dos participantes tornaram-se soropositivos para anti-HPV 6, 11, 16, 18 até um mês após a segunda dose, o que indica que a eficácia protetora da vacina se inicia ainda durante o período de administração das suas três doses.

Estudo clínico comparando as respostas de anti-HPVs em meninos e meninas de 10 a 15 anos de idade às respostas de jovens de 16 a 23 anos mostraram respostas de anti-HPVs, tanto nas meninas quanto nos meninos, superiores às observadas no grupo de 16 a 23 anos.

A aplicação de uma dose de reforço da vacina quadrivalente após 5 anos do esquema inicial completo permitiu a avaliação da capacidade de indução de memória imunológica à vacina quadrivalente. A resposta anamnéstica obtida foi rápida e forte, excedendo os GMTs anti-HPV observados 1 mês após a terceira dose. Uma semana após a dose de reforço, entre 87,2% e 95,2% das participantes apresentaram GMTs anti-HPV mais altos que os detectados no 60º mês.

A imunogenicidade e a segurança da vacina quadrivalente e da vacina recombinante contra hepatite B não foram alteradas por sua coadmnistração conforme estudo randômico realizado com 1.871 mulheres.

Recentemente, Soybilgic demonstrou 94% de soroconversão para os quatro tipos de HPV em 27 pacientes portadoras de lúpus eritematoso sistêmico vacinadas com a vacina quadrivalente. Essas pacientes apresentaram ainda redução no índice de atividade sistêmica da doença, de 6,14 para 4,49 no mês 7 pós-vacinação.

Imunogenicidade induzida pela vacina contra papilomavírus humano oncogênico 16 e 18 recombinante (bivalente)

A imunogenicidade induzida pelas três doses da vacina contra HPV oncogênico 16 e 18 recombinante com adjuvante AS04, a seguir denominada de vacina bivalente, foi avaliada em 5.303 mulheres com idade entre 10 e 55 anos. A resposta de anticorpos ao HPV-16 e HPV-18 foi avaliada usando-se um tipo específico de ELISA, que se correlaciona fortemente com ensaios de neutralização.

Em estudos clínicos, 99,9% das pacientes inicialmente soronegativas apresentaram soroconversão aos subtipos 16 e 18 de HPV um mês após a terceira dose. A média geométrica dos títulos (GMT) de IgG induzidos pela vacina esteve bem acima dos títulos observados em mulheres infectadas mas que se curaram da infecção pelo HPV (infecção natural).

Estudo clínico em mulheres com idade entre 26 e 55 anos demonstrou que todas as pacientes se tornaram soropositivas para os subtipos 16 e 18 do

HPV após a terceira dose, no mês 7. Entre jovens de 15 a 25 anos, os títulos de GMTs no mês 7 foram, pelo menos, o dobro dos encontrados nas mulheres de 26 a 55 anos.

Os dois grupos mantiveram títulos de GMTs maiores do que o platô encontrado no acompanhamento de 64 meses, sendo que nas mais jovens esses títulos foram, no mínimo, 11 vezes maiores do que aqueles observados em mulheres previamente infectadas, que se curaram da infecção pelo HPV (infecção natural).

Eficácia das vacinas HPV

O câncer de colo uterino invasor não pode ser usado como parâmetro final para os estudos de eficácia das vacinas contra HPV por conta da importância da ação terapêutica em nível de prevenção secundária. Portanto, os precursores imediatos do câncer de colo uterino, NIC 2, NIC 3 e o AIS (adenocarcinoma *in situ*), são os parâmetros finais mais adequados para demonstrar a capacidade de as vacinas HPV prevenirem o câncer invasor de colo uterino. Na vulva e na vagina, as NIVs 2/3 e as NIVas 2/3 são os precursores imediatos da moléstia invasora e, assim, os parâmetros finais válidos para essa topografia.

A comparação da redução absoluta dos índices de doença pode ser bastante inexata quando consideramos diferentes estudos, já que os resultados não se relacionam apenas à eficácia, por si só, de cada imunobiológico. É fator igualmente importante o grau de suscetibilidade de cada grupo, que varia conforme a atividade sexual, a possível imunidade preexistente e conforme diversas outras variáveis heterogeneamente presentes em cada grupo. Assim, nem índices de eficácia, nem índices de redução de doença podem ser considerados como formas exatas de medir o desempenho de uma vacina.

Não houve detecção de redução de doença pré-neoplásica no primeiro ano de seguimento das mulheres vacinadas. Tal fato decorre de serem necessários muitos meses para o desenvolvimento de neoplasias, especialmente o NIC 3. Um evento passível de detecção precoce é a redução da incidência de verrugas genitais, em função de sua alta frequência e de seu curto período de progressão.

Eficácia da vacina quadrivalente

A eficácia da vacina quadrivalente foi avaliada em quatro estudos clínicos fases 2 e 3, controlados com placebo, duplo-cegos e randômicos.

O primeiro estudo fase 2 avaliou o componente HPV 16 da vacina quadrivalente, e o segundo estudo avaliou a resposta a todas as VLPs contidas nesse mesmo imunobiológico. Os estudos fase 3 avaliaram a vacina quadrivalente em 5.442 e 12.157 mulheres. Juntos, esses estudos avaliaram 20.541 mulheres de 16 a 26 anos de idade na admissão. A duração mediana do acompanhamento foi de 2,9 a 3,9 anos, conforme o protocolo.

Na admissão, 73% das mulheres nunca haviam sido expostas a nenhum dos quatro tipos de HPV da vacina, e todas receberam a vacina quadrivalente ou placebo. As doses subsequentes foram aplicadas com 2 e 6 meses. A vacina quadrivalente foi altamente eficaz na redução da incidência de casos de câncer de colo uterino, vulvar e vaginal, NICs, AIS, câncer de colo uterino não invasivo (NIC 3 e AIS) e lesões genitais externas (inclusive condiloma acuminado), NIVs e NIVas causados pelos tipos 6, 11, 16, e 18 de HPV.

A eficácia profilática geral contra doença genital e cervical relacionada aos HPVs 6, 11, 16 e 18 em extensão de estudo fase 2, que incluiu dados até o mês 60, foi de 100% (95% CI: 12,3%, 100,0%) entre as mulheres virgens aos HPVs relevantes. As taxas de redução de NIC 3 foram consistentemente altas em todos os diferentes grupos de estudo, variando entre 0,2 e 0,3 por 100 mulheres-ano.

Eficácia superior a 95% foi constatada contra NIVs 2/3, NIVas 2/3 e verrugas genitais relacionadas aos tipos virais vacinais no grupo de pacientes inicialmente virgens a esses tipos de HPVs. As taxas de redução de verrugas genitais foram particularmente altas em todos os grupos estudados (0,8 por 100 mulheres-ano), mostrando a predominância dos tipos virais 6, 11, 16 e 18 como causa dessas lesões.

Não existem evidências de que a vacina quadrivalente ofereça proteção contra doença HPV induzida por aqueles tipos virais que os indivíduos já adquiriram antes da vacinação, portanto, trata-se de uma vacina apenas, e tão somente, profilática. Como esperado, a eficácia foi consideravelmente menor no grupo vacinado independentemente do *status* de DNA viral e sorologia anti-HPV iniciais: 45,1%. As participantes que já estavam infectadas por um ou mais tipos de HPVs contidos na vacina quadrivalente (6, 11, 16 e 18) antes da vacinação foram protegidas contra a doença clínica causada pelos demais tipos de HPVs a que não haviam sido expostas.

A eficácia de proteção cruzada da vacina quadrivalente foi avaliada no banco de dados combinados dos dois estudos de fase 3 (N = 17.599). Quando consideramos apenas uma população negativa para os 14 tipos de HPVs testados, a vacina quadrivalente reduziu a incidência de NICs ou AIS em 45,0% para os tipos 31/45 de HPV; 33,1% para os tipos 31/33/45/52/58 de HPV; 38,0% para os tipos 31/33/52/58 de HPV; 41,1% para o tipo 56 de HPV; e 43,3% para o tipo 59 de HPV. Não houve evidência clara de eficácia para o tipo 45.

A vacina quadrivalente reduziu a proporção de mulheres que apresentaram anormalidades sugestivas de NIC no exame de Papanicolaou e foi capaz de reduzir o número de biópsias e de procedimentos terapêuticos cervicais definitivos em todos os grupos estudados.

Os estudos em mulheres maduras, entre 24 e 45 anos, confirmam que as mulheres que não foram expostas aos vírus vacinais podem se beneficiar com a imunização, sendo que a eficácia geral contra infecção persistente por 6 meses, NIC ou qualquer grau de lesões genitais externas relacionadas aos tipos vacinais foi de 88,7%.

A proteção em homens foi de 90,4% contra lesões genitais externas relacionadas aos HPVs 6, 11, 16 e 18 entre aqueles sem contato prévio com esses tipos virais e de 65,5% no grupo em que não se considerou o status de DNA HPV ou sorologia prévia. A eficácia na prevenção de $AIN2^+$ em uma população de 602 homens que tiveram contato sexual com outros homens portadores de infecção anal por HPV ou AIN foi de 74,9% e de 94,9% contra a infecção persistente pelos tipos virais contidos na vacina, nesse mesmo grupo de homens.

Eficácia da vacina bivalente

A eficácia da vacina bivalente foi avaliada em dois estudos clínicos controlados, duplo-cegos, randomizados de fases 2 e 3 que incluíram um total de 19.778 mulheres com idade entre 15 e 25 anos.

Os critérios de inclusão foram: negatividade para o DNA de subtipos oncogênicos de HPV (HPV 16, 18, 31, 33, 35, 39, 45, 51, 52, 56, 58, 59, 66 e 68) em amostras cervicais, soronegatividade para anticorpos contra o HPV16 e o HPV 18 e citologia normal. Essas características são representativas de uma população que não deve ter sido exposta a subtipos oncogênicos de HPV antes da vacinação ("população não exposta").

A eficácia contra NIC 3 induzido por HPVs 16 e 18 nas pacientes virgens a esses tipos virais foi de 100% . O índice de redução de NIC 3 nos dois grupos estudados foi de 0,13 por 100 mulheres-ano. Houve 93,2% de eficácia contra NIC 3, induzido por qualquer tipo viral, no grupo inicialmente virgem aos HPVs 16 e 18.

A proteção contra infecção persistente por HPVs 16/18 após 1 ano foi de 92,4% nas virgens de contato com esses tipos e de 57,5% no grupo total vacinado.

A eficácia contra alterações citológicas por HPV 16/18 foi de 96,4%. A eficácia contra infecções persistentes pelo HPV 16/18 foi de 97,9% e 95,9% nos meses 6 e 12, respectivamente.

Nesse estudo, as mulheres foram acompanhadas quanto à eficácia por, pelo menos, 64 meses após a primeira dose. Apesar da evidência de exposições contínuas a infecções pelo HPV no grupo controle, houve redução da proteção nas mulheres vacinadas.

A eficácia contra alterações citológicas provocadas pelo HPV 16/18 foi de 82,2%. Em 51% dos casos de ASC-US (células atípicas de significado indeterminado, não sugerindo neoplasia), o início da infecção se deu antes do término de todo o esquema de vacinação. A eficácia contra anormalidades citológicas por HPV 16 e HPV 18 foi de 81,8% e 87,7%, respectivamente.

Na população "não exposta", a eficácia da vacina contra infecções incidentes foi de 53,5% para o subtipo 31 do HPV e de 88% para o subtipo 45 do HPV. Esses dados indicam que a vacina contra HPV oncogênico induz proteção contra outros subtipos oncogênicos de HPV além do HPV 16 e HPV 18.

Os dados de Skinner *et al.*, que avaliaram a vacina bivalente em mulheres adultas entre 25 e 45 anos de idade, mostram que a eficácia combinada da vacinação nessa faixa etária foi de 81,1% para infecção persistente e lesão NIC 1 ou maior causadas por HPV 16-18. Os eventos adversos foram semelhantes aos das faixas etárias mais jovens.

Segurança

As vacinas HPV são consideradas seguras e estão liberadas em muitos países do mundo. No entanto, o tema segurança sempre merece atenção das agências de saúde mesmo após a comercialização. O Comitê da Organização Mundial da Saúde (WHO Global Advisory Committee for Vaccine Safety - GACVS) faz revisões periódicas e regulares para avaliar as evidências de segurança das vacinas. Até o momento, a OMS se posiciona favorável às vacinas HPV, por serem consideradas seguras, baseadas nos estudos clínicos pré-aprovação e na farmacovigilância após a comercialização. Não existem evidências científicas que permitam estabelecer uma relação direta e causal entre a vacina e eventuais eventos adversos graves.

A ocorrência de um evento adverso após imunização não prova que a vacina provocou os sinais e sintomas. A associação de um evento adverso com o momento da administração de uma vacina, comumente, ocorre ao acaso (associação temporal). A verdadeira associação causal requer que o evento ocorra em uma taxa significativamente maior nos indivíduos vacinados do que em grupos não vacinados em populações semelhantes.

Após a vacinação com qualquer vacina podem ocorrer eventos adversos que devem ser notificados por meio do Sistema de Notificações em Vigilância Sanitária (NOTIVISA), disponível em www.anvisa.gov.br/serviços/form/farmaco/index_usu.htm Os eventos adversos graves devem ser imediatamente investigados quanto à sua associação de causa e efeito com a vacina, e as autoridades responsáveis tomarão as decisões cabíveis para cada caso. No entanto, não se deve antecipar a suspensão do esquema de vacinação sem a devida orientação médica, porque, na maioria das vezes, a ocorrência desses eventos tem associação temporal com a vacinação, e não causal. Não completar o esquema vacinal comprometerá a eficácia vacinal e sua proteção.

Os eventos adversos mais frequentemente observados após a vacinação são os locais: dor, inchaço e vermelhidão no local da injeção, geralmente leves e transitórios. Outras reações que podem ocorrer comumente são: cefaleia, mialgia e fadiga. Reações menos frequentes: náuseas, vômitos, diarreia, dor abdominal, prurido, *rash*, artralgia e febre. Reações incomuns: infecção do trato respiratório superior, tontura, linfadenopatia e reações locais intensas. Reações raras observadas após comercialização: reações anafiláticas e anafilactoides, angioedema e síncope com movimentos tonicoclônicos após a injeção.

Após a administração da vacina HPV tem sido observada a ocorrência de desmaios atribuídos à síndrome vasovagal ou reação vasopressora, que são mais frequentes em adolescentes e adultas jovens. Dessa forma, recomenda-se que adolescentes permaneçam sentadas em observação por cerca de 15 minutos após receberem a vacina HPV, a fim de reduzir o risco de quedas e permitir pronta intervenção, caso ocorra a síncope.

A Austrália foi o primeiro país a colocar a vacinação contra HPV no seu sistema público, em maio de 2007, utilizando a vacina quadrivalente. Naquele país foram descritos casos de adolescentes que apresentaram tontura, palpitação, síncope, fraqueza e afasia. Todos esses casos foram investigados e ficaram determinados como resultantes de uma resposta psicogênica à vacinação. No Brasil, o Ministério da Saúde implantou a vacina quadrivalente em março de 2014, por meio do PNI, e ocorreram alguns casos de adolescentes que apresentaram síncope, cefaleia e dificuldade de locomoção após a segunda dose da vacina. Todos foram investigados, e o resultado também foi de reação psicogênica à vacinação. As inúmeras notícias das mais variadas fontes e as informações negativas de grupos antivacinas, sem a devida confirmação da associação de causa e efeito, prejudicaram muito a cobertura vacinal ideal no Brasil. As adolescentes que não tomaram a segunda dose da vacina não estão devidamente protegidas contra o HPV.

Os eventos adversos sistêmicos dos grupos de pesquisa foram monitorados por 30 dias após a vacinação, e não foram observadas diferenças entre os grupos vacinados e os grupos controles em relação ao surgimento de doença crônica, como doença autoimune. Uma revisão após a comercialização da vacina bivalente, relacionada aos dados de segurança por 4 anos, não demonstrou associação de doença autoimune após vacinação. As incidências observadas para paralisia de Bell e síndrome de Guillain-Barré foram dentro da expectativa esperada da população em geral.

VACINAÇÃO EM SITUAÇÕES ESPECIAIS

Pacientes HIV positivos

Estudos apontam que o câncer cervical tem cinco vezes mais probabilidade de se desenvolver em mulheres HIV positivas do que na população geral.

Mulheres HIV positivas são mais propensas a ter infecção persistente, e a imunodepressão foi associada a maior persistência do vírus. As lesões associadas ao HPV entre as mulheres HIV positivas imunossuprimidas são relativamente maiores em tamanho e número e são mais propensas a recidivarem após o tratamento

A vacinação de pessoas HIV positivas com a vacina HPV é recomendada pela OMS e pelo Comitê Consultivo em Práticas de Imunização (ACIP) do Centro de Controle e Prevenção de Doenças (*Centers for Disease Control and Prevention* - CDC). As recomendações desse Comitê corroboram as Diretrizes de Cuidados Primários da Sociedade de Doenças Infecciosas da América (IDSA), que indica a vacinação para o HPV na rotina de adolescentes e adultos jovens de 9 a 26 anos infectados pelo HIV.

Os dados demonstram segurança sobre o uso de vacinas contra o HPV com três doses em mulheres e homens soropositivos, assim como em crianças infectadas pelo HIV com idades entre 7 e 12 anos. As taxas de soropositividade obtidas em HIV positivos são comparáveis àquelas entre HIV negativos vacinados, independentemente de eles estarem recebendo terapia antirretroviral. Os dados sobre imunogenicidade com o uso do esquema de duas doses das vacinas bivalentes ou quadrivalente em indivíduos infectados pelo HIV não estão disponíveis.

Doenças autoimunes

Embora ainda com poucos trabalhos, a literatura mostra que as vacinas HPV em pacientes com lúpus eritematoso sistêmico (LES) são bem toleradas, possuem boa imunogenicidade e não induzem aumento na atividade da doença.

O estudo caso-controle pioneiro com a vacina quadrivalente em pacientes com LES demonstrou que a soroconversão foi menor no grupo de pacientes portadores de lúpus, comparada com a do grupo controle (76% e 93%). O uso de imunossupressores nessas pacientes apresentou associação com baixa imunogenicidade da vacina.

Pacientes transplantados

De forma geral, as vacinas inativadas podem ser utilizadas antes e após o transplante, mas como o benefício pode ser afetado pelos diferentes graus de imunossupressão, recomenda-se que os pacientes sejam imunizados idealmente duas semanas antes do transplante. Os resultados do primeiro estudo com a vacina quadrivalente não foram satisfatórios em relação à imunogenicidade das pacientes vacinadas após o transplante. A soroconversão variou entre 52,6% e 68,4%, na dependência do tipo de HPV. O estudo não identificou problemas relacionados à segurança da vacina.

CONCLUSÃO

Embora o foco principal da vacinação contra HPV esteja nas adolescentes jovens, está claro que mulheres de outras faixas etárias também podem ser beneficiadas com a vacinação. As vacinas são imunogênicas, seguras e eficazes, mas ainda não sabemos se será necessária dose de reforço anos após o esquema básico.

MENSAGENS PARA LEMBRAR

- Contraindicada na gestação.
- A faixa etária prioritária para vacinação são as adolescentes entre 9 e 13 anos de idade, pela melhor imunogenicidade da vacina nessa idade e antes do início da atividade sexual.
- Mulheres maduras também devem ser vacinadas.
- Mulheres com história atual ou prévia de infecção HPV podem se beneficiar da vacinação.
- Mulheres vacinadas devem manter a realização regular da citologia cervicovaginal oncótica.
- Vacina quadrivalente contra HPV 6-11-16-18 está disponível gratuitamente nos postos de saúde para adolescentes entre 9 e 13 anos de idade, no esquema estendido, recomendado apenas para essa faixa etária (0, 6 e 60 meses). Gratuita também para mulheres HIV positivas entre 9 e 26 anos de idade, no esquema habitual de três doses (0, 2 e 6 meses).

Bibliografia

Ballalai I. Manual Prático de Imunizações. 1ª ed. Rio de Janeiro: Grupo Editorial Nacional; 2013.

Castellsagué X, Muñoz N, Pitisuttithum P et al. End-of-study safety, immunogenicity, and efficacy of quadrivalent HPV (types 6, 11, 16, 18) recombinant vaccine in adult women 24-45 years of age. Br J Cancer 2011 Jun 28; 105(1):28-37.

Collins S, Mazloomzadeh S, Winter H et al. BJOG 2002; 109:96-98.

de Sanjose S, Diaz M, Castellsaqué X et al. Worldwide prevalence and genotype distribution of cervical human papillomavirus DNA in women with normal cytology:a meta-analysis. Lancet Infect Dis 2007; (7) 7:453-9.

Dobson RM, McNeil S, Dionne M, Dawar M, Ogilvie G. Immunogenicity of 2 Doses of HPV Vaccine in Younger Adolescents vs 3 Doses in Young Women. A Randomized Clinical Trial. JAMA May 1 2013; 309(17).

Food and Drugs Admnistration: Vaccines, Blood & Biologics. Disponível em: http://www.fda.gov/ BiologicsBlood-Vaccines/DevelopmentApprovalProcess/BiologicsLicenseApplicationsBLAProcess. Acessado em 20/01/15.

Human Papillomavirus Vaccination: Recommendations of the Advisory Committee on Immunization Practices (ACIP) August 29, 2014 / 63(RR05); 1-30.

INCA-Ministério da Saúde. Disponível em: http://www.inca.gov.br/estimativa/2014/index.asp?ID=1. Acessado em January 15, 2015.

Joura EA, Giuliano AR, Iversen OE, Bouchard, Mao C, Mehlsen J, Moreira ED. A 9-Valent HPV Vaccine against Infection and Intraepithelial Neoplasia in Women. N Engl J Med 2015; 372:711-23.

Kang WD, Choi HS, Kim SM. Is vaccination with quadrivalent HPV vaccine after loop electrosurgical excision procedure effective in preventing recurrence in patients with high-grade cervical intraepithelial neoplasia (CIN2–3)? . Gynecol Oncol 2013. April 25.

Kumar D, Unger ER, Panicker G, Medvedev P, Wilson L, Humar A. Immunogenicity of Quadrivalent Human Papillomavirus Vaccine in Organ Transplant Recipients. American Journal of Transplantation 2013; 13: 2411-2417.

Levi M. Infecção pelo Papilomavirus humano (HPV). In: Ballalai I. Manual Prático de Imunizações. São Paulo: Grupo Editorial Nacional; 2013:169-78.

Levi M. Infecção pelo vírus do papiloma humano. In: Neto VA. Atualizações, orientações e sugestões sobre Imunizações. São Paulo: Segmento Farma; 2011:367-82.

Luna J, Plata M, Gonzalez M, Correa A, et al. Long-term follow-up observation of the safety, immunogenicity, and effectiveness of GardasilTM in adult women. PLoS One. 2013 Dec 31; 8(12):e83431.

Mok CC, Ho LY, Fong LS, To CH. Immunogenicity and safety of a quadrivalent human papillomavirus vaccine in patients with systemic lupus erythematosus: a case–control study. nn Rheum Dis 2013; 72:659-664.

Moscicki AB, Song L, Fenton T, Meyer WA, Read JS, Handelsman EL, Nowak B, Sattler CA et al. Safety and Immunogenicity of a Quadrivalent Human Papillomavirus (Types 6, 11, 16, and 18) Vaccine in HIV-Infected Children 7 to 12 Years Old. J Acquir Immune Defic Syndr, 2010; 55(2):197-204.

Muñoz N, Manalastas, R Jr, Pitisuttithum et al., Safety, immunogenicity, and efficacy of quadrivalent human papillomavirus (types 6, 11, 16, 18) recombinant vaccine in women aged 24-45 years: a randomised, double-blind trial. Lancet 2009 Jun 6; 373(9679):1949-1957.

Muñoz N Kjaer SK, Sigurdsson K et al. Impact of human papillomavirus (HPV)-6/11/16/18 vaccine on all HPV-associated genital diseases in young women. J Natl Cancer Inst 2010 Mar 3; 102(5):325-39.

Neves NA. Vacina Papilomavírus humano (HPV). In: Manual de Orientação Vacinação da Mulher. Federação Brasileira das Associações de Ginecologia e Obstetrícia. São Paulo. 2013:25-34.

Parkin DM. The burden of HPV related cancers. Int J Cancer 2006; 24(3):11-25.

Romanowski B, de Borba PC, Naud, PS et al.Sustained efficacy and immunogenicity of the human papillomavirus (HPV)-16/18 AS04-adjuvanted vaccine: analysis of a randomised placebo-controlled trial up to 6.4 years. Lancet 2009 Dec 12; 374(9706):1975-85.

Romanowski, B, Schwarz TF, Ferguson LM et al. Immunogenicity and safety of the HPV-16/18 AS04-adjuvanted vaccine administered as a 2-dose schedule compared with the licensed 3-dose schedule Results from a randomized study. Human Vaccines 2011; 7:12, 1374-1386.

Roteli-Martins CM, Naud P, De Borba P et al. Sustained immunogenicity and efficacy of the HPV-16/18 AS04-adjuvanted vaccine: up to 8.4 years of follow-up. Hum Vaccin Immunother 2012 Mar 1; 8(3).

Schwarza TF, Spaczynskib M, Schneiderc M, Wysockie J, Galajf A, Peronag P, Ponceleth S., Immunogenicity and tolerability of an HPV-16/18 AS04-adjuvanted prophylactic cervical cancer vaccine in women aged 15–55 years. Vaccine 27 (2009):581-587.

Schiller JT, Castellsagué X, Garland SM. A Review of Clinical Trials of Human Papillomavirus Prophylactic Vaccines. Vaccine 2012 Nov 20; 30 Suppl 5:F123-38. doi: 10.1016/j.vaccine.2012.04.108.

Shew ML, Weaver B, Tu W et al. High frequency of human papillomavirus detection in the vagina before first vaginal intercourse among females enrolled in a longitudinal cohort study. J Infect Dis 2013; 207(6):1012-5.

Skinner R, Szarewski A, Romanowski B et al. Efficacy, safety, and immunogenicity of the human papillomavirus 16/18 AS04-adjuvanted vaccine in women older than 25 years: 4-year interim follow-up of the phase 3, double-blind, randomised controlled VIVIANE study. Lancet 2014; 384: 2213-27.

Szarewski A. Cervarix®: uma vacina bivalente contra os tipos de HPV 16 e 18, com proteção cruzada contra outros tipos de HPV DE ALTO RISCO. Expert Ver Vaccines 2012; 11(6):645-57.

Wheeler CM, Bautista OM, Tomassini JE, Nelson M, Sattler CA, Barr E. Safety and immunogenicity of co-administered quadrivalent human papillomavirus (HPV)-6/11/16/18 L1 virus-like particle (VLP) and hepatitis B (HBV) vaccines.Vaccine 2008 Jan 30; 26(5):686-96.

Winer RL, Lee S-K, Hughes JP et al. Genital human papillomavirus infection: Incidence and risk factors in a cohort of female university students. Am J Epidemiol 2003; 157:218-226.

World Health Organization. Human papillomavirus vaccines: WHO position paper, October 2014. 2014 (43) 89:465-92.

Capítulo 8

Hepatites A e B

Cecilia Maria Roteli Martins
Adriane Cristina Bovo

INTRODUÇÃO

As hepatites virais são doenças provocadas por diferentes agentes etiológicos, com tropismo primário pelo tecido hepático, que apresentam características epidemiológicas, clínicas e laboratoriais semelhantes, porém com importantes particularidades. Apresentam distribuição universal, com prevalência variável nas diversas regiões do mundo e do Brasil. Têm grande importância em saúde pública devido à sua endemicidade e às complicações causadas à saúde humana em curto, médio e longo prazo.

Neste capítulo iremos abordar as hepatites A e B, passíveis de prevenção por meio da imunização.

HEPATITE B

O vírus e a infecção pelo vírus da hepatite B (VHB)

O vírus da hepatite B é o mais comum entre os vírus que causam infecções agudas e crônicas no fígado em humanos e representa um problema de saúde pública em todo o mundo. É um membro da família *Hepadnaviridae*, com DNA circular de 3,2 kb que codifica proteínas do núcleo, antígenos da superfície, transcriptase reversa e proteína X. É considerado não citopático e seu dano ocorre via imunopatogênese.

O VHB pode permanecer ativo fora do corpo humano por, pelo menos, 7 dias e isto é muito importante quando se avaliam os riscos para os profissionais de saúde. A hepatite B é uma doença prevenível por meio das vacinas atualmente disponíveis que são seguras e efetivas.

A história natural da infecção crônica pelo VHB é geralmente dividida em 4 fases: 1) imunotolerância; 2) clareamento imunológico; 3) baixa replicação ou portador inativo; e 4) fase de reativação. Recentes estudos têm demonstrado que a progressão para cirrose hepática e carcinoma está significantemente associada aos níveis de DNA-VHB circulantes no sangue.

O vírus é transmitido pela exposição da pele ou mucosas, a sangue ou fluidos corporais contaminados, principalmente sêmen e fluido vaginal. Além da transmissão por vias sexual e perinatal (vertical), objetos contaminados utilizados por manicures, pedicuros, odontólogos e tatuadores, podem também ser as fontes da infecção. O período de incubação é, em média, 75 dias, podendo variar de 30 a 180 dias. O antígeno de superfície do VHB (HBsAg) pode ser detectado no soro, 30 a 60 dias após a infecção e pode persistir por períodos variáveis de tempo. Em 7 a 40% de indivíduos que são HBsAg positivos, podem também apresentar o antígeno "e" da hepatite B (HBeAg), que está associado com alta infectividade.

A apresentação clínica da infecção aguda pelo VHB inclui desde infecção assintomática, até hepatite aguda, com febre, icterícia, colúria e dor abdominal. Já o desenvolvimento de infecção crônica pelo VHB é inversamente relacionado com a idade de aquisição, ocorrendo em 80-90% das crianças infectadas no período perinatal, mais ou menos 25 a 50% em crianças entre 1 e 5 anos de idade e menos que 5% quando acomete adultos saudáveis. A infecção crônica muitas vezes evolui para cirrose, hepatopatia crônica e câncer hepático.

As comorbidades, incluindo a infecção pelo vírus da imunodeficiência humana (HIV), ingestão de álcool ou aflatoxinas ou ambos, tem um importante papel na morbidade relacionada com a hepatite B. É estimado que 10% dos 40 milhões de pessoas infectadas pelo HIV em todo o mundo são coinfectadas com o VHB. Embora a infecção com VHB parece ter um efeito mínimo na progressão do HIV, a presença do HIV aumenta o risco de desenvolvimento de cirrose e câncer de fígado associado ao VHB. Pessoas com infecção crônica por VHB tem 15-25% de risco de morte prematura por cirrose ou câncer hepático. O diagnóstico diferencial de hepatite B de outras hepatites só é possível por intermédio de exames laboratoriais pois clinicamente os sintomas são semelhantes. A infecção aguda por VHB é caracterizada pela presença do HBsAg e da imunoglobulina M (IgM) anticorpo do antígeno core HBcAg. Durante a fase inicial replicativa os pacientes também são positivos para HBeAg. Após algumas semanas vai haver o clareamento do HBsAg. A infecção crônica por sua vez é caracterizada pela persistência (>6meses) do HBsAg (com ou sem HBeAg). O principal marcador de risco para o desenvolvimento de doença crônica do fígado e câncer hepático é a persistência do HBsAg. A presença de HBeAg indica maior infectividade, ou seja, que o sangue e os fluidos do paciente é contagioso. Cerca de 1% dos casos crônicos se torna HBeAg negativos sinalizando a mudança para um estágio de baixa replicação e infectividade.

Dados epidemiológicos

De acordo com a Organização Mundial da Saúde (OMS), 780.000 pessoas morrem por ano devido às consequências da infecção pela hepatite B, como cirrose e câncer do fígado. São estimadas mais de 2 bilhões de pessoas infectadas por este vírus em todo mundo. Destes, aproximadamente 360 milhões de indivíduos são portadores crônicos e estão sob o risco de desenvolver cirrose e câncer do fígado. Além de infectar humanos, o VHB infecta, também, algumas espécies de animais (patos, esquilos e marmotas), porém humanos são os únicos reservatórios do vírus. A endemicidade da hepatite B apresenta variações em todo o mundo e é medida pela prevalência de HBsAg na população de uma área geográfica definida. A prevalência de HBsAg >8% é típica de áreas de alta endemicidade, nas áreas intermediárias a prevalência encontrada se situa entre 2 e 7%, enquanto em áreas de baixa endemicidade a positividade de HBsAg é <2%.

Segundo boletim epidemiológico publicado pelo Ministério da Saúde, no período de 1999 a 2011, foram notificados 120.343 casos confirmados de hepatite B no Brasil, sendo a maior parte deles notificados nas Regiões Sudeste (36,3%) e Sul (31,6%). Segundo o último estudo de prevalência de base populacional das infecções pelos vírus das hepatites A, B e C, realizado entre 2005 e 2009 em todas as 26 capitais e no Distrito Federal, no que se refere à hepatite B, o resultado global da prevalência de positividade sorológica, indicativa de exposição a essa infecção (anti-HBc), na faixa etária entre 10 e 69 anos, foi de 7,4% (IC 95% 6,8%-8,0%), classificando o conjunto das capitais do Brasil como de baixa endemicidade.

Em muitos países com taxas endêmicas muito altas de hepatite, a imunização universal iniciada ao nascimento e outras estratégias bem sucedidas de vacinação resultaram em uma dramática redução da transmissão do VHB. Como consequência houve também redução gradual de hepatite crônica, cirrose do fígado e do carcinoma hepático.

VACINAÇÃO CONTRA HEPATITE B

As vacinas recombinantes foram introduzidas a partir de 1986 e gradualmente substituíram as vacinas contra hepatite B derivadas de plasma. A substância ativa das vacinas recombinantes contra hepatite B é o HBsAg que é produzido em fungos ou células de mamíferos nas quais foi inserido o gene HBsAg usando plasmídeos. As células transformadas expressam o antígeno (HBsAg) que possuem a capacidade de se auto estruturar em partículas esféricas que irão apresentar o antígeno ao sistema imune para a formação de anticorpos. Após a purificação dos componentes do vetor é adicionado o adjuvante de alumínio ou mais recentemente emulsões de alumínio e lipídeo A para uso em adultos com insuficiência renal.

A vacina monovalente para hepatite B deve ser transportada e armazenada na temperatura de 2 a 8 °C; o congelamento deve ser evitado para não dissociar o antígeno do adjuvante. A quantidade da proteína HBsAg por dose de vacina, é diferente entre as várias formulações existentes (de 10 ug a 40 ug por dose de adultos). As vacinas Hepatite B são disponíveis em formulações monovalentes ou em combinações com outras vacinas incluindo difteria-tétano-coqueluche (DTP), *Haemophilus influenzae* tipo b, hepatite A e pólio inativado. A resposta imune e a segurança dessas combinações são comparáveis àquelas observadas quando as vacinas são administradas separadamente.

No Brasil, recomenda-se a vacinação universal de crianças, adolescentes e adultos de qualquer idade. Na imunização do recém nascido contra VHB somente deve ser usada a formulação monovalente. São considerados indivíduos de risco: comunicantes sexuais de portadores de VHB, doadores de sangue, doadores de órgãos sólidos ou de medula óssea, contatos intradomiciliares de pessoas infectadas, indígenas, pessoas com risco ocupacional como profissionais da saúde (médicos, dentistas, enfermeiros), carcereiros, homens que fazem sexo com homem, profissionais do sexo, coletores de lixo, bombeiros, manicures e pedicures, policiais e profissionais envolvidos em resgate, pacientes em hemodiálise, receptores de derivados de sangue, neonatos de mães HBsAg positivas, viajantes internacionais expostos, usuários de substâncias injetáveis suscetíveis ao VHB e reclusos de longo prazo.

A OMS recomenda que todas os recém nascidos devem receber sua primeira dose de vacina, após o parto, o mais precocemente possível, de preferência dentre as primeiras horas de vida. Deve ser administrada na face anterolateral da coxa dos lactentes e crianças com menos de 24 meses e no músculo deltoide em indivíduos de maior idade. Essa dose ao nascimento deve ser seguida de 2 ou 3 doses para completar a série primária. Não existem evidências da necessidade de dose de reforço para a vacina contra hepatite B. A proteção dura por, pelo menos, 20 anos e possivelmente por toda a vida. As vacinas hepatite B licenciadas em todo o mundo são imunologicamente comparáveis e podem ser intercambiadas.

Imunogenicidade, eficácia clínica e efetividade

A proteção e a eficácia da vacinação contra hepatite B estão relacionadas à produção de anticorpos anti-HBs e também a indução de células T de memória. Um título de 10 mUI/ml de anti-HBs medido 1 a 3 meses após a última dose de uma vacinação primária é considerado um marcador confiável de proteção contra a infecção. A vacinação com 3 doses da vacina contra hepatite B induz a produção de anticorpos em concentrações protetoras em mais de 95% das crianças saudáveis e adultos jovens. Após os 40 anos, a resposta através de anticorpos cai gradualmente. Entre os indivíduos que não respondem após 3 doses em uma vacinação primária, com concentrações de anti-HBs >10 mUI/ml, cerca da metade deles responderá a uma revacinação com mais uma série de 3 doses. Importante salientar que a sorologia deve ser realizada um a três meses após o término do esquema já que com o passar do tempo os títulos de anticorpos se tornam indetectáveis mesmo na presença de proteção. Para aqueles que não responderam a dois esquemas completos (não respondedores), a recomendação é não indicar mais doses e utilizar a imunoglobulina hiperimune em caso de exposição.

Deve-se realizar sorologia pós vacinal para confirmar a soroconversão em pacientes de risco: crianças filhas de mães HBsAg positivas, parceiros sexuais de portadores crônicos, profissionais da saúde, profissionais do sexo e contactantes domiciliares de portadores crônicos do vírus B.

Em situações onde a sorologia foi realizada tardiamente e encontra-se negativa, deve ser feita uma dose desafio com sorologia um ma três meses após para confirmar a proteção. Se negativa, completar o esquema com mais duas doses.

Em uma metanálise randomizada controlada de ensaios clínicos da vacina de hepatite B administrada ao nascimento, mostrou que recém nascidos de mães infectadas com hepatite B, apresentavam um risco 3,5 vezes menor de se infectar com VHB. A vacina é efetiva também na diminuição da incidência e mortalidade do câncer de fígado.

Atrasos nas doses ao nascimento resulta em um risco aumentado de infecção pelo VHB para recém nascidos de mães HBsAg positivas. O risco aumenta quando a primeira dose da vacina é recebida após 7 dias comparado a quando o recém-nascido é vacinado 1 a 3 dias após o parto. Recém-nascidos de mães HbsAg positivas devem receber ao nascer, além da vacina, imunoglobulina hiperimune para hepatite B (HBIG). Outras situações que está indicada a profilaxia pós-exposição com HBIG são: acidentes perfurocortantes de profissionais da saúde sem imunização adequada ou sorologia desconhecida, pós violência sexual e em não respondedores após exposição suspeita ou confirmada.

Segurança e contraindicações

A vacina contra o VHB tem sua segurança amplamente demonstrada. A associação da vacinação com doenças como esclerose múltipla, leucemia linfoblástica e miofasceíte foi investigada em vários estudos e nenhuma relação causal foi demonstrada. Há poucas contraindicações para a vacina contra hepatite B: reações adversas severas a doses prévias, hipersensibilidade a algum componente vacinal e febre acima de 38,5 °C.

Populações especiais

Com imunidade comprometida

O uso da vacinação deve ser analisado com cuidado em pacientes com sistema imunológico comprometido pois podem ter uma menor resposta à vacinação (pacientes recebendo quimioterapia e/ou radioterapia ou altas doses de corticosteroide). Pacientes renais crônicos e HIV positivos devem receber quatro doses (0, 1, 2, 6 a 12 meses) e o dobro da dose de vacina recomendada para a idade. Pacientes imunocomprometidos, incluindo aqueles em hemodiálise, deverão receber doses de reforço subsequentes, dependendo da avaliação sorológica (anti-HBs <10 UI/ml).

- Pós-menopausa: mulheres maiores de 65 anos de idade podem apresentar baixas taxas de resposta.

Uso na gestação e lactação

Categoria C (Risco não pode ser descartado)

Implicações na Gestação:
Não foram realizados estudos em animais. A recomendação da Advisory Committe on Immunization Practices (ACIP) é realizar o teste de HBsAg em todas as gestantes. De acordo com dados limitados, não existe risco evidente para o feto quando a vacina para hepatite B é administrada na gravidez. O Programa Nacional de Imunizações brasileiro recomenda a vacinação para hepatite B na gestação para toda mulher não previamente vacinada.

Lactação: Não existem estudos. Como as vacinas são feitas com vírus inativados, não existe contra indicação.

CONCLUSÃO

Segundo a OMS, em 2002, 99% dos países adotaram a vacina hepatite B em imunizações de rotina. O maior objetivo da imunização contra hepatite B é a prevenção de infecção crônica, que evita sequelas como cirrose e carcinoma hepatocelular. Deve haver um esforço dos ginecologistas e obstetras para vacinar as mulheres contra hepatite B, pois as vacinas estão disponíveis tanto na rede pública como na privada. Apesar do grande número de pessoas infectadas, os esforços para prevenir e controlar a disseminação do VHB, por meio de medidas de prevenção, incluindo a vacinação, têm sido acompanhados de resultados promissores na diminuição significativa da doença e suas sequelas.

HEPATITE A

O vírus e a infecção pelo vírus da hepatite A (VHA)

Em 1947 duas formas clínicas de hepatite foram reconhecidas, a hepatite A e a hepatite B sendo que o vírus da hepatite A (VHA) foi identificado em 1973.

O vírus da hepatite A é um RNA vírus, não envelopado, com 27nm, icosaédrico, pertencente a família *Picornaviridae*. Quatro genótipos distintos foram identificados em humanos, entretanto, não parece haver diferenças importantes na sua atividade biológica. Os quatro genótipos pertencem a um único sorotipo.

A via de transmissão primária se dá por contaminação fecal-oral por ingestão de alimento ou água contaminados ou diretamente pelo contato com pessoa infectada. Pode ser transmitida por relação homossexual ou ainda em usuários de drogas injetáveis, entretanto, a contaminação sanguínea é incomum. O quadro clínico é caracterizado principalmente por icterícia, geralmente acompanhado por mal-estar, fadiga, anorexia e dor abdominal. A prevalência dessa infecção está relacionada ao desenvolvimento econômico, acesso à água tratada e saneamento básico.

A infecção por VHA geralmente é aguda, autolimitada e raramente leva a uma hepatite fulminante. Os casos de hepatite fulminante, geralmente estão associados a infecção crônica pelo vírus da hepatite B e C. As manifestações clínicas da hepatite A variam com a idade. Crianças menores que 6 anos usualmente apresentam uma infecção subclínica ou silenciosa (70%). Em adultos os sintomas podem ser desde subclínicos, moderados e em raros casos pode chegar à hepatite fulminante.

O período de incubação geralmente é de aproximadamente 30 dias seguido de manifestações como fadiga, febre, náuseas, vômitos, anorexia e dor no quadrante superior do abdome. Após alguns dias o paciente pode apresentar colúria, icterícia e prurido. Os sintomas inicias (pródromos) geralmente diminuem quando a icterícia se instala. O pico de icterícia é por volta de duas semanas. Os sintomas e sinais mais comuns, icterícia e hepatomegalia, aparecem em 70 a 80% dos pacientes sintomáticos. Outros sintomas menos comuns são: esplenomegalia, linfadenopatia cervical, *rash*, artrite e vasculite.

A replicação do vírus ocorre no fígado e o indivíduo infectado irá eliminar uma grande quantidade de vírus nas fezes 2 semanas antes e 1 semana após a instalação dos sintomas clínicos. Após a infecção natural, a memória de anticorpos formados pelos indivíduos oferece proteção contra reinfecção por toda vida.

Importante ressaltar que a exposição a essa virose em idade precoce geralmente leva a uma doença hepática autolimitada que produz uma imunidade protetora durante toda a vida. Se, no entanto, a infecção ocorrer em adolescentes ou adultos, que ainda estão suscetíveis, geralmente em regiões mais desenvolvidas, pode apresentar sintomas mais graves com quadros que exigem maiores recursos em saúde pública.

Dados epidemiológicos

Apesar dos significantes avanços no controle das hepatites virais em todo mundo, a hepatite A continua a ser um sério problema de saúde pública. A Organização Mundial da Saúde (OMS) estima que ocorram aproximadamente 126 milhões de casos de infecção por hepatite A em todo o mundo anualmente.

A infecção pelo VHA ocorre em todo mundo, sendo mais prevalente em áreas de baixo desenvolvimento socioeconômico, com deficiência ou ausência dos serviços básicos para população.

No Brasil segundo dados do Ministério da Saúde, em estudo de prevalência de base populacional das hepatites virais A, B e C, realizado entre 2004 e 2009, foi observado, para a hepatite A, endemicidade de intermediária a baixa em todo território. Os dados de positividade sorológica, indicativa de exposição prévia, na faixa etária de 5 a 19 anos foi de 39,5% correspondente à endemicidade intermediária.

Em relação às várias regiões do Brasil, observam-se dois padrões epidemiológicos distintos: uma área de endemicidade intermediária situada nas regiões Norte, Nordeste e Centro-Oeste, nas quais 56% a 67,5% das crianças de 5 a 9 anos e adolescentes entre 10 e 19 anos apresentam anticorpos anti-hepatite A, e uma área de baixa endemicidade nas regiões Sul e Sudeste, com 34,5 a 37,7% de soroconversão nessa mesma população.

Uma importante redução nas taxas de incidência em crianças tem sido observada no Brasil. Embora altas taxas de soroprevalência previamente descritas na população da bacia amazônica, estudo recente com crianças que vivem na periferia de Rio de Janeiro, Cuiabá e Manaus mostrou que a maior parte das menores de 5 anos estavam suscetíveis à infecção pelo VHA. Estudo de 2014 encontrou 82,9% de soroprevalência para VHA em uma grande área agrícola da bacia amazônica, com índices substancialmente mais elevados em indivíduos acima de 30 anos.

O tratamento da água e dos resíduos pode reduzir a infecção pelo VHA, mas a melhor estratégia em todo mundo, desde 1990, tem sido a adoção da melhora das condições de saneamento acompanhada de vacinação universal. As políticas para controle da hepatite A variam conforme o contexto epidemiológico. A OMS recomenda a vacinação universal em países com endemicidade intermediária e baixa depois de análise de custo-efetividade.

VACINAÇÃO CONTRA HEPATITE A

As vacinas para hepatite A são inativadas e altamente imunogênicas, oferecendo proteção com longa duração, tanto em crianças quanto em adultos. Evidências demonstram grande segurança no uso da vacina inativada. A OMS recomenda vacinação em crianças maiores de um ano, com base na incidência da hepatite A, assim como em lugares onde ocorre uma mudança na endemicidade, de alta para moderada, ou ainda para viajantes que se deslocam de áreas de baixa para alta ou intermediária incidência da doença.

No Brasil, as três vacinas hepatite A licenciadas têm o mesmo esquema, e podem ser feitas a partir dos 12 meses de vida, em duas doses com intervalo de 6 a 12 meses entre elas, todas em formulações adulta e pediátrica.

Encontra-se ainda disponível uma vacina combinada hepatite A+B que pode ser utilizada em crianças no esquema de duas doses (0 e 6 meses), e em adultos acima de 18 anos, em três doses (0, 1 e 6 meses).

As indicações e cobertura pelo SUS para adultos são para aqueles com maior risco de complicações da doença e de maior vulnerabilidade como:

1. Hepatite crônica de qualquer etiologia.
2. Portadores crônicos do vírus das hepatites B e C.
3. Coagulopatias.
4. Crianças menores de 13 anos portadoras do HIV ou AIDS.
5. Adultos com HIV/AIDS portador de HBV ou/e HCV.
6. Doenças de depósito.
7. Fibrose cística.
8. Trissomias.
9. Imunodepressão terapêutica ou doença imunossupressora.
10. Transplantados de órgãos sólidos cadastrados em programas de transplante.
11. Transplantados de órgãos sólidos ou medula.
12. Doadores de órgãos sólidos ou medula cadastrados em programas de transplante.
13. Hemoglobinopatias.

A partir de julho de 2014, a vacina contra hepatite A foi introduzida no calendário nacional de vacinação pediátrico do Sistema Único de Saúde (SUS). As doses são direcionadas às crianças de 12 a 23 meses e se encontram nos postos de saúde de todo o país. A meta do Ministério da Saúde é imunizar 95% do público-alvo; cerca de três milhões de crianças.

O esquema vacinal preconizado pelo Programa Nacional de Imunizações (PNI), do Ministério da Saúde, prevê uma dose única da vacina hepatite A, inativada, purificada. Segundo dados do Ministério da Saúde do Brasil, será feito o monitoramento da situação epidemiológica da doença para definir a posterior inclusão ou não de uma segunda dose no calendário da criança.

A vacinação para hepatite A está também indicada para todas as adolescentes e adultas, embora, dependendo da epidemiologia local, muitas dessas já sejam imunes por exposição prévia. A realização de sorologia para reconhecer as suscetíveis pode ser feita, porém nem sempre é factível e a administração da vacina em indivíduos já infectados é segura.

A vacinação de idosas fica reservada a situações muito específicas e não deve ser rotineira.

Imunogenicidade, eficácia clínica e efetividade

Com qualquer uma das vacinas, 90 a 100% dos vacinados respondem com títulos de anticorpos considerados protetores após a primeira dose da vacina. Após a segunda dose, 100% dos vacinados apresentam títulos de anticorpos protetores. A concentração de anticorpos anti-HAV após a vacinação pode ser 10-100 vezes inferior aos títulos de anticorpos após infecção natural. Alguns testes diagnósticos disponíveis comercialmente detectam títulos de anticorpos >100 mUI/ml e podem não detectar anticorpos após a vacinação, sendo necessários testes mais sensíveis (10 mUI/ml). Resultado positivo nos testes tradicionais indica proteção, entretanto não foram estabelecidos os níveis inferiores de anticorpos necessários para proteger contra a infecção. No primeiro ano de vida, pode haver interferência dos anticorpos maternos na resposta imune com qualquer uma das vacinas inativadas, não sendo recomendada a vacinação de menores de 12 meses.

Uma recente revisão realizada por um painel de especialistas, com a finalidade de verificar a duração da imunidade de vacinas, concluiu que o nível de anticorpos protetores para o vírus da hepatite A, apresentam proteção por, pelo menos, 25 anos em adultos e pelo menos 14 a 20 anos em crianças.

A vacina hepatite A pode ser administrada concomitantemente com outras vacinas como hepatite B, difteria, pólio (oral e inativada), tétano, cólera e globulinas hiperimunes, quando indicadas, podem ser administradas conjuntamente, porém em diferentes locais de aplicação.

Segurança e contraindicações

Reações no local da injeção, dor, eritema e edema, leves e de curta duração, foram relatadas em até 21% das crianças vacinadas. Reações sistêmicas, fadiga, febre, diarréia e vômitos, foram relatadas em menos de 5% dos vacinados. Nos EUA, entre 1995 e outubro de 2005, 50 milhões de doses da vacina foram comercializadas. A Vigilância passiva pós-comercialização (fase IV) recebeu 6.136 relatos de eventos adversos (EA), os mais comuns foram febre, reações locais, exantema e cefaléia. Nenhum dos 871 relados de EA graves foi associado à vacina. Não houve diferença entre os diferentes produtos na frequência de EA.

A contraindicação da vacina resume-se à anafilaxia a componentes da vacina. A segurança da administração da vacinação contra hepatite A durante a gestação ainda não está estabelecida. Entretanto, por se tratar de vacinas inativadas, o risco teórico para desenvolvimento de anomalias fetais é desprezível. A recomendação para uso na gestação deve contemplar o maior benefício em relação ao risco, principalmente nas mulheres sob alto risco de exposição ao VHA.

CONCLUSÃO

Recentemente, o Brasil passou a fazer parte dos países que introduziram a vacinaçãoo contra a Hepatite A em seu calendário infantil. As vacinas disponíveis no país, tanto no SUS quanto na rede privada é a vacina inativada, altamente imunogênica e que promove uma proteção longa contra essa doença, tanto em crianças quanto nos adultos. As evidências demonstram o excelente perfil de tolerabilidade e segurança dessas vacinas. A OMS recomenda que a vacinação contra Hepatite A deve ser integrada em todos programas de imunização nacionais para crianças maiores de 1 ano, especialmente em locais de endemicidade intermediária a baixa. Deve ser considerado também o custo-efetividade em cada local a ser implantada.

A vacinação contra hepatite A deve ser considerada em um plano global de erradicação das hepatites virais incluindo medidas para melhorar as condições de higiene e sanitárias, promovendo a eliminação desta doença. A OMS recomenda também que os países deveriam registrar os casos de hepatite A com suas respectivas faixas etárias, assim como as taxas de prevalência dos anticorpos anti VHA, detectados por sorologia (anticorpos IgG), para conhecer a real dimensão do acometimento da população. Em países com alta endemicidade, isto é, com quase toda a população infectada com o vírus na infância, o que previne a doença nos adolescentes e adultos, não é recomendada, como prioridade, a vacinação em programas de larga escala. Ao contrário, países que começam a passar de alta endemicidade para intermediária ou baixa, devem ser alvos de vacinação preventiva. Aonde a endemicidade é muito baixa, a OMS recomenda a vacinação de grupos de risco que incluem viajantes para áreas endêmicas, homossexuais masculinos, pessoas em tratamento com produtos derivados do sangue e usuários de drogas injetáveis. A vacinação contra hepatite A deve ser complementada com esforços educacionais e com melhora das condições sanitárias. Atualmente, as vacinas de vírus inativado contra hepatite A estão licenciadas para administração intramuscular em regime de 2 doses com a primeira sendo administrada com 1 ano de idade. O intervalo entre a primeira dose e a segunda, que representa o reforço, é flexível (de 6 meses até 4 a 5 anos) mas geralmente entre 6 e 12 meses. Nos programas de imunização nacionais, a OMS recomenda uma única dose. Essa opção parece ser comparável em termos de efetividade, sendo mais econômica e mais fácil de implementar. O esquema de duas doses deve ser respeitado em pessoas de risco e nos imunocomprometidos. As vacinas disponíveis comercialmente são intercambiáveis e seguras, não apresentam contraindicações. Podem ser administradas simultaneamente com outras vacinas usadas na imunização de rotina. As vacinas disponíveis no Brasil são inativadas e devem ser consideradas para uso em gestantes que estão sob o risco de infecção.

MENSAGENS PARA LEMBRAR

- Os testes sorológicos para hepatite B (anti-HBs) após vacinação são recomendados para profissionais de saúde, imunocomprometidas, e renais crônicas.
- Cerca de 5% das pacientes, podem não responder à vacinação contra hepatite B e não apresentarão soroconversão, mesmo após a repetição do esquema vacinal com mais 3 doses.
- Recomendamos a vacinação universal para todas as idades contra hepatite B. Está disponível gratuitamente na rede pública até os 49 anos de idade e para os grupos de maior vulnerabilidade em qualquer idade.
- De uma forma geral, as vacinas hepatite A e hepatite B não necessitam de reforço após a aplicação do esquema completo de vacinação.
- Está disponível, em clínicas privadas, a vacina combinada hepatite A+B no esquema de 3 doses.

Bibliografia

Bavdekar SB et al. Immunogenicity and safety of combined diphtheria tetanus whole cell pertussis hepatitis B/Haemophilus influenzae type b vaccine in Indian infants. Indian Paediatrics, 2007, 44:505-510.

Beasley RP, Hwang LY. Overview of the epidemiology of hepatocellular carcinoma. In: Hollinger FB, Lemon SM, Margolis HS, eds. Viral hepatitis and liver disease. Proceedings of the 1990 International Symposium on Viral.

Beasley RP et al. Prevention of perinatally transmitted hepatitis B virus infections with hepatitis B immune globulin and hepatitis B vaccine. Lancet, 1983, 2:1099-1102.

Beran J. Safety and immunogenicity of a new hepatitis B vaccine for the protection of patients with renal insufficiency including pre-haemodialysis and haemodialysis patients. Expert Opinion on Biological Therapy, 2008, 8:235-247.

Bialek SR et al. Persistence of protection against hepatitis B virus infection among adolescents vaccinated with recombinant hepatitis B vaccine beginning at birth: a 15-year follow-up study. Pediatric Infectious Diseases Journal, 2008, 27:881-885.

Braga WS, Borges FG, Barros Júnior GM, Martinho AC, Rodrigues IS, Azevedo EP, Davis GH, Queiroz MB, Santos SH, Barbosa TV, Castilho MC. Prevalence of hepatitis A virus infection: the paradoxical example of isolated communities in the western Brazilian Amazon region. Rev Soc Bras Med Trop. 2009;42(3): 277-281.

CDC. Prevention of hepatitis A through active or passive immunization: recommendations of the Advisory Committee on Immunization Practices (ACIP). MMWR May 19, 2006 / 55(RR07); 1-23.

Centers for Disease Control and Prevention (CDC, 2006). Disponível em: <http://www.cdc.gov>.

Chen CJ, Yang HI, Su J, Jen CL, You SL, Lu SN, Huang GT, Iloeje UH, Group R-HS. Risk of hepatocellular carcinoma across a biological gradient of serum hepatitis B virus DNA level. JAMA.2006;295:65-73.

Feinstone SM, Kapikian AZ, Purceli RH , Hepatitis A: detection by immune electron microscopy of a viruslike antigen associated with acute illness. Science; 182(4116): 1026, 1973.

Floreani A et al. Long-term persistence of anti-HBs after vaccination against HBV: an 18 year experience in health care workers. Vaccine, 2004, 22: 607-610.

Goldstein ST et al. Incidence and risk factors for acute hepatitis B in the United States, 1982-1998: implications for vaccination programs. Journal of Infectious Diseases, 2002,185:713-719.

Heininger U et al. Booster immunization with a hexavalent diphtheria, tetanus, acellular pertussis, hepatitis B, inactivated poliovirus vaccine and Haemophilus influenzae type b conjugate combination vaccine in the second year of life: safety, immunogenicity and persistence of antibody responses. Vaccine, 2007, 25: 1055-1063.

Hepatitis A vaccines WHO position paper. Wkly Epidemiol Rec. Vaccine 31 (2013) 285-2862000;75(5):37-44.

Hepatites virais – Boletim epidemiológico 2012/ MINISTÉRIO DA SAÚDE. Disponível em: <http://www.aids.gov.br/sites/default/files/anexos/publicacao/2012/51820/boletim_epidemiol_gico_hepatites_virais_2012_ve_12026.pdf>. Acessado 26 nov 2014.

Hepatitis and Liver Disease: contemporary issues and future prospects. Baltimore, Williams & Wilkins, 1991: 532-535.

Hepatitis B virus vaccination. Up to Date. Disponível em: <http://www.uptodate.com/contents/search?search=hepatitis>. Acessado em: 14 nov. 2014.

Iloeje UH, Yang HI, Su J, Jen CL, You SL, Chen CJ, Risk Evaluation of Viral Load E, Associated Liver Disease/Cancer-In HBVSG. Predicting cirrhosis risk based on the level of circulating hepatitis B viral load. Gastroenterology. 2006;130:678-686.

Lavanchy D. Viral hepatitis: Global goals for vaccination. Journal of clinical virology 2012; 55:296-302.

Lednar WM, et al. Frequency of illness associated whit epidemic hepatitis A virus infection in adult. AM J Epidemiol.;122(2):226, 1985.

Lee C et al. Hepatitis B immunisation for newborn infants of hepatitis B surface antigen-positive mothers. Cochrane Database of Systematic Reviews, 2006,(2):CD004790.

Lemon SM, Jansen RW, Brown EA. Genetic, antigenic and biological differences between stains of hepatitis A virus. Vaccine; 10 Suppl 1:S40 1992.

Leroux-Roels G, Van Belle P, Vanderpapeliere P et al. Vaccine Adjuvant Systems containing monophosphoryl lipid A and QS-21 induce strong humoral and cellular immune responses against hepatitis B surface antigen which persist for at least 4 years after vaccination. Vaccine. 2014 Nov 7. pii: S0264-410X(14)01469-8. doi: 10.1016/j.vaccine. 2014.10.078.

MacCallum FO, Homologous sérum jandice Lancet. 1947; 2:691.

Ministério da Saúde (Brasil). Disponível em: <http://www.aids.gov.br/sites/default/files/anexos/publicacao64874.pdf>. Acessado Maio 2013.

Ministério da Saúde (Brasil). Disponível em: <http://portal.saudegovbrportal/arquivos/pdf/Relatorio_Vacinade-HepatiteA_ CP.pdf>.

Ministério da Saúde (Brasil). Manual dos centros de referência para imunobiológicos especiais (CRIE), Brasília 2014.

Nothdurft HD. Hepatitis A vaccines. Expert Rev Vaccines; 7: 535-45, 2008.

Pichichero ME et al. Immunogenicity and safety of a combination diphtheria, tetanus toxoid, acellular pertussis, hepatitis B, and inactivated poliovirus vaccine co administered with a 7-valent pneumococcal conjugate vaccine and a Haemophilus influenzae type b conjugate vaccine. Journal of Pediatrics, 2007,151:43-49, e1-2.

Tan KL et al. Immunogenicity of recombinant yeast-derived hepatitis B vaccine in nonresponders to perinatal immunization. Journal of the American Medical Association, 1994, 271:859-861.

Tengan FM, Barone AA. Hepatite B. In Atualizações, orientações e sugestões sobre Imunizações. Vicente Amato Neto. Associação Brasileira de Imunizações(SBIM). Segmento Farma, 2011, São Paulo, p. 221-234.

Taylor RM, et al. Fulminant hepatitis A virus infection in the United States: Incidence, prognosis, and outcomes. Acute Liver Failure Study Group. Hepatology; 44(6): 1589, 2006.

Tong MJ, el-Farra NS, Grew MI. Clinical manifestations of hepatitis A: recent experience in a community teaching hospital. J Infect Dis.; 171 Suppl 1:S15, 1995.

Vitral CL, Ospina FL, Artimos S, Melgaço JG, Cruz OG, de Paula VS, Luz SB, Freire M, Gaspar LP, Amado LA, Engstrom EM, Fortes CD, Souza TC, Dias MN, Gaspar AM, Souto FJ. Declining prevalence of hepatitis a virus antibodies among children from low socioeconomic groups reinforces the need for the implementation of hepatitis a vaccination in Brazil. Mem Inst Oswaldo Cruz. 2012;107(5):652-658

Vitral CL, Silva-Nunes M, Pinto MA, Oliveira JM, Gaspar AMC, Pereira RCC, Ferreira MU. Hepatitis A and E seroprevalence and associated risk factors: a community-based cross-sectional survey in rural Amazonia. BMC Infect Dis 2014;14(1): 458. Disponível em: <http://www.biomedcentral.com/1471-2334/14/458>.

Viviani S et al. Hepatitis B vaccination in infancy in The Gambia: protection against carriage at 9 years of age. Vaccine, 1999, 17:2946-2950.

WHO/IVB 2008 database at http://www.who.int/immunization_monitoring/data/year_vaccine_introduction.xls and Global and regional immunization profile. Geneva, World Health Organization, Vaccine-preventable diseases monitoring system, 2009. Disponível em: http://www.who.int/immunization_monitoring/en/globalsummary/GS_GLOProfile.pdf>. Acessado em: Nov 2014.

You CR, Lee SW, Jang JW and Yoon SK. Update on hepatitis B virus infection. World J Gastroenterol 20(37): 13293-13305, 2014.

WHO position paper on hepatitis A vaccines: June 2012—Recommendations, Vaccine, Volume 31, Issue 2, Pages 285-286, 2 January 2013.

Capítulo 9

Difteria, Tétano e Coqueluche

Heloisa Ihle Garcia Giamberardino

INTRODUÇÃO

A importância da proteção para mulheres com a vacina tríplice bacteriana (difteria, tétano e coqueluche) vai além do período gestacional, pois na vida adulta são inúmeros os riscos de exposições. Podemos considerar desde as exposições relacionadas às atividades profissionais, viagens, estilo de vida, presença de eventuais comorbidades até as diferentes fases da vida da mulher como adolescência, idade adulta, preconcepção, puerpério e terceira idade. Um estudo canadense demonstrou, com relação aos casos de coqueluche em adultos, que 71% ocorreram em mulheres, provavelmente refletindo seu maior contato com crianças.

O risco de exposição ao tétano também não deve ser subestimado, uma vez que o *Clostridium tetani* (*C. tetani*) pode ser encontrado em quase todos os ambientes. Dessa forma, potenciais exposições ao *C. tetani* são possíveis, em especial naquelas pessoas que exercem atividades relacionadas a agricultura, jardinagem, artesanais que utilizem ferramentas e/ou materiais contendo metais, vidros entre outros.

A difteria, por outro lado, apesar de menos frequente, apresenta-se na forma de surtos e continua a ocorrer no Brasil e em outros locais do mundo, com alta morbimortalidade.

DIFTERIA

Doença transmissível aguda, toxi-infecciosa, imunoprevenível, também conhecida como "crupe", causada pelo *Corynebacterium diphtheriae (C. diphtheriae)*. Foi descrita no século V por Hipócrates e reconhecida em 1883 por Kiebs.

Etiologia e transmissão

O *C. diphtheriae* é um bacilo aeróbico Gram-positivo, o qual frequentemente coloniza faringe, laringe e narinas, e ainda produz toxina, responsável pelas principais complicações clínicas da doença: miocardite e neurite. O ser humano é o único reservatório natural e sua transmissão ocorre por meio de gotículas respiratórias. Esse resistente agente pode ser encontrado no ambiente, apesar de a transmissão por meio de fômites ser algo raro. O período de incubação ocorre, em geral, entre 2 e 5 dias, podendo atingir até 10 dias. A transmissibilidade persiste em torno de 2 semanas e pode estender-se para até 4 semanas, nos casos de não administração do antimicrobiano apropriado. Carreadores crônicos podem disseminar o micro-organismo por até 6 meses. O uso de antibióticos efetivos interrompe rapidamente a transmissão.

Epidemiologia

Devido à amplitude dos programas de imunização infantil, a difteria foi reduzida a níveis muito baixos, tanto em países desenvolvidos quanto em muitos países em desenvolvimento. Nos Estados Unidos e Canadá, ainda persistem casos esporádicos em comunidades indígenas. No Brasil, segundo dados do Ministério da Saúde (MS), houve aumento dos casos em 2010, sobretudo no Maranhão. Vale ressaltar que, apesar do número reduzido de casos de difteria, a taxa de mortalidade é alta. Dados do MS entre 2009 e 2013 demonstram que, do total de 48 casos notificados, 4 evoluíram para óbito (Tabela 9.1).

Manifestações clínicas

A difteria apresenta-se como uma faringite membranosa com exsudato faríngeo confluente (placas membranosas). A doença pode envolver qualquer membrana mucosa e é classificada, conforme o sítio de infecção, em: nasal anterior; faringo-tonsilar; laringeal; cutânea; ocular; e genital. No início, os sintomas são leves e inespecíficos, e no decorrer da doença a temperatura eleva-se (38,5 °C), com a presença de sinais de toxemia. As complicações dependem basicamente de dois fatores: local em que a membrana exsudativa adere-se na orofaringe e da disseminação hematogênica da toxina diftérica, com absorção desta pelo miocárdio, que resulta no grave quadro de miocardite, principal causa de óbito. A taxa de óbito encontra-se entre 5% e 10%, e pode chegar a 20% nas crianças menores de 5 anos e adultos maiores de 40 anos.

Vacinas

O início do desenvolvimento da vacina se deu em 1914, mas somente em 1940 foram incorporados os toxoides diftérico e tetânico com vacina contra difteria, tétano e coqueluche de células inteiras (DTP). Os adjuvantes mais utilizados são o hidróxido e o fosfato de alumínio e a cepa de *C. diphtheriae* mais utilizada é a de Park Willians. Atualmente, encontram-se combinações de ambos os toxoides (diftérico e tetânico – dT) e também com o componente pertussis acelular: a vacina contra difteria, tétano e coqueluche acelular tipo adulto (dTpa), além da combinação com a vacina contra poliomielite inativada (dTpa-VIP). A vacina dTpa+VIP é recomendada principalmente para indivíduos que pretendem viajar para **áreas** endêmicas de poliomielite (Tabela 9-2). Para uso em pediatria dispomos de combinações com a vacina poliovírus inativado, *Haemophilus influenza* e hepatite B. A vacina dTpa+VIP é recomendada principalmente para indivíduos que pretendem viajar para áreas endêmicas de poliomielite (Tabela 9.2).

Imunogenicidade e eficácia

Após a série primária de três doses em adultos, o nível protetor de anticorpos, definido como maior de 0,1UI antitoxina/ml, é atingido em mais de 95%.

TABELA 9.1 Casos confirmados no Brasil (SINAN)

Difteria	2009	2010	2011	2012	2013	Total
Casos	6	33	5	0	4	48
Óbitos	0	3	0	0	1	4
Tétano						
Casos	332	326	335	314	263	1.570
Óbitos	108	121	98	106	87	520
Coqueluche						
Casos	979	605	2.248	5.443	6.368	15.643
Óbitos	12	18	56	88	109	283

Fonte: MS/SVS/DASIS-SIM (atualizado em 25/4/2014).

TABELA 9.2 Vacinas contra difteria, tétano e coqueluche acelular/formulação para adolescentes e adultos atualmente disponíveis no Brasil (janeiro 2015)

Vacina	*Fabricante*	*Faixa etária licenciada Brasil*	*Composição do componente pertussis*(*;**)				*Nome comercial*
			TD	HAF	PERT	FIM	
dTpa	GlaxoSmithKline	10 anos	8	8	2,5	----	Refortrix
dTpa	Sanofi-Pasteur	11-64 anos	2,5	5	3	5	Adacel
dTpa + VIP***	Sanofi-Pasteur	11-64 anos	2,5	5	3	5	Adacel IPV

*TD: toxina diftérica; HM: hemaglutinina filamentosa; PERT: pertactina; FIM: fímbrias tipos 2 e 3.
**mcg por dose.
***dTpa+IPV: vacina contra difteria, tétano e coqueluche acelular combinada com pólio inativada.

Calendário vacinal e indicações

O esquema vacinal para adultos recomendado pela Sociedade Brasileira de Imunizações (SBIm) é realizar série primária de três doses da vacina de difteria e tétano. É preferível que a primeira dose de uma série de três seja a dTpa, com intervalos entre 1 e 2 meses entre a primeira e a segunda dose e intervalo de 6 meses para a terceira dose (esquema de 0-2-6 meses). Dose de reforço deverá ser realizada a cada 10 anos com dTpa. Adolescentes e adultos com registro vacinal da série primária deverão receber apenas uma dose de reforço com a vacina dTpa a cada 10 anos (Tabela 9.3).

Reações e contraindicações

As reações adversas específicas do toxoide diftérico possuem dados limitados, uma vez que a maioria das apresentações disponíveis é combinação com o toxoide tetânico e o componente coqueluche. Em geral, os sintomas específicos relacionados são mais locais, como dor local e limitação de movimentos. As reações locais, como eritemas e enduração, com ou sem dor, são comuns após a aplicação de vacinas com toxoide diftérico. Nódulo pode ser palpável no local de aplicação por várias semanas. São reações autolimitadas e não requerem terapia.

TABELA 9.3 Roteiro de vacinação da mulher com dT/dTpa*

Número de doses do esquema vacinal completo	*Histórico vacinal*	*Conduta*	*Observações*
Três doses do componente tetânico e diftérico, e uma dose do componente coqueluche, e reforço a cada 10 anos com dTpa	Esquema de vacinação básico completo nainfância com DTP	Reforço com dTpa a cada dez anos	Em ambos os casos: na impossibilidade do uso da vacina dTpa, substituí-la pela vacina dT; e na impossibilidade da aplicação das outras doses com dT, substituí-la pela vacina dTpa, completando três doses da vacina com o componente tetânico
	Esquema vacinal na infância incompleto ou passado desconhecido (sem comprovação)	Uma dose de dTpa a qualquer momento e completar a vacinaçãobásica com uma ou duas doses de dT (dupla bacteriana do tipo adulto) de forma a totalizar três doses de vacina contendo o componente tetânico	Para mulheres que pretendem viajar para países nos quais a poliomielite é endêmica, ou na falta de dTpa, recomendar a vacina dTpa combinada a de pólio inativada (dTpa-VIP)

*Adaptado do calendário 2014/2015 SBIm (http://www.sbim.org.br).

São poucas as contraindicações para o toxoide diftérico. Reações neurológicas e hipersensibilidade grave após dose prévia são contraindicações para doses posteriores.

TÉTANO

Única das doenças imunopreveníveis que não é transmissível, em geral é fatal, causada pela exotoxina produzida pelo *Clostridium tetani* (*C. tetani*). Devido as suas características clínicas e severidade dos sintomas, foi reconhecido desde o início da história da humanidade, com descrições que datam de 1550 a.C., relatadas pela primeira vez por Hipócrates. A palavra tétano é de origem grega (em latim *tetanus*) e significa rigidez.

Etiologia

A etiologia do tétano é conhecida desde 1884, quando Carle e Rattone replicaram a doença por meio da inoculação da toxina em cobaias. O *C. tetani*, bacilo esporulado, anaeróbio, Gram-positivo, está presente em praticamente todo ambiente e produz duas toxinas: tetanolisina e tetanoespasmina. Esta última, neurotoxina, é considerada uma das mais potentes a atingir a dose mínima letal, com quantidade ínfima de 2,5 nanogramas/kg. O *C. tetani* é sensível ao calor e não sobrevive na presença de oxigênio; em contrapartida, os esporos são muito resistentes ao calor de até 121 °C, durante 10 a 15 minutos, assim como a alguns antissépticos usuais. Esses esporos estão amplamente distribuídos no solo, intestino e fezes de cavalos, ovelhas, gado, cães, gatos, galinhas, porcos, entre outros. Em áreas agrícolas, alguns humanos também podem hospedar o esporo.

Manifestações clínicas

O tétano é uma doença sistêmica, com período de incubação médio de 8 dias (3 a 21 dias). O quadro clínico resulta da ação da toxina tetânica que provoca um estado de hiperexcitabilidade sobre o sistema nervoso central (SNC), caracterizado por rigidez generalizada e espasmos convulsivos, que podem persistir durante 3 a 4 semanas. Envolve inicialmente a mandíbula e o pescoço, para depois generalizar-se. Dessa forma, pode-se observar a hipertonia e contratura dos masseteres (trismo), o que produz o que classicamente se denomina face com *risus sardonicus*.

Epidemiologia

O tétano ainda representa um importante problema de saúde pública mundial, principalmente nos países em desenvolvimento. Cerca de 290 mil óbitos por tétano foram reportados no mundo entre 2000 e 2003. No Brasil, o número de casos vem apresentando uma queda progressiva – mais de mil casos/ano para 300 casos/ano, no período 2008-2013, porém com alta mortalidade, somando neste mesmo período 520 óbitos (Tabela 9.1).

Vacina

Em 1924, Descombey desenvolveu toxina inativada denominada anatoxina, hoje conhecida como toxoide tetânico. Após a série primária com o toxoide tetânico, os níveis protetores de antitoxina devem atingir em média 0,1IU/ml e infere-se uma eficácia virtual de 100%, comprovada por estudos epidemiológicos observacionais. Essa antitoxina reduz seu nível sérico ao longo do tempo, sendo necessárias doses de reforço. Considerando-se que, em algumas pessoas, é possível haver queda dos níveis de antitoxina antes dos 10 anos, na ocorrência de ferimentos de risco, recomenda-se realizar dose de reforço do toxoide tetânico, especialmente se o ferimento ocorrer após 5 anos da última dose da vacina. A interrupção ou atraso das doses subsequentes não reduz a resposta vacinal, desde que a série seja completada. A doença não confere imunidade, uma vez que quantidades mínimas de toxina são suficientes para desencadeá-la. Portanto, pessoas com histórico prévio de tétano devem também receber vacina contendo o toxoide tetânico.

Atualmente, existem diversas vacinas disponíveis combinadas com a do tétano: vacina dT (difteria e tétano), dTpa (difteria, tétano e coqueluche) e dTpa-VIP (difteria, tétano, coqueluche e poliomielite) Tabela 9.3.

Imunogenicidade e eficácia

Sais de alumínio em baixas quantidades (< 1,25 mg/dose) estimulam a produção de níveis de anticorpos quando associados ao próprio toxoide tetânico, estimulando a resposta de linfócitos TCD4 e TCD8. A quantidade de toxoide tetânico não difere entre as apresentações pediátricas e de adultos.

Calendário vacinal e indicações

O esquema vacinal para adultos recomendado pela SBIm é semelhante ao da difteria, ou seja, série primária de três doses da vacina de difteria e tétano, sendo que uma delas, preferencialmente a primeira, seja dTpa (esquema de 0-2-6 meses). Dose de reforço deverá ser realizada a cada 10 anos com dTpa. Adolescentes e adultos com registro vacinal da série primária deverão receber apenas uma dose de reforço da vacina dTpa a cada 10 anos (Tabela 9.2).

Reações e contraindicações

Reação alérgica severa (anafilaxia) à vacina ou a algum componente na primeira dose contraindica doses subsequentes. Nessas situações, deve-se analisar o ferimento e, se for de risco, o uso de imunização passiva com imunoglobulina antitetânica (IGAT) está indicado.

Reações adversas locais, como eritema, enduração e dor no local da aplicação, são comuns e usualmente autolimitados, sem requererem tratamento, além de compressas e analgésicos. O nódulo pode ser palpável no local da aplicação por várias semanas. Reações locais intensas (*Arthus-like reactions*) ocasionalmente são notificadas após dTpa ou dT, manifestando-se como edema doloroso entre o ombro e o cotovelo, com início, em geral, de 2 a 8 horas após a administração da vacina. Esse quadro é mais frequente em adultos, em especial naqueles que receberam doses repetidas de toxoides diftérico e tetânico. Nesses casos, é recomendado observar o intervalo de 10 anos para doses de reforço.

Reações sistêmicas severas, como urticária generalizada, ou complicações neurológicas, como síndrome de Guillain-Barré, apesar de já notificadas após a administração do toxoide tetânico, são raras.

COQUELUCHE

A coqueluche é uma doença respiratória, altamente contagiosa, causada pela *Bordetella pertussis* (*B. pertussis*), cuja principal manifestação clínica é a tosse prolongada, o que a tornou popularmente conhecida como "tosse dos cem dias". A primeira descrição conhecida de um surto de coqueluche foi em Paris, no verão de 1578, por Guillaume de Baillou.

Etiologia e transmissão

A *B. pertussis*, bacilo Gram-negativo, foi isolado pela primeira vez em 1906 por Jules Bordet e Octave Gengou, e produz múltiplos antígenos e produtos biológicos: toxina pertussis, hemaglutinina filamentosa, adenilciclase, pertactina e citotoxina traqueal, responsáveis pelas manifestações clínicas. A bactéria adere-se à superfície ciliar do trato respiratório produzindo toxinas que paralisam os cílios e provocam um processo inflamatório. O período de incubação é de, em média, 7 a 10 dias (4-21 dias). A transmissão se estabelece por meio de gotículas respiratórias (tosse e espirros), em especial na fase catarral e início da fase paroxística. Mais de 80% dos contatos domiciliares não imunes adquirem a doença. A imunidade após a doença natural não é permanente, decrescendo ao longo do tempo.

Epidemiologia

Como a *B. pertussis* infecta apenas o ser humano, nas regiões de baixa cobertura vacinal as crianças são o principal reservatório dessa bactéria. Já nas regiões de altas coberturas, adolescentes e adultos jovens representam o principal reservatório da doença. Com os dados disponíveis na atualidade, acredita-se que o principal motivo da circulação contínua da *B. pertussis* deva-se à queda dos níveis de anticorpos protetores contra a coqueluche de 5 a 10 anos após a infecção natural ou última dose de vacinação.

No Brasil, de acordo com dados do MS, entre 2009 e 2013 foram notificados 15.643 casos de coqueluche, um aumento de aproximadamente

170% comparado aos cinco anos anteriores (2004 a 2008). O que mais preocupa é o número significativo de óbitos, que totalizaram 283 no período de 2009 a 2013, atingindo um total de 109 óbitos notificados somente em 2013, todos em crianças menores de um ano de idade (Tabela 9.1).

Manifestações clínicas

O curso clínico da doença é dividido em três estágios: fase catarral (1-2 semanas), fase paroxística (1-6 semanas) e fase de convalescência (semanas a meses). A fase catarral tem início insidioso, com coriza, espirros e febre mínima.

A fase paroxística é a mais característica, apresentando-se como tosse espasmódica, **vômitos pós**-tosse e estridor inspiratório ("guincho"). Os sinais e sintomas variam conforme a idade, sendo mais severos em crianças e tendem a ser mais leves em pessoas previamente vacinadas ou tratadas precocemente com antibiótico apropriado. Adolescentes e adultos podem apresentar sintomas atípicos, o que pode resultar em casos não suspeitados e não detectados. Por outro lado, quadros mais severos podem ocorrer, como pneumonia, pneumotórax e até fratura de costelas, pela intensidade da tosse.

Vacinas

A vacina coqueluche de células inteiras é uma suspensão de células inativadas de *B. pertussis* em formalina e foi desenvolvida em 1930. Ainda é utilizada em vários países, inclusive no Brasil, em apresentações de DTP isolada ou combinada com hepatite B e *Haemophilus influenza* tipo b. Apresentam maior reatogenicidade quando comparadas às vacinas acelulares.

Por outro lado, as vacinas acelulares, mais purificadas e menos reatogênicas, são produzidas com componentes purificados da *B. pertussis* e estão disponíveis em várias apresentações, que diferenciam-se nas concentrações dos componentes pertussis (Tabela 9.3). A formulação para adolescentes e adultos foi licenciada em 2005 e atualmente três vacinas estão disponíveis, todas combinadas com toxoides tetânico e diftérico. Em adultos, somente são indicadas as vacinas acelulares.

Imunogenecidade e eficácia

A eficácia média estimada da vacina é de 80% a 85%. A vacina dTpa é recomendada a cada 10 anos como dose de reforço após a série primária na infância de quatro doses. O Advisory Committee on Immunization Practices (ACIP) recomenda uma dose de dTpa para adolescentes entre 11 e 18 anos, com esquema completo de quatro doses na infância, e, após isso, um reforço com dTpa a cada 10 anos. Na faixa etária acima dos 65 anos, devem receber uma dose da vacina indivíduos com previsão de contato próximo com recém-nascido e/ou lactentes menores de um ano de idade (como avós, cuidadores de crianças e profissionais de saúde) e que anteriormente não haviam recebido dTpa, idealmente duas semanas antes do contato com a criança. Profissionais de saúde devem também receber uma dose de dTpa, em especial aqueles em contato direto com crianças menores de 12 meses. Caso a vacina dTpa **não tenha sido aplicada durante a gestação**, deverá ser aplicada no pós-parto imediatamente. Vale ressaltar que a vacina dTpa poderá ser aplicada, independentemente do intervalo de vacinação da última dose da dT.

Calendário vacinal e indicações

O esquema vacinal para adultos recomendado pela SBIm é de uma série primária de três doses da vacina de difteria e tétano, sendo que uma das três doses, preferencialmente a primeira, seja de dTpa, com intervalos entre 1 e 2 meses entre a primeira e a segunda dose, e a terceira dose 6 meses após a primeira (esquema de 0-2-6 meses). Dose de reforço deverá ser realizada a cada 10 anos com dTpa. Adolescentes e adultos com registro prévio vacinal da série primária deverão receber apenas uma dose de reforço da vacina dTpa a cada 10 anos.

Reações e contraindicações

As reações mais comuns são dor, hiperemia e edema no local da aplicação. Febre é reportada em 1,4% dos pacientes que recebem a dTpa e 1,1% em pacientes que recebem a dT. Outros sintomas sistêmicos relatados são: cefaleia, fadiga e sintomas gastrointestinais.

A vacina dTpa é contraindicada em pessoas com história de alergia severa a algum componente da vacina, assim como em pessoas com história prévia de encefalopatia sem nenhuma outra causa identificável que tenha se manifestado até 7 dias após a administração da vacina com o componente pertussis. Precaução quanto à administração de doses subsequentes de dTpa inclui histórico de síndrome de Guillain-Barré até 6 semanas após a sua aplicação. Em contrapartida, quadros neurológicos estáveis, gestação, aleitamento materno e imunossupressão não são contraindicações ou precauções para a administração da dTpa.

CONCLUSÃO

A imunização da mulher contra difteria, tétano e coqueluche é de grande importância, considerando os diversos riscos e exposições. Atenção especial deve ser dispensada à coqueluche, doença respiratória altamente transmissível. Adolescentes e adultos são importantes fontes de transmissão, devido ao seu subdiagnóstico, resultando em disseminação muito ativa e progressiva. Nesse aspecto, a conscientização da mulher sobre a importância do seu papel na cadeia de transmissão é fundamental. A utilização simultânea dc várias estratégias conjuntas, incluindo a vacinação da gestante, de casulo, associadas à imunização de adolescentes e adultos, parece ser a medida preventiva mais razoável para o seu controle. No futuro, aguarda-se o desenvolvimento de novas vacinas, mais imunogênicas e eficazes, a fim de maximizar o controle da coqueluche.

MENSAGENS PARA LEMBRAR

- A vacina disponível gratuitamente para adultos na rede pública de saúde é a dupla bacteriana, contra difteria e tétano (dT). Nas clínicas privadas, está disponível a tríplice bacteriana do tipo adulto, contra difteria, tétano e coqueluche (dTpa).
- A vacina dTpa deve ser aplicada a cada 10 anos nos adultos.
- Com a finalidade de proteção contra coqueluche, a dTpa pode ser prescrita independentemente do tempo em que a dT foi utilizada.
- Pode ser administrada no mesmo dia com outras vacinas.
- Para viajantes com destino a áreas endêmicas de poliomielite, devemos considerar a vacina combinada com poliomielite inativada (dTpa-IPV).

Bibliografia

Amato VN et al. Imunizações. São Paulo: Segmento Farma, 2011.

Atkinson W, Hamborsky J, Wolfe S. Epidemiology and Prevention of Vaccine-Preventable Diseases. Centers for Disease Control and Prevention Washington DC: Public Health Foundation, 12th ed. 2012.

Chiappini E, Stival A, Galli L, de Martino M. Pertussis reemergence in the post-vaccination era. BMC Infectious Diseases 2013;13:151. oi:10.1186/1471-2334-13-151.

Plotkin AS, Orenstein WA, Offit PA. Vaccines. Pennsylvania: Saunders Elsevier; 6th ed., 2013.

Maltezou HC, Katerelos P, Poufta S et al. Attitudes toward mandatory ocupational vaccinations and vaccination coverage against vaccine-preventable diseases of health care workers in primary care centers. Am J Infection Control, 2013;41:66-70.

Ministério da Saúde/SVS (Brasil). Sistema de informação de Agravos de Notificação SINAN, Coqueluche. Disponível em: http://portalsaude.saude.gov.br/images/pdf/2014/julho/15/Tabela-de-casos--de-Coqueluche.Brasil.pdf. Acesso em 2014, dezembro, 20.

Ministério da Saúde/SVS (Brasil). Sistema de informação de Agravos de Notificação SINAN, Difteria. Disponível em:
http://portalsaude.saude.gov.br/images/pdf/2014/julho/15/Tabela-de-casos-de difteria.Brasil.pdf. Acesso 20 de dezembro de 2014.

Ministério da Saúde/SVS (Brasil). Sistema de informação de Agravos de Notificação SINAN Tétano. Disponível em: http://portalsaude.saude.gov.br/images/pdf/2014/junho/25/Tabela-casos-tetano-acidental-21-05-2014.pdf. Acesso 2014 dezembro 20.

SBIm. Calendário de Vacinação da Mulher. Disponível em: http://www.sbim.org.br)/wp-content/uploads/2014/09/calend-sbim-mulher-20-59anos. Acesso 26 de dezembro de 2014.

Swamy GK, Garcia-Putnam R. Maternal Immunization to benefit the mother, fetus and infant. Obstet Gynecol Clin N Am 2014;41: 521-534.

Capítulo 10

Sarampo, Caxumba e Rubéola

Mônica Levi

AGENTES ETIOLÓGICOS E DOENÇAS

O sarampo é uma doença exantemática aguda extremamente contagiosa, causada por um vírus RNA pertencente à família Paramyxoviridae, gênero *Morbillivirus*. A Organização Mundial da Saúde (OMS) reconhece 23 genótipos de vírus selvagens, porém as diferenças genéticas entre as cepas existentes são de aproximadamente 0,5%, o que confere ao vírus caráter de sorotipo único. As complicações infecciosas do sarampo contribuem para a gravidade da doença, principalmente em desnutridos, imunodeficientes e em crianças menores de um ano de idade. Apesar da disponibilidade de vacina segura e eficaz, ainda é uma das principais doenças responsáveis pela mortalidade infantil em países com baixa cobertura vacinal em regiões da África e Ásia.

A caxumba é uma doença infectocontagiosa caracterizada pela inflamação das glândulas salivares, principalmente as parótidas. O agente etiológico é um RNA vírus da família Paramyxoviridae, gênero *Paramixovirus*. A doença ocorre nas formas endêmica e epidêmica. Vários surtos foram descritos em 2007 e 2008 no Brasil e no exterior.

A rubéola é uma doença exantemática aguda de alta contagiosidade, causada por um RNA vírus pertencente à família Togaviridae, gênero *Rubivirus*. Em geral, é uma doença leve e autolimitada, frequentemente assintomática em crianças. Porém, pode causar graves malformações fetais quando a mãe adquire o vírus na gestação, principalmente no primeiro trimestre.

Transmissão

Esses vírus são transmitidos pelas secreções respiratórias expelidas por espirros, tosse, fala ou simplesmente pela respiração. Ocasionalmente, a infecção pode ser adquirida por contato direto com secreções nasais ou orais. Ambientes fechados e aglomerações facilitam a disseminação dessas doenças.

Quadro clínico

Sarampo

Após um período de incubação de 7 a 10 dias, surgem sintomas prodrômicos, como febre alta, coriza, tosse seca, conjuntivite durando de 3 a 4 dias. Surge a seguir o exantema maculopapular típico, que se inicia na face e no pescoço, se estendendo para tronco e extremidades. O enantema oral com manchas esbranquiçadas na mucosa bucal (sinal de Koplik) é patognomônico da doença. Após o terceiro dia, ocorre melhora clínica progressiva com resolução completa até o décimo dia, mas podem ocorrer complicações por conta da ação direta da infecção viral primária ou de infecções secundárias por outros micro-organismos. As mais frequentes são as otites, pneumonias, laringotraqueobronquites, diarreia e manifestações neurológicas. A encefalite acomete um em cada mil casos. A panencefalite esclerosante subaguda é manifestação tardia rara (1:100 mil casos), decorrente da infecção persistente do vírus. Aparece cerca de sete anos após o episódio de sarampo. A convalescença é seguida de imunidade duradoura.

Caxumba

O período de incubação é de 16 a 18 dias, quando, logo em seguida, tem início sintomas inespecíficos, como febre, mal-estar, cefaleia, mialgia e anorexia, persistindo por 1 a 6 dias. A seguir, ocorre tumefação das glândulas salivares, geralmente parótidas, podendo ser uni ou bilateral, sintoma característico presente em 60% a 70% dos casos. Outras glândulas salivares (submandibulares e sublinguais) podem ser acometidas, porém com menor frequência. Podem surgir complicações como pancreatite, surdez e meningite asséptica.

Após a puberdade, 25% a 37% dos homens apresentam epididimorquite uni ou bilateral, raramente causando esterilidade. Até 4% das mulheres adultas podem apresentar mastite ou ooforite. Em gestantes, a caxumba está associada a um aumento da incidência de abortos espontâneos, porém não associada a malformações fetais. Meningite e outras complicações são mais frequentes em adultos do que em crianças.

Rubéola

A rubéola pós-natal costuma ser doença leve, muitas vezes assintomática. Classicamente, caracteriza-se por exantema maculopapular eritematoso, tendo início na face, e em 24 horas se torna generalizado, desaparecendo em três dias. Ocorre também linfadenopatia generalizada, principalmente suboccipital, retroauricular e cervical, acompanhada de febre baixa. É frequente o aparecimento de poliartralgia transitória e, ocasionalmente, poliartrite, sendo mais prevalente em adolescentes do sexo feminino.

O acometimento de gestantes suscetíveis pode ocasionar aborto, morte fetal e também levar a uma série de malformações fetais conhecida como síndrome da rubéola congênita (SRC). A eliminação da SRC é um grande desafio à saúde pública e o Brasil obteve notável sucesso em relação a essa meta – desde 2009 não registrou mais casos autóctones da doença. Recentemente, a Organização Pan-americana de Saúde anunciou a erradicação da rubéola e SRC nas Américas.

Epidemiologia

Sarampo

Até a década de 1970, o sarampo era importante causa de óbito em nosso país, principalmente em menores de cinco anos de idade. Até 1991, o Brasil enfrentou várias epidemias, passando, a seguir, por um período de controle, tendo recrudescido novamente em 1997 com surtos concomitantes nos estados de Santa Catarina e São Paulo. Esse surto propagou-se rapidamente da região metropolitana de São Paulo para outros estados, principalmente na Região Nordeste, em função da intensa circulação e fluxo migratório. Em 1998, a Região Sul foi a mais afetada, com 826 casos. Em 1999, para alcançar a meta de erradicação, foi implantado o Plano de Ação Suplementar de Emergência contra o Sarampo, com a designação de um técnico de vigilância em cada estado. Mantendo-se alta cobertura vacinal, estreita vigilância epidemiológica e medidas eficazes para controle de surtos, a meta de controle da doença foi atingida. Desde o ano 2000 e até 2013, não havia mais casos autóctones de sarampo no Brasil, porém pequenos surtos isolados continuaram ocorrendo a partir de casos importados. Nesses anos de controle, o sequenciamento genético das cepas isoladas dos doentes vinha demonstrando tratar-se de vírus importados de outros países, trazidos por viajantes suscetíveis contaminados em viagens e desencadeando surtos em nosso país.

Em 2013, o genótipo D8, circulante em países da Europa e Ásia desde 2012, passou a ser identificado também nas amostras de pacientes brasileiros e desde então temos novamente ocorrência de transmissão autóctone em nosso país.

Em 2014, países da Europa, Ásia, África, Oceania e das Américas registraram casos da doença. Nas Américas, de 1° de janeiro até 25 de outubro de 2014, foi alcançado um novo número recorde de casos, ultrapassando os 1.363 registrados em 2011. Os países com maiores números de casos foram os Estados Unidos (n = 600), Brasil (n = 538) e Canadá (n = 512). México e Argentina registraram apenas 2 casos cada, em 2014.

O Ceará foi o principal estado brasileiro acometido, com 503 casos confirmados até 29 de outubro de 2014, seguido de Pernambuco (n = 27), São Paulo (n = 7) e Rio de Janeiro (n = 2).

O sarampo ainda é frequente em regiões com baixa cobertura vacinal, como Europa e, principalmente, países da África e Ásia. Sendo o vírus altamente transmissível, uma pequena taxa de indivíduos suscetíveis é o suficiente para mantê-lo em circulação em determinado local.

Devido à incapacidade de manter altas taxas de cobertura vacinal, a União Europeia tem registrado, desde 2009, aumento da transmissão do vírus do sarampo e surtos tornaram-se comuns. Em 2010, o número de casos notificados foi de 30.639 e, em 2011, foram reportados 28.887 casos de sarampo confirmados em 29 países europeus, com 8 óbitos e 26 casos de encefalite. A Europa estabeleceu, em 2010, a meta de eliminação do sarampo até 2015.

A alta transmissibilidade do vírus, bem como a frequência e a facilidade dos deslocamentos internacionais e nacionais, constituem desafio permanente para a erradicação dessa doença. A situação epidemiológica global e nacional alerta para a necessidade de proteção contra o sarampo aos viajantes, além das medidas de controle de surtos em nosso país. Para atingirmos altas coberturas vacinais também em adultos, é fundamental reduzir ao máximo a população de indivíduos suscetíveis.

Caxumba

Nos últimos anos, foram relatadas diversas epidemias de caxumba na Europa, nos Estados Unidos, no Canadá, nas Coreias e no Brasil. Os surtos têm ocorrido mesmo em locais com coberturas vacinais acima de 90%. Nos surtos de caxumba registrados após o ano 2000 em países desenvolvidos, a maioria dos casos tem acometido adolescentes e adultos jovens. No Reino Unido, por exemplo, entre 2004 e 2005, foram notificados 56.390 casos da doença, a maioria em pessoas com idade entre 15 e 24 anos. Dados semelhantes têm sido verificados em outros países, como Estados Unidos e Brasil.

Rubéola

A introdução da vacina para rubéola nos programas de vacinação e a implementação da vacinação em larga escala durante a última década reduziram drasticamente ou praticamente eliminaram a rubéola e a SRC em muitos países desenvolvidos e em desenvolvimento.

No Brasil, a SRC é de notificação compulsória desde 1996; em 1999, porém, a vigilância foi intensificada no país, tendo aumento do número de casos reportados. Em 2003, foi estabelecida a meta de diminuição da rubéola e da SRC nas Américas até 2010. Em 2015, a Organização Pan-americana de Saúde anuncia a erradicação da Rubéola e SRC das Américas, sendo que o Brasil foi o último país do continente a cumprir essa meta.

VACINAÇÃO

A vacina tríplice viral (SCR) é uma vacina combinada, composta de vírus vivos atenuados das três doenças. O Ministério da Saúde (MS) introduziu em 2001 a vacina SCR no calendário da criança aos 15 meses, mantendo uma dose de vacina isolada para sarampo aos 9 meses. Em 2003, retirou a dose de sarampo dos 9 meses e antecipou a tríplice viral para os 12 meses. Finalmente, em 2004, é introduzida no calendário infantil a segunda dose da SCR entre 4 e 6 anos de idade. Com o esquema de duas doses, a eficácia da vacina supera 95% para essas doenças. Entretanto, com uma dose apenas, a eficácia para caxumba pode ser bem inferior (cerca de 78%).

Em 2013, com a recente introdução da vacina varicela no calendário infantil do Programa Nacional de Imunizações (PNI), houve nova alteração na data da dose de reforço da vacina tríplice viral para as crianças: primeira dose com 12 meses e a segunda dose passa a ser feita aos 15 meses, utilizando-se a vacina combinada tetraviral (sarampo, caxumba, rubéola e varicela).

Atualmente, a vacina SCR também faz parte do calendário preconizado para adolescentes e adultos. Encontra-se disponível, gratuitamente, em postos de saúde para adultos do sexo masculino até os 39 anos e para o sexo feminino até os 49 anos de idade.

São considerados protegidos indivíduos que tenham recebido duas doses da vacina SCR, com pelo menos um mês de intervalo entre elas.

Existem vários laboratórios produtores da SCR em uso no país, diferindo quanto às cepas utilizadas para os componentes isolados. Por ser vacina de vírus vivos atenuados, deve ser aplicada no mesmo dia ou com intervalo de 28 dias com outras vacinas atenuadas, com exceção da vacina para paralisia infantil de uso oral (VOP), que pode ser utilizada com qualquer intervalo. É importante ressaltar que foi verificada interferência imunológica quando as vacinas SCR e febre amarela são aplicadas simultaneamente, com prejuízo da resposta imune principalmente em crianças pequenas. Por isso, o MS do Brasil recomenda que essas duas vacinas sejam aplicadas com intervalo ideal de 28 dias (mínimo de 15 dias) em crianças menores de 2 anos de idade. Quando não houver tempo hábil para que ambas as vacinas sejam aplicadas antes de uma viagem respeitando esse intervalo, a aplicação pode ser feita simultaneamente.

Para contenção de surtos ou campanhas vacinais, o Brasil utiliza também a vacina dupla viral (SR) para sarampo e rubéola.

Eventos adversos

Em geral, os eventos adversos associados à vacina SCR são leves e transitórios.

Reações locais, como vermelhidão e edema, são pouco frequentes. Pode ocorrer febre alta (acima de 39°C) entre 5% e 15% dos vacinados, especialmente na primovacinação, durando em média 1 ou 2 dias, raramente se estendendo um pouco mais até o quinto dia. Crianças predispostas podem ter convulsão febril benigna. Exantema de extensão variável surge entre 2% e 5% dos vacinados e está associado ao componente sarampo ou rubéola. Na primovacinação, crianças vacinadas com SCR tendem a ter reações mais frequentes comparativamente àquelas que recebem as vacinas SCR e varicela simultaneamente, mas em injeções separadas.

Linfadenopatia pode aparecer entre 7 e 21 dias em menos de 1% dos vacinados, normalmente associada ao componente rubéola. Trombocitopenia é um evento adverso raro, ocorrendo em 1 a cada 30 mil vacinados.

Precauções

Adiar a vacinação em caso de doenças febris moderadas ou graves até sua resolução.

Após o uso de imunoglobulinas, sangue e derivados, deve-se adiar a vacinação por, pelo menos, 3 meses pelo possível prejuízo da resposta imunológica.

Contraindicações

A vacinação está contraindicada nas seguintes situações:

- Hipersensibilidade a componentes da vacina.
- Imunodeficiência congênita ou adquirida – infecção assintomática pelo HIV não contraindica a vacinação, desde que o paciente não esteja com níveis muito baixos de CD4+ e apresente carga viral indetectável.
- Imunossupressão associada a drogas, incluindo o uso de corticosteroide em dose imunossupressora (20 mg/dia de prednisona ou dose acima de 2 mg/kg por período superior a duas semanas).
- Gestação – não deve ser aplicada em gestantes pelos riscos teóricos ao feto. Deve ser orientado às mulheres aguardar o prazo de um mês após a vacinação para engravidar.
- Transplantados de medula óssea.
- Alergia a ovo não contraindica a vacinação. Estudos demonstraram que mesmo em indivíduos com alergia grave ao ovo o risco de reação anafilática com o uso da vacina SCR é irrisório. Nesses casos, por precaução, aplicar em ambiente hospitalar.

Aspectos relevantes a viajantes

A abordagem de viajantes deve levar em consideração o risco pessoal de adoecimento e também considerar a possibilidade do viajante ser "vetor" de doenças. Uma única pessoa que adquira em sua viagem doença infectocontagiosa altamente transmissível, como o sarampo, é capaz de transmiti-la em salas de espera de aeroportos, dentro de aeronaves e posteriormente aos contactantes suscetíveis em seu ambiente, desencadeando surtos na sua comunidade de origem. As investigações dos surtos de sarampo que tivemos no país nas últimas décadas revelaram que os casos-índices foram justamente em pessoas não vacinadas que chegaram infectadas de outros países. Alguns desses viajantes contaminaram seus comunicantes próximos, mas houve contenção dos surtos pela rápida e eficiente ação da vigilância epidemiológica. Portanto, devemos reforçar a vacinação de viajantes que se dirigem a países onde a doença é endêmica ou a locais em que estejam ocorrendo surtos, com o objetivo de impedir a entrada do vírus em nosso país e, assim, junto às ações da vigilância, caminharmos para a consolidação da eliminação do sarampo.

O Brasil tem sido palco de grandes aglomerações humanas, tais como eventos religiosos, Copa do Mundo e Jogos Olímpicos. Essas aglomerações facilitam a transmissão de doenças. Grande parte dos turistas que visitam nosso país é proveniente de países onde o sarampo não está controlado. Apesar das altas taxas de cobertura vacinal que temos mantido em crianças, a vacinação de adultos tem ainda um longo caminho a ser percorrido. As diversas especialidades médicas que lidam com adultos devem estar conscientes da importância de ampliar a proteção para doenças imunopreveníveis para outras faixas etárias, contribuindo, assim, para melhorar o controle de doenças em nosso país.

MENSAGENS PARA LEMBRAR

- Contraindicada para gestantes e imunocomprometidas.
- Gratuita nos postos públicos para mulheres de até 49 anos.
- A mulher deve receber pelo menos duas doses da vacina durante a vida, com intervalo de pelo menos um mês entre as doses para ser considerada imune.
- Vacina de vírus vivo atenuado, podendo ser aplicada no mesmo dia com outras vacinas atenuadas ou com intervalo de pelo menos 28 dias.

Bibliografia

Audyr R, Silva E R. Sarampo. In: Ballalai, I. Manual Prático de Imunizações. 1ª ed. São Paulo: A.C. Farmacêutica, 2013. p. 238-46.

Bricks, LF. Caxumba. In: Amato Neto, V eds. Imunizações.1ª ed. São Paulo: Segmento Farma; 2011. p. 207-14.

Centers for Disease Control and Prevention. Measles - United States, MMWR. 2008; 57:494-8.

Centers for Disease Control and Prevention. Measles Update, 2011. Disponível em: <www.cdc.gov/travel/notices/in-the-news/measles>.

Coordenadoria de Controle de Doenças. Centro de Vigilância Epidemiológica Prof. Alexandre Vranjac. Alerta sarampo. Caso confirmado de sarampo, genótipo D8, residente em Bauru e histórico de deslocamento internacional. São Paulo, 2013.

Coordenadoria de Controle de Doenças. Centro de Vigilância Epidemiológica Prof. Alexandre Vranjac. Alerta sarampo. Período de férias de verão e atualização epidemiológica. São Paulo, novembro de 2014.

Coordenadoria de Controle de Doenças. Centro de Vigilância Epidemiológica Prof. Alexandre Vranjac. São Paulo. Informe Técnico - Sarampo n. 8. Casos confirmados de sarampo no Brasil e no estado de São Paulo São Paulo, 2011.

Margaritelli, CE. Sarampo. In: Amato Neto, V eds. Imunizações.1ª ed. São Paulo: Segmento Farma; 2011. p. 197-205.

Richtmann, R. Rubéola. In: Amato Neto, V eds. Imunizações. 1ª ed. São Paulo: Segmento Farma; 2011. p. 215-19.

Testòn, L. Actualización sarampión. Boletín epidemiológico FUNCEI, 2012.

Capítulo 11

Varicela e Herpes-zóster

Guido Carlos Levi

INTRODUÇÃO

Em 1953, Weller relatou sua observação de que fluidos vesiculares de pacientes com varicela e zóster induziam mudanças citopáticas similares em células de cultura. Posteriormente, comprovou-se que os vírus causadores dessas patologias eram idênticos. Esse vírus, o *Varicellavirus*, pertence à família Herpesviridae, que inclui vários herpes-vírus causadores de doença humana. É um vírus DNA, com forma icosaédrica, envelopado e com diâmetro de 190 a 200 µg. Multiplica-se em tipos diversos de culturas de células humanas onde determina efeito citopático característico, constituído por células gigantes multinucleadas com corpúsculos de inclusão eosinofílicos no núcleo.

A infecção primária pelo vírus varicela-zóster é mais comum na infância, e a doença produzida é a varicela. Ocorre como herpes-zóster, mais comum nos grupos etários mais avançados.

VARICELA

É doença de distribuição mundial e de elevada contagiosidade, verificando-se infecção em cerca de 90% dos suscetíveis que entram em contato com o vírus. Acomete principalmente crianças na primeira década de vida. Os adultos são responsáveis por apenas 5% dos casos, porém apresentam com mais frequência doença grave e risco de morte 25 vezes maior do que as crianças.

A transmissão se dá por contato direto, por meio de gotículas nasofaríngeas ou de secreções do trato respiratório superior de indivíduos infectados, ou por partículas provenientes de lesões cutâneas. O período de transmissibilidade estende-se desde o período prodrômico, 1 a 2 dias antes do aparecimento da erupção cutânea, até o quinto ou sexto dia do período exantemático, quando nos indivíduos imunocompetentes já se verifica a formação de crostas, sendo a contagiosidade maior nos estágios iniciais. Nos indivíduos imunodeprimidos, pode ser mais longo o período de aparecimento de lesões novas, sendo, em consequência, mais prolongado o período de transmissibilidade.

Já antes do aparecimento da erupção cutânea podem ser observados sintomas sistêmicos, como febre, calafrios e dores pelo corpo. Em crianças, essas manifestações estão frequentemente ausentes e a primeira manifestação da doença pode ser a erupção cutânea. Esta tem distribuição centrípeta e é constituída por lesões que rapidamente evoluem de pápulas para vesículas circundadas por halo eritematoso. As lesões surgem em surtos, que podem ocorrer durante até quatro dias, que se apresentam com polimorfismo regional. As vesículas se rompem com facilidade, dando lugar a crostas que têm curta duração, deixando na sua queda pequena marca esbranquiçada a qual, em regra, desaparece após algumas semanas.

Embora seja doença de evolução em geral benigna, podem ocorrer complicações, mais frequentemente em neonatos e imunodeprimidos. São mais comumente representadas por infecções cutâneas, mas podem surgir também manifestações neurológicas, como encefalite e síndrome de Reye, e pneumonia viral, mais em adultos que em crianças, havendo também uma clara relação entre pneumonia e gestação.

Varicela e gestação

A varicela durante a gestação leva à infecção fetal em cerca de 10% dos casos. Daí pode decorrer a síndrome da varicela congênita, a varicela neonatal e o herpes-zóster durante a infância.

A síndrome da varicela congênita, mais frequentemente relacionada com varicela materna nos primeiros 5 meses de gestação, pode causar hipoplasia de membros, cicatrizes cutâneas, atrofia cortical com graus variáveis de retardo mental e alterações oftalmológicas, como coriorretinite, microftalmia e atrofia óptica. Trata-se, felizmente, de ocorrência numericamente pouco expressiva, com pequeno número de casos relatados na literatura médica.

A varicela neonatal associa-se com complicações frequentes, em particular pneumonia viral, com mortalidade de até 31%. O risco maior se dá quando a doença materna se inicia desde 5 dias antes até 2 dias após o parto, por não haver nessa situação tempo para a transmissão de anticorpos maternos por via transplacentária. Quando a doença materna se dá mais de 2 dias após o parto, o recém-nascido apresentará varicela após 2 a 3 semanas, quando seu sistema imune já está aparelhado de forma mais adequada para responder à infecção. Não é raro o aparecimento de zóster na infância em consequência de infecção no ciclo grávido-puerperal, com manifestação ainda na primeira década de vida.

Disso tudo resulta a importância de conhecer o estado de imunidade para a varicela nas mulheres em idade fértil, pois a vacinação das suscetíveis poderá prevenir que a varicela represente um risco durante a gestação.

Diagnóstico

Embora o diagnóstico da varicela seja essencialmente clínico, em alguns casos o laboratório pode colaborar para diferenciá-la de outras patologias que apresentem um quadro de erupção cutânea similar, como herpes simples, doença de mão, pé e boca, quadros alérgicos, entre outros.

O exame anatomopatológico, conhecido como esfregaço de Tzanck, é feito com material colhido por raspado de base de vesícula corado por Giemsa. Permite observar células epiteliais gigantes multinucleadas provocadas por um dos herpes-vírus, mas não diferencia qual deles, o herpes simples ou varicela-zóster. Essa diferenciação, quando necessária, é efetuada por métodos imunológicos, como imunofluorescência direta com anticorpos monoclonais ou por hibridização *in situ*. A cultura viral é pouco utilizada, por ser exame complexo, de baixa sensibilidade e especificidade.

A pesquisa de anticorpos por método enzimático pode auxiliar o diagnóstico, pois positividade para anticorpos IgM e soroconversão ou aumento significativo de IgG falam a favor de infecção recente. Embora seja muito rara a utilização desse exame com finalidade diagnóstica, ele pode ser útil na verificação do estado imune do indivíduo e assim colaborar na determinação de indicação vacinal para os que testam negativo.

Tratamento e prevenção

O análogo guanosínico aciclovir e suas pré-drogas (transformam-se em aciclovir no organismo) fanciclovir e valaciclovir têm atividade contra o vírus varicela-zóster. Embora exista apresentação do aciclovir para uso endovenoso, essas drogas são habitualmente empregadas pela via oral. Sua eficácia terapêutica depende muito do momento do início da terapêutica, sendo tanto maior quanto este for mais precoce. O valaciclovir parece ter ação melhor que o aciclovir, além de permitir uso diário em somente 3 tomadas (*versus* 4 a 5 do aciclovir), porém tem custo mais elevado.

O uso desses antivirais traz uma redução modesta no tempo de eliminação viral e da formação de novas lesões, porém não impede a latência desse agente. Seu benefício maior é a redução na morbidade e mortalidade decorrentes da disseminação visceral.

Assim sendo, seu uso está indicado primeiramente nas formas graves da doença, nos imunodeprimidos e, na opinião de muitos especialistas, em todos os adultos que têm risco aumentado de evolução tormentosa. Em situações especiais, podem ser empregados profilaticamente em contactantes não imunes e com maior possibilidade de quadro clínico grave, e no controle de surtos em creches e hospitais.

A prevenção da varicela se faz basicamente pela vacinação. Desenvolvida no Japão na década de 1970, foi implantada nesse país em 1987, na Coreia do Sul no ano seguinte e nos Estados Unidos da América (EUA) em 1995. No Brasil, ela faz parte do calendário vacinal da criança do Programa Nacional de Imunizações (PNI), sendo aplicada em conjunto com a tríplice viral aos 15 meses de vida. Nos Centros de Referência em Imunobiológicos Especiais (CRIEs) e na rede privada ela também está disponível em apresentação monovalente.

Uma dose da vacina possibilita prevenir cerca de 75% a 85% de qualquer forma de apresentação da varicela e a imensa maioria dos casos graves. Hoje em dia, a maioria das sociedades de especialidades ligadas às imunizações aconselha seguir esquema já amplamente utilizado nos países desenvolvidos, com uma segunda dose da vacina de 3 meses a alguns anos após a imunização inicial. Acima dos 13 anos são indicadas 2 doses.

A vacina pode ser empregada inclusive para indivíduos contactantes da doença (profilaxia pós-exposição) que não tenham contraindicação para seu uso, desde que seja administrada nos primeiros dias após o contato (3 dias preferencialmente, porém pode ser útil mesmo até o quinto dia). Em geral, mesmo nos casos em que a infecção ocorra apesar de seu emprego, observa-se diminuição da intensidade e da gravidade das manifestações clínicas dela decorrentes.

Como já citamos anteriormente, a vacina varicela tem formulações em que se apresenta isolada e outras em que faz parte da tetravalente viral, junto com os antígenos sarampo, caxumba e rubéola. Aplicada por via subcutânea (0,5 ml), costuma ser muito tolerada. Pode produzir reações locais, como dor e hiperemia, porém geralmente de intensidade leve e curta duração. Reações sistêmicas, como febre e erupção cutânea com pequeno número de vesículas, ocorrem em menos de 5% dos vacinados, mas podem ser mais intensas em pacientes imunodeprimidos. Pode ocorrer posteriormente herpes-zóster pelo próprio vírus vacinal. No entanto, essa ocorrência é menos comum que nos indivíduos com história pregressa de varicela.

A imunoglobulina antivaricela-zóster é indubitavelmente produto de importante utilidade preventiva, sendo indicada em gestantes e imunodeprimidos não imunes após contato com a doença. No entanto, é de muito difícil obtenção, estando disponível em nosso meio somente nos CRIEs.

HERPES-ZÓSTER

Após a infecção primária pelo vírus varicela-zóster, que como vimos é a varicela, o vírus entra em fase de latência e permanece dormente nos gânglios sensórios axiais e trigêmio. Quando ocorre reativação, o dermátomo correspondente se manifesta e a doença passa a se chamar herpes-zóster.

Trata-se de patologia às vezes grave, sempre desagradável, e cuja frequência está crescendo com o aumento da perspectiva de vida na população mundial. Calcula-se que 10% a 20% da população global apresentarão a doença, chegando a 50% entre os que atingem os 85 anos de idade. O Quadro 11.1 nos dá uma ideia da magnitude do problema.

QUADRO 11.1

Frequência do herpes-zóster e de internações hospitalares a ele devidas por ano.

Número de casos de herpes-zóster por ano
EUA – 800 mil EUROPA – 1,8 milhão
Taxa de internações hospitalares devido ao herpes-zóster
3-8/100 mil habitantes Entre maiores de 65 anos – 11/100 mil Europa 2005 – 12 mil internações

A erupção no zóster se inicia com lesões maculopapulares acompanhadas de dor, prurido e queimação ao longo de um ou poucos dermátomos. É geralmente unilateral, acometendo nervos da região facial, cervical, intercostal (50% dos casos) ou lombossacral. As lesões evoluem para vesículas sobre fundo eritematoso e posteriormente para crostas, num período total de 14 a 21 dias.

A dor é a complicação mais comum e sua persistência após a fase aguda é denominada neuralgia pós-herpética. Alguns utilizam essa denominação já após 30 dias do início do quadro, outros após 90, a maioria depois de 60. Ela pode se prolongar por meses ou até anos e seu tratamento é complexo, prolongado e de eficácia duvidosa.

O Quadro 11.2 mostra alguns dados que permitem constatar a importância do problema representado pela NPH.

QUADRO 11.2

Frequência de aparecimento de neuralgia pós-herpética em pacientes que apresentaram zóster.

No global dos casos de zóster: 5% a 50%
Nos maiores de 50 anos: ± 20%
Nos maiores de 70 anos: ± 80%
Europa: 320 mil casos de NPH/ano
EUA: 100 a 200 mil casos de NPH/ano

Além disso, a atividade limitada, por vezes chegando a repouso obrigatório no leito, pode ocasionar desabilidade duradoura ou até permanente, devido à perda da força muscular, de recuperação difícil e prolongada, especialmente em idosos.

Pode ocorrer, principalmente em imunodeprimidos, disseminação da doença, complicações neurológicas, infecção cutânea e acometimento ocular, complicações estas graves com risco de cegueira e até morte. Além disso, nos últimos anos, têm sido publicados estudos (Taipé e Reino Unido) relacionando o herpes-zóster ao aparecimento de patologias cardiovasculares, em particular no primeiro ano após a doença, porém mesmo após esse período em outras investigações.

Herpes-zóster e gestação

A primeira descrição de malformações ligadas ao zóster na gestação ocorreu com Swan e Tostevin, em 1946. No entanto, desde aquela época, o número de casos com descrição precisa dos efeitos sobre o feto é de poucas dezenas. As maiores séries, de Enders e Paryani e Arvin, contêm 14 observações cada, não tendo esses autores encontrado danos fetais atribuíveis ao zóster materno.

Dos 10 casos de malformações fetais após zóster na gestação encontrados até hoje na literatura médica, a maioria não é convincente na correlação da virose com dados fetais, exceto uma descrição de Broomhead e Dudgeon em que essa relação parece bem estabelecida.

A aparente benignidade para o feto do zóster materno parece decorrer na imunidade materna preexistente para o vírus varicela-zóster, que protegeria o feto por impedir a viremia característica da varicela. Mesmo assim, é prudente recordar que pode ocorrer viremia no zóster disseminado e que o feto pode ser atingido também por via direta, quando o zóster materno acomete as raízes nervosas correspondentes ao final da coluna torácica e início da lombar.

Embora pareça evidente a necessidade de estudos prospectivos mais extensos para estabelecer o verdadeiro risco fetal do zóster materno na gestação, os dados disponíveis na atualidade permitem classificá-lo como extremamente remoto. Alguns autores chegam a concluir que a indicação de tratamento específico para o zóster na gestação deva levar em consideração basicamente a gestante, não o feto.

Na opção por terapêutica antiviral, os medicamentos são os mesmos já citados em relação à varicela. Estudos limitados sugerem sua segurança na gestação. Registro de neonatos expostos ao aciclovir *in utero* não encontrou efeitos teratogênicos significativos, o mesmo ocorrendo em relação ao valaciclovir.

Assim, embora haja sugestão de segurança no emprego desses medicamentos na gestação, como para qualquer tratamento administrado durante a gravidez, deve ser considerada correlação risco-benefício em cada situação clínica.

Prevenção

Aqui não existe possibilidade de prevenção medicamentosa, pois não há contágio externo e sim reativação de vírus latente no organismo. Assim sendo, é impossível prever quando a doença irá surgir, não havendo um período de incubação durante o qual antivirais poderiam evitar ou reduzir as manifestações da doença.

A prevenção, portanto, é basicamente realizada pela vacinação. O ano de 2014 viu tornar-se disponível também entre nós a vacina herpes-zóster atenuada, já licenciada nos EUA há oito anos. A demora de sua chegada ao nosso país deveu-se à dificuldade de produção de quantidades maiores desse agente imunizante. Isso ocorre porque a vacina, contendo a mesma cepa viral (OKA – Merck) da vacina monovalente do mesmo produtor, apresenta importante diferença na potência, pois contém no mínimo 19.400 unidades formadoras da placa, ou seja, 14 vezes mais antígeno que a vacina da varicela. Essa quantidade maior é necessária para obter reforço adequado da imunidade celular, que se acredita seja o mecanismo fundamental para proteger o organismo contra o herpes-zóster e suas complicações.

A vacina é aplicada por via subcutânea, preferencialmente na região deltoide, indicando-se na atualidade dose única. É geralmente bem tolerada, sendo os eventos adversos mais comumente a ela relacionados eritema, dor, edema e prurido no local da injeção, sendo rara a descrição de cefaleia e febre.

No maior estudo já realizado com esse agente imunizante, em quase 40 mil pessoas com 60 anos de idade ou mais, verificou-se redução no número de casos de zóster de 51,3%, e de 66,5% para a NPH. O benefício na prevenção da doença foi um pouco menor após os 70 anos de idade, porém foi igual em termos de prevenção de NPH.

Análises retrospectivas de taxas de recorrência mostram que são comparáveis às do zóster primário em indivíduos imunocompetentes. Como a vacinação de indivíduos com zóster no passado mostrou-se segura, bem tolerada e imunogênica, ela é indicada também nesses casos, porém respeitando-se intervalo mínimo de 6 a 12 meses entre o episódio de zóster e a vacinação posterior.

A vacina é contraindicada na gestação. Não deve ser aplicada também em indivíduos com histórico de hipersensibilidade a qualquer componente da vacina, incluindo gelatina e neomicina. Não deve ser empregada em indivíduos com estados de imunodeficiência primária ou adquirida, nem em pacientes com tuberculose ativa ainda não tratada.

Indivíduos submetidos a tratamento imunossupressor devem receber a vacina no mínimo 2 semanas (de preferência 4) antes do início da imunossupressão.

Diabetes, doenças cardiovasculares, asma e doença obstrutiva pulmonar crônica não representam restrição ao uso da vacina, pelo contrário, pois tais condições apresentam risco aumentado de zóster.

A vacina zóster atenuada pode ser aplicada concomitantemente com a vacina influenza. Na aplicação simultânea com a vacina pneumocócica polissacarídica 23-valente, um estudo com casuístico apreciável e metodologia correta encontrou redução dos níveis de anticorpos produzidos pela vacina zóster; no entanto, outro estudo não confirmou esse achado. O National Advisory Committee on Immunization do Canadá recomenda o uso concomitante para não ocorrer perda de oportunidade. Consideramos que a decisão nesse sentido deva ser individualizada.

Por fim, decisão fundamental diz respeito à idade ideal para aplicação da vacina e, para tanto, é necessário avaliar a durabilidade da proteção que ela oferece. Sabemos que o herpes-zóster é mais frequente e com maior risco de complicações nos grupos etários mais avançados. Avaliações disponíveis mostram incerteza quanto à duração da proteção oferecida pela vacina após 5 anos, embora possa continuar a reduzir a incidência e a gravidade da doença até o décimo ano após sua aplicação. Aspectos que também devem ser levados em conta para a tomada de decisão quanto à melhor idade para a vacinação são o custo da vacina e seu fornecimento ou não pelo programa vacinal de determinado país.

Levando em conta todos esses dados, no Reino Unido a vacina é oferecida na rede pública aos 70 e 79 anos. Nos EUA, ela é licenciada para uso a partir dos 50 anos de idade, porém o Advisory Committee on Immunization Practices (ACIP), em decisão recente, manteve sua recomendação de uso rotineiro só após os 60 anos. No Brasil, a vacina está licenciada para uso a partir dos 50 anos de idade, sem recomendação oficial quanto à idade ideal para a imunização. A Sociedade Brasileira de Imunizações (SBIm), em seus calendários de vacinação 2014-2015, posiciona-se por utilização preferencial a partir dos 60 anos.

Ainda não existe definição quanto à necessidade de revacinação.

MENSAGENS PARA LEMBRAR

- Contraindicações: gestação e imunocomprometidas.
- Aguardar um mês após a vacinação para engravidar.
- De uma forma geral, a vacina varicela está indicada para mulheres que não tiveram a doença e a vacina herpes-zóster, indicada para mulheres que já tiveram varicela.
- Vacina herpes-zóster licenciada em bula para maiores de 50 anos.
- As pacientes que têm história prévia da doença herpes-zóster podem ser vacinadas após um ano da doença.
- Mesmo a paciente que não refere ter tido doença varicela na infância pode estar infectada com o vírus na forma latente (teve varicela subclínica).
- As raras pacientes com sorologia negativa para o vírus varicela-zóster (suscetíveis à varicela) devem ser imunizadas com 2 doses da vacina varicela.
- Mesmo a paciente vacinada contra varicela pode ter herpes-zóster.

Bibliografia

Ahmed AM, Brantley JS, Madkan V et al. Managing herpes zoster in immunocompromised patients. Herpes 2007; 17:32-6.

Breuer J, Pacou M, Gauthier A, Brown MM. Herpes zoster as a risk factor for stroke and TIA: a retrospective cohort study in the UK. Neurology 2014: Jan2 (Epub ahead of print).

Broomhead I, Dudgeon JA. Varicella zoster infections: Viral diseases of the fetus and newborn. Major Problems in Clinical Pediatrics Vol 17. Hanshaw JB, Dudgeon JA (eds). Philadelphia: WB Saunders 1978; p. 192-205.

Bruel H. Á propos de deux cas de varicelle congénitale: plaidoyer pour la vaccination des femmes en age de procriér. Arch Pediatr 2004; 11:216-8.

Brunell PA. Fetal and neonatal varicella zoster infections. Semin Perinatal 1983; 7:;47-56.

Burger M. Varicela – In Ballalai I (Ed.) Manual Pratico de Imunizações – São Paulo – A.C. Farmacêutica, 2013.

Calendário SBIm 2014-2015.

Circular aos médicos (bula) da vacina herpes-zóster (atenuada). São Paulo: Merck Sharp & Dohme Farmacêutica Ltda, 2012.

Dworkin RH. Portenoy RK. Pain and its persistence in herpes zóster. Pain 1996; 67:241-51.

Enders E. Varicella-zoster virus infection in pregnancy. Progr Med Viral 1984; 29-166-96.

Felser JM, Freifeld A. The Epidemiology, Natural History and Complications of Varicella Ann Intern Med 1988; 108:221-37.

Gardella C, Brown ZA. Managing varicella zoster infection in pregnancy. Clev Clinic J Med 2007; 74:290-6.

Hales CM, Harpaz R, Ortega-Sanchez IR, Bialek SR. Update on Recomendations for use of Herpes Zoster Vaccine. MMWR 2014; 63:729-31. Higa K, Dan K, Monabe H. Varicella-zoster virus infections during pregnancy: hypothesis concerning the mechanisms of congenital malformations. Obstet Gynecol 1987; 69:214-22.

Kast RG, Straus SE. Postherpetic neuralgia – pathogenesis, treatment and prevention. N Engl J Med 1996; 335: 32-42.

Kesson AM, Grimwood K, Burgers MA et al. Acyclovir for the prevention and treatment of varicella zoster in children, adolescents and pregnancy. J Pediatr Child Health 1996; 32:211-7.

Langan SM, Minassian C, Smeeth L, Thomas SL. Risk of stroke following herpes zoster: A Self Controlled Case Series study, Clin Infect Dis 2014.

Levi M, Levi GC. Herpes-zóster. In: Imunizações. Amato Neto V, ed. São Paulo: Segmento Farma, 2011. p. 383-7.

Mills R, Tyring SK, Levin M et al. Safety, tolerability, and immunogenicity of zoster vaccine in subjects with a history of herpes zoster. Vaccine 2010; 28:4204–9.

Oxman MN. Zoster Vaccine: Current Status and Future Prospects. Clin Infect Dis 2010; 51:197-213.

Oxman MN, Levin MJ, Johnson GR, et al. A vaccine to prevent herpes zoster and postherpetic neuralgia in older adults. N Engl J Med 2005; 352:2271-84.

Partridge DG, Mckendrick MW. The treatment of varicella-zoster virus infection and its complications. Expert Opin Pharmacother 2009; 10:797-812.

Paryani SG, Arvin AA. Intrauterine infection with varicella-zoster virus after maternal varicella. N Engl J Med 1986; 314:1542-6.

Preblud SR, Bregman DJ, Vernon LL. Deaths from varicella in infants. Pediatr Infect Dis 1985; 4:503-7.

Sado k – Varicela – In Amato Neto V, Baldy JLS (Eds) – Doenças Transmissíveis – 3ª ed – São Paulo – Sarvier , 1989.

Schmader KE, Oxman MN, Levin MJ et al. Persistence of the efficacy of zoster vaccine in the shingles prevention study and the short-term persistence substudy. Clin Infect Dis 2012; 55:1320-8.

Shmader KE, Bobrove AM, Levin MJ et al. Immunogenity & safety of varicella – zoster virus (VZV) vaccine administered to older adults with or without diabetes mellitus (DM) or chronic obstructive pulmonary disease (COPH). 2006 American Geriatrics Society Meeting, May 3-7, 2006, Chicago, Ill.

Stone KM, Reiff Eldridge R, White AD et al. Pregnancy outcomes following systemic prenatal acyclovir exposure: conclusions from the international acyclovir pregnancy registry. 1984-1999. Birth Defects Res A Clin Mol Teratol 2004; 70:201-7.

Swan C, Tostevin AL. Congenital abnormalities in infants following infectious diseases during pregnancy, with special reference to rubella. A third series of cases. Med J Aust 1946; 1:645-9.

Takahashi M, Otsuka T, Okuno Y, Asano Y, Yazaki T. Live vaccine used to prevent the spread of varicella in children in hospital. Lancet 1974; 2:1288-90.

Tseng HF, Smith N, Sy LS, Jacobsen SJ. Evaluation of the incidence of herpes zoster after concomitant administration of zoster vaccine and polysaccharide pneumococcal vaccine. Vaccine 2011; 29:3628-32.

Tyring SK, Baker D, Snowden W. Valacyclovir for herpes simplex virus infections: long term safety and sustained efficacy after 20 years' experience with acyclovir. J Infect Dis 2002; 186(suppl 1):S40-S46.

Weller TH. Serial propagation in vitro of agents producing inclusion bodies derived from varicella and herpes zoster. Proc Soc Exp Biol Med 1953; 83:340-6.

Capítulo 12

Influenza

Juarez Cunha
Lessandra Michelim

INTRODUÇÃO

Doença infecciosa, altamente contagiosa, predominantemente por via respiratória, ocorre em epidemias sazonais e se manifesta como uma doença febril aguda com variação de sintomas sistêmicos, desde um quadro leve com fadiga, tosse e febre até insuficiência respiratória e morte.

VÍRUS INFLUENZA

É um vírus RNA, de cadeia simples, pertencente à família Orthomyxoviridae. São classificados em 3 tipos: A, B e C. Os vírus influenza A são subdivididos segundo os antígenos da hemaglutinina (H) e da neuraminidase (N), existindo 18 subtipos H e 11 subtipos N. Esses dois antígenos são usados para a identificação dos subtipos, por exemplo, A/H2N3. A H e a N são críticas para a virulência e principais alvos para as medidas de prevenção, como as vacinas. Em geral, o influenza A é mais patogênico que o B. O tipo B é classificado em duas linhagens geneticamente distintas, Yamagata e Victoria.

Mudanças antigênicas

Embora a circulação do vírus seja uma preocupação em termos de saúde pública, periodicamente cepas mais letais emergem. A Gripe Espanhola de 1918, que causou o óbito de algo entre 20 e 50 milhões de pessoas, e a epidemia de A/H1N1 2009 responsável, em seu primeiro ano de circulação, por cerca de 12,8 mil óbitos no mundo são exemplos de cepas que causaram pandemias. É difícil prever quais serão os vírus que circularão no próximo ano, pois se modificam de uma estação para outra ou ainda durante a própria estação. As principais modificações genéticas são:

- **Shift** – ocorre uma mudança maior com troca de segmentos de genes na mutação, resultando em um novo subtipo. Essa mudança é responsável pelas pandemias.
- **Drift** – ocorre uma mudança menor com uma mutação no gene, no mesmo subtipo. Essa mutação genética proporciona o aparecimento de epidemias.

PATOGÊNESE

Após a transmissão respiratória, e um período de incubação de 1 a 4 dias, o vírus adere e penetra as células epiteliais da traqueia e brônquios. Ocorre a replicação viral, destruindo as células do hospedeiro. O vírus estará presente nas secreções respiratórias por 5 a 10 dias.

EPIDEMIOLOGIA

Reservatórios e transmissão

O vírus influenza apresenta ocorrência mundial, tendo como reservatórios humanos, aves, equinos, porcos e mamíferos marinhos. A transmissão ocorre por meio de secreções respiratórias de indivíduos que apresentam a doença aguda. Aerossóis gerados por meio do espirro e da tosse e as mãos e fômites também podem ser um meio de disseminação. A transmissão do vírus de animais para o homem é uma ameaça, pois as defesas humanas são menores a esses vírus. A transmissão é muito elevada em domicílios, creches, escolas e em ambientes fechados ou semifechados, dependendo não apenas da infectividade das cepas, mas também do número e intensidade dos contatos entre pessoas de diferentes faixas etárias.

Pessoas que podem transmitir influenza para pacientes em alto risco de complicações por influenza:

- Funcionários de asilos e clínicas que atendem pacientes crônicos e idosos.
- Profissionais da área da saúde (principalmente aqueles que atendem imunodeprimidos e recém-nascidos em UTI neonatal).
- Contatos domésticos desses pacientes.

Período infectante

A pessoa com influenza é infectante desde o primeiro dia antes dos sintomas, até 5 a 10 dias. Esse período pode ser maior em crianças pequenas e em imunodeprimidos.

Sazonalidade

Anualmente, são registrados surtos de influenza, com extensão e gravidade variáveis. Nos países tropicais, os surtos podem ocorrer em qualquer estação; nos países de clima temperado, as infecções ocorrem tipicamente no inverno. No Brasil, os meses de abril a setembro são os mais críticos.

Impacto

A OMS estima que ocorram de 3 a 5 milhões de casos de gripe por ano, com 250 a 500 mil mortes em todo o mundo. Somado ao aumento da mortalidade, as epidemias anuais de influenza geram enorme demanda aos serviços de saúde, grande número de hospitalizações e altos gastos, existindo ainda o risco da emergência de novas cepas capazes de causar pandemias.

Em revisão sistemática e metanálise de 63.537 artigos sobre risco de complicações graves associadas à influenza, Mertz *et al.* verificaram que a presença de qualquer fator de risco ou comorbidade aumentou a chance de morte por influenza sazonal em 2,77 vezes quando a infecção foi causada pela cepa A(H1N1)pdm09 (pandêmica) e em duas vezes, quando a doença foi causada por outros vírus A ou B. As puérperas tiveram um risco de morte por influenza A(H1N1)pdm09 de 4,4 vezes maior.

No Brasil, entre 2009 e 2011, os casos hospitalizados confirmados pelo influenza A(H1N1) pdm09 de síndrome respiratória aguda grave (SRAG) acometeram faixas etárias mais jovens, com maior incidência nos menores de 2 anos. Em relação às mulheres em idade fértil, as gestantes foram responsáveis por 17% dos casos em 2009, 35,6% em 2010 e de 36,7% em 2011. Dos casos de 2009 e 2010, 33% relataram pelo menos uma comorbidade. Em 2011, o percentual foi de 44%. Em 2013, a maioria dos casos graves e mortes por influenza ocorreu em adultos jovens (40 a 60 anos) portadores de comorbidades e que, mesmo fazendo parte do grupo alvo da vacinação, não haviam sido vacinados nem recebido quimioprofilaxia. Dos 955 óbitos por SRAG em 2013, 16 (1,7%) ocorreram em gestantes.

ASPECTOS CLÍNICOS

Síndrome gripal (SG) e SRAG

A SG se caracteriza pelo aparecimento súbito de febre, cefaleia, mialgias, tosse, dor de garganta e fadiga. Nos casos mais graves, existe dificuldade respiratória associada, evoluindo com infiltrado difuso pulmonar com ou sem consolidações, denominada SRAG (situação de notificação obrigatória às autoridades de saúde). Estudos demonstram que gestantes têm um risco 4 a 5 vezes maior de apresentar complicações, evoluindo para quadros graves que muitas vezes necessitam de assistência em unidades de terapia intensiva. Os sinais e sintomas são comuns aos vários outros vírus causadores de doença respiratória, como parainfluenza, adenovírus e enterovírus.

Complicações

As principais complicações incluem pneumonia (pelo próprio vírus influenza, bacteriana secundária ou mista), piora da doença pulmonar obstrutiva crônica, exacerbação da bronquite crônica e da asma. As complicações são mais frequentes em crianças abaixo de 2 anos de idade e pacientes idosos, com comorbidades como doenças cardíacas, pulmonares, metabólicas (*diabetes mellitus*), hematológicas e renais; em gestantes no segundo e terceiro trimestres e em imunodeprimidos. Outras complicações mais raras são: síndrome de Reye (principalmente com o vírus influenza B), miosite e rabdomiólise.

Grupos de risco

São considerados grupos de risco para SRAG e suas complicações:

- Crianças com idade entre 6-59 meses.
- Crianças e adolescentes (6 meses-18 anos) recebendo terapia de longa duração com aspirina ou que apresentam risco de desenvolver síndrome de Reye após infecção pelo vírus influenza.
- Mulheres grávidas e puérperas até 2 semanas após o parto.
- Pessoas com idade > *50 anos.*
- Portadores de doença pulmonar crônica (inclusive asma), doença cardiovascular (exceto hipertensão), doença renal, hepática, hematológica ou metabólica (inclusive *diabetes mellitus*).
- Portadores de imunossupressão (causada por medicação ou por HIV).
- Portadores de doenças que comprometam a função respiratória (distúrbios neuromusculares, crises convulsivas etc.).
- Residentes de asilos e clínicas que atendem pacientes crônicos.

Vários estudos demonstraram que durante a gestação, principalmente no terceiro trimestre, há um risco aumentado para a gripe e suas complicações, devido a mudanças imunológicas, anatômicas e funcionais observadas durante a gravidez. Autores relatam que na pandemia de 2009 as principais complicações graves que ocorreram em gestantes foram: síndrome de desconforto respiratório do adulto, embolia pulmonar, edema pulmonar, pneumonia bacteriana secundária e insuficiência renal. Por outro lado, recém-nascidos (RN) de mulheres com confirmação de influenza não apresentaram maiores índices de baixo peso, anomalias congênitas, prematuridade ou asfixia perinatal em comparação com recém-nascidos (RN) de mulheres não infectadas. Esses achados ainda são controversos na literatura, com alguns estudos evidenciando maiores índices de prematuridade e baixo peso ao nascer.

DIAGNÓSTICO LABORATORIAL

No período que o influenza está circulando, o diagnóstico pode ser baseado na clínica. Testes rápidos podem auxiliar no diagnóstico, porém tem limitada sensibilidade e valor preditivo, mas são importantes quando há necessidade de decisões rápidas para controle e tratamento. Falsos negativos podem ocorrer principalmente quando a atividade do influenza é alta e falsos positivos são comuns quando a atividade é baixa. Exame padrão-ouro é a reação de cadeia de polimerase (PCR) específica para cada tipo de influenza. A cultura viral da nasofaringe ou garganta também pode ser realizada, mas em centros com estrutura. Os resultados de ambos os métodos diagnósticos não são imediatos e a demora poderá prejudicar o prognóstico do paciente, porém são úteis em pesquisa e para identificação de cepa circulante. Sempre que possível, o raio x de tórax deve ser realizado para excluir pneumonia, além de hemograma e culturas de sangue e secreções para diagnóstico diferencial ou mesmo coinfecção.

TRATAMENTO

Uso precoce de antivirais, dentro das primeiras 24-48 horas, pode diminuir tempo e gravidade da doença. Os antivirais liberados para tratamento de influenza são inibidores da neuraminidase (oseltamivir ou zanamivir) e adamantanas (amantadina ou rimantadina), todos classificados como Categoria C na gestação.

Devido às evidências de resistência aos antivirais adamantanas nas cepas isoladas a partir de 2010, somente os inibidores de neuroaminidase têm sido indicados com comprovação de eficácia clínica. As doses utilizadas em gestantes e puérperas são: oseltamivir 75 mg 12/12h VO por 5 dias ou zanamivir 10 mg 2 inalações 12/12h por 5 dias.

Estudo realizado durante a epidemia de 2009 mostrou que 57% das gestantes que necessitaram de cuidados intensivos tinham iniciado o tratamento antiviral 4 dias após o início dos sintomas, comparando com 9% daquelas que iniciaram dentro dos 2 primeiros dias. Gestantes com suspeita de gripe devem receber rapidamente antivirais, independentemente de outros fatores de risco, severidade da doença, história ou testes diagnósticos.

PREVENÇÃO

Prevenção é a principal estratégia para controle da disseminação da doença, sendo dividida em medidas gerais e medicamentosas.

Medidas gerais

A lavagem de mãos, etiqueta respiratória, evitar ambientes fechados e não tocar na mucosa nasal, oral e ocular em ambientes públicos, entre outras medidas, são fundamentais para diminuir a circulação do vírus.

Quimioprofilaxia

Estudos demonstraram eficácia do uso profilático de inibidores da neuraminidase, na prevenção de sintomas relacionados à infecção por influenza A e B em adultos, de 72% a 82% com zanamivir e 78% a 89% com oseltamivir, reduzindo o risco de doença grave em pessoas não vacinadas. A quimioprofilaxia não substitui a aplicação da vacina, mas pode ser indicada para pessoas com grande risco de complicações por influenza ou profissionais de saúde que não realizaram a dose anual ou não podem realizar vacina devido a contraindicações por doença ou componente da fórmula. A posologia utilizada é: oseltamivir 75 mg/dia VO ou zanamivir 10 mg 2 inalações/dia por tempo médio de 10 dias, para pré e pós-exposição, podendo ser prolongado o tempo de uso em ambas as situações para casos especiais.

Vacinas

As vacinas influenza disponíveis atualmente são seguras e bastante eficazes na prevenção e controle da influenza.

VACINAS

Características

A composição da vacina é revisada e modificada semestralmente pela OMS, em função da prevalência mundial do vírus, com uma recomendação para os hemisférios Norte e Sul. Compostas por cepas de *Myxovirus influenza,* fracionados e inativados, duas do tipo A e uma do tipo B (vacina trivalente), são desenvolvidas em ovos de galinha embrionados, portanto podem conter proteínas de ovo residuais. Contêm, além disso, fenoxietanol e traços de neomicina, gentamicina ou polimixina, dependendo do laboratório fabricante. Timerosal não faz parte da composição da maioria das vacinas monodose em uso no Brasil. A vacina de vírus vivo atenuado nasal não é recomendada para gestantes. Essa apresentação não está disponível no Brasil.

A vacina trivalente, projetada para oferecer proteção contra 3 subtipos virais, é composta por influenza A H1N1, influenza A H3N2 e influenza B. A vacina quadrivalente, já preconizada pela OMS e que deverá substituir a trivalente até 2016, oferece também proteção contra uma segunda linhagem do subtipo B. Desde 2010, o A(H1N1) pdm09 está na composição das vacinas nos hemisférios Norte e Sul, em vacinas trivalentes ou quadrivalentes.

Como a composição muda a cada ano, a vacinação deve ser repetida anualmente. Cada 0,5 ml da vacina trivalente contém 45 µg de antígeno de influenza (15 µg de cada subtipo). Apresentações são em ampolas ou seringas, em doses individuais de 0,25 ml (apresentação pediátrica) e de 0,5 ml, e frascos de múltiplas doses, com líquido de aspecto transparente. Pode ser administrada por via intramuscular e, dependendo do laboratório produtor, via subcutânea. Devem ser conservadas entre 2 °C e 8 °C. Não podem ser congeladas.

Disponibilidade

A vacina está disponível na rede pública durante as campanhas de vacinação para os grupos considerados alvo pelo MS: crianças de 6 meses a menores de 5 anos, gestantes e puérperas, trabalhadores da saúde, povos indígenas, adultos maiores de 60 anos, população privada de liberdade e funcionários do sistema prisional, portadores de doenças crônicas não transmissíveis e portadores de outras condições clínicas especiais (doença respiratória crônica, doença cardíaca crônica, doença renal crônica, doença hepática crônica, doença neurológica crônica, diabetes, imunossupressão, obesos, transplantados e portadores de trissomias).

A vacinação para grupos de risco ocorre, em geral, entre os meses de abril e maio. Tanto a vacina trivalente como a quadrivalente estão disponíveis nas clínicas privadas, independentemente do grupo de risco e idade, a partir dos 6 meses de vida.

Eficácia e efetividade

A eficácia e a efetividade da vacina dependem principalmente da idade e da imunocompetência do vacinado e do grau de similaridade entre os vírus vacinais e os circulantes. Estudos realizados nos EUA em crianças e adolescentes têm demonstrado eficácia de 54% a 91% contra influenza A confirmada por laboratório. Em adultos menores de 65 anos de idade, estudos clínicos randomizados têm mostrado que a vacina previne aproximadamente entre 70% e 90% das infecções confirmadas por laboratório quando há similaridade entre as cepas vacinais e circulantes. A efetividade nessa faixa etária com fatores de risco é, em geral, menor do que a verificada em adultos saudáveis. Estudos realizados com a população de idosos têm demonstrado que, apesar da resposta menor ou de curta duração nessa faixa de idade, a vacinação anual está associada à redução significativa na morbimortalidade por influenza e o seu uso deve ser incentivado. Historicamente, a vacina tem uma eficácia contra a infecção por influenza A de 50% a 60% e de 70% contra o B, sendo efetiva após 10-14 dias da vacinação.

Nas campanhas de vacinação da gripe no Brasil, a partir da introdução da vacina para as crianças de 6 a 24 meses de idade, além de em gestantes e puérperas (2013), observou-se uma significativa diminuição no percentual de casos graves de influenza nesses grupos, em comparação com o ocorrido durante a pandemia de 2009.

Estudo de caso-controle realizado por Thompson *et al.* mostrou que em gestantes a vacina influenza reduz pela metade o risco de doença respiratória aguda confirmadamente causada pelo vírus, semelhante à efetividade observada nos adultos em geral. Além disso, também foi observado que gestantes vacinadas apresentaram uma menor incidência de prematuridade e de RN de baixo peso e que a vacinação da gestante proporcionou imunidade para o RN nos primeiros 6 meses de sua vida, com uma redução de 63% da doença laboratorialmente confirmada. Publicação de Dabrera *et al.*, de estudo realizado na Inglaterra, mostrou que a vacinação da gestante foi efetiva em prevenir a infecção pelo vírus em 71% dos lactentes até 6 meses de idade e em 64% na prevenção de hospitalização por gripe nessas crianças.

Considera-se a aquisição de anticorpos pelo RN através da circulação placentária materna a melhor estratégia de prevenção para essas crianças, já que a vacina não é liberada para uso em menores de 6 meses de idade.

Conforme os dados de metanálise publicados por Osterholm *et al.* em 2011, onde foram analisados 31 estudos, no período de 1967 a 2011, sobre a eficácia e efetividade das vacinas influenza, encontrou-se uma eficácia geral de 67% no período estudado. A população com maior benefício foi a de adultos entre 18 e 55 anos, HIV positivos (76%), adultos saudáveis entre 18 e 46 anos (70%) e crianças saudáveis com idade entre 6 e 24 meses (66%).

Recomendações e esquemas

A OMS recomenda que todos os países que tenham programas de vacinação para influenza incluam o grupo das gestantes como um dos prioritários. O Comitê Consultivo em Práticas de Imunizações (ACIP), do Centro de Controle de Doenças (CDC); o American College of Obstetricians and Gynecologists (ACOG); o Comitê Técnico Assessor em Imunizações (CTAI), do Ministério da Saúde; a Sociedade Brasileira de Infectologia (SBI); a Sociedade Brasileira de Imunizações

(SBIm); e, por fim, a Federação Brasileira das Associações de Ginecologia e Obstetrícia (FEBRASGO) recomendam a vacinação de rotina contra a influenza para todas as gestantes. O CDC preconiza a vacinação para influenza como elemento essencial de cuidado na preconcepção, no pré-natal e no pós-parto.

No Brasil, de 2010 a 2014, as coberturas vacinais nos grupos definidos pelo MS como alvos nas campanhas nacionais de vacinação da gripe têm se mantido acima da meta estabelecida de 80%, exceto para o grupo de gestantes e indígenas no ano de 2011. A estimativa para a campanha de 2014 era de vacinar 2.184.770 gestantes e 359.140 puerperas. Foram vacinadas 1.828.395 gestantes (84%) e 397.783 puérperas (110%). Nos EUA, em 2013, a cobertura de vacinação para influenza no grupo das gestantes foi de 40,7%. A meta do Healthy People 2020 é chegar a 80%.

Tarrant e Yuen, ao analizarem 45 estudos sobre gripe e vacina em gestantes de vários países, observaram que na maioria deles menos de 60% das gestantes tinham recebido a vacina da gripe e em um deles somente 2%. Concluíram que a recomendação do profissional da saúde é o preditor mais consistente para sua administração. Gestantes que tiveram recomendação de vacinação do seu médico apresentam de 20 a 100 vezes maior possibilidade de se vacinar. Além disso, os mesmos autores encontraram que as gestantes têm muitas dúvidas sobre a segurança e reações adversas da vacina. Em um dos estudos, 45% das gestantes achavam que a vacina não era segura e 80% acreditavam que podia causar defeitos congênitos. Estudo brasileiro realizado em 2010 por Kfouri e Ritchmann mostrou que, em amostra de 300 gestantes de hospital privado, 287 (95,7%) haviam se vacinado. Das 13 que não se vacinaram, 69,2% teriam se vacinado se seu médico as tivesse informado sobre a possibilidade de a vacina proteger o bebê. Os autores também concluíram que o receio da pandemia, a campanha do governo e a recomendação médica foram os principais motivos da ótima aceitação da vacina.

Para evitar oportunidades perdidas, os profissionais da saúde devem recomendar a vacina da gripe para a população-alvo durante as consultas de rotina, nos procedimentos ou em hospitalizações. Importante salientar a recomendação de vacinação dos profissionais da saúde, já que os dados são muito claros, demonstrando, além da proteção individual, uma diminuição na mortalidade dos pacientes. O CDC e a SBIm recomendam o uso da vacina influenza de forma universal, isto é, para todas as pessoas a partir dos 6 meses de idade.

Contraindicações e precauções

Alergia grave a qualquer componente da vacina contraindica seu uso, mesmo em grávidas. As pessoas com história de alergia a ovo que apresentem apenas urticária após a exposição podem receber a vacina influenza mediante adoção de medidas de segurança.

Em caso de ocorrência de síndrome de Guillain-Barré (SGB) no período de até 6 semanas após uma dose anterior, recomenda-se realizar avaliação médica criteriosa sobre benefício e risco da vacina antes da administração de uma nova dose.

Reações adversas

A vacina, por ser inativada, não tem capacidade de causar gripe como reação adversa.

Reações locais, febre, mialgias, cefaleia, sonolência e sensação de cansaço podem ocorrer nas primeiras 48 horas. Síndrome de Guillain-Barré foi temporalmente relacionada com a vacina, mas a relação causal é questionada. Reações alérgicas imediatas (urticária, angioedema, asma alérgica, anafilaxia) são extremamente raras. Tais reações resultam, provavelmente, de hipersensibilidade a certos componentes da vacina. Embora contenha pequena quantidade de proteína de ovo, essa proteína pode induzir reação de hipersensibilidade imediata em pessoas que apresentam alergia grave a ovo.

A análise das informações sobre vacinação de gestantes e mulheres que amamentam, independentemente do trimestre em que a vacina foi administrada, mostrou-se segura para a mãe e o bebê. Kharbanda *et al.* Demonstraram, por meio de estudo, que a vacina aplicada no primeiro trimestre de gestação não aumentou o risco de aborto espontâneo. Já Nordin *et al.* evidenciaram o não aumento de risco de reações alérgicas graves, celulite e certas condições neurológicas como convulsões, síndrome de Guillain-Barré, neurite óptica, mielite transversa ou paralisia de Bell.

A quantidade de timerosal nas vacinas influenza, quando presente, é muito baixa e já foi demonstrado em várias publicações que não há risco para a gestante ou para o feto.

Interações

As vacinas contra o vírus influenza não interferem com a resposta de vacinas inativadas ou atenuadas quando administradas simultaneamente ou com qualquer intervalo entre elas. Também não há relato de aumento de eventos adversos nessas situações. Ainda que a vacina possa alterar a depuração hepática de algumas drogas de uso comum (fenitoína, teofilina, varfarina), a magnitude dessas alterações não é clinicamente significativa.

Imunogenicidade, *mismatch* e produção

A imunogenicidade é um problema comum a todas as vacinas contra influenza disponíveis atualmente, sendo subótima em algumas populações de risco. Outro problema, também comum a todas elas, é a efetividade diminuída, de acordo com a correspondência (*mismatch*) dos vírus vacinais e os circulantes. As vacinas não oferecem proteção cruzada em caso de DRIFT. Em relação à produção, necessitam de longo tempo para fabricação, sendo a produção vulnerável devido à dependência dos estoques de ovos.

VIGILÂNCIA

A OMS, por meio do Programa Global de Influenza, monitora a atividade global da doença desde 1952, contando atualmente com 141 centros de referência em 111 países. No Brasil, a vigilância epidemiológica da influenza está organizada da seguinte forma:

- Vigilância sentinela da influenza para síndrome gripal (SG) e síndrome respiratória aguda grave (SRAG) em unidade de terapia intensiva.
- Vigilância universal de síndrome respiratória aguda grave (SRAG) de casos hospitalizados e óbitos por SRAG.
- Monitorização de hospitalização (SIH) e mortalidade (SIM) pelo CID-10: J09 ao J18.
- Investigação de surtos, óbitos e eventos incomuns suspeitos para influenza.

A vigilância da gripe é fundamental e tem como principais objetivos:

- Monitorizar prevalência dos tipos e subtipos circulantes.
- Estimar a morbimortalidade e perdas com a doença.
- Detecção rápida surtos.
- Controlar a doença com rápidas medidas preventivas.

MENSAGENS PARA LEMBRAR

- Contraindicada se houver história de reação anafilática grave à proteína do ovo e derivados.
- É necessária a vacinação anual, devido à queda nos níveis de anticorpos e à variação das cepas circulantes.
- Os anticorpos atingem níveis protetores 14 dias após a vacinação.
- Vacinas trivalentes protegem contra cepas A-H1N1, A-H3N2 e B linhagem Victoria ou Yamagata.
- Vacinas tetravalentes protegem contra cepas A-H1N1, A-H3N2, B Victoria e B Yamagata.
- Grupos prioritários para vacinação: gestantes, puérperas até 45 dias, indivíduos com mais de 60 anos, portadoras de doenças crônicas e imunocomprometidas, profissionais da saúde, indígenas e mulheres privadas de liberdade.

Bibliografia

Bednarczyk RA, Adjaye-Gbewonyo D, Omer SB. Safety of influenza immunization during pregnancy for the fetus and the neonate. Am J Obstet Gynecol 2012; 207:S38-46.

Bellei N, Melchior TB. H1N1: pandemia e perspectiva atual. J Bras Patol Med Lab 2011; 47(6):611-617.

Benowitz I, Esposito DB, Gracey KD et al. Influenza vaccine given to pregnant women reduces hospitalization due to influenza in their infants. Clin Infect Dis 2010; 51:1355-1361.

Brasil, Ministério da Saúde. Boletim Epidemiológico Secretaria de Vigilância em Saúde. Ministério da Saúde. Influenza: informe 2009 a 2011. Disponível em: http://portalsaude.saude.gov.br/images/pdf/2014/maio/22/informe-influenza-2009-2010-2011-2012.pdf. Acesso em 27 de dezembro de 2014.

Brasil, Ministério da Saúde. Boletim Epidemiológico Secretaria de Vigilância em Saúde – Ministério da Saúde Influenza: Monitoramento até a Semana Epidemiológica 52 de 2013. Disponível em: http://portalsaude.saude.gov.br/images/pdf/2014/maio/22/boletim-influenza-se52de2013-220514.pdf. Acesso em 27 de dezembro de 2014.

Brasil, Ministério da Saúde. Calendário Nacional de Vacinação (27 de junho 2014). Disponível em: http://portalsaude.saude.gov.br/index.php/o-ministerio/principal/leia-mais-o-ministerio/197-secretaria-svs/13600-calendario-nacional-de-vacinacao. Acesso em 27 de dezembro de 2014.

Brasil, Ministério da Saúde: Norma técnica para Vigilância de Influenza. Disponível em: http://portalsaude.saude.gov.br/index.php/normatizacoes-e-tecnicas. Acesso em 27 de dezembro de 2014.

Brokhof MM, Foster SL, Hayney MS. New Options for Influenza Vaccines Quadrivalent, Recombinant, and Cell Culture. J Am Pharm Assoc. 2013; 53(5):545-549.

Carcione D, Blyth CC, Richmond PC, et al. Safety surveillance of influenza vaccine in pregnant women. Aust N Z J Obstet Gynaecol 2013; 53:98-99.

Centers for Disease Control and Prevention. Antiviral Agents for the Treatment and Chemoprophylaxis of Influenza. Recommendations of the Advisory Committee on Immunization Practices (ACIP). MMWR 2011; 60:1.

Centers for Disease Control and Prevention. Atkinson W, Wolfe S, Hamborsky J, eds. Epidemiology and Prevention of Vaccine-Preventable Diseases. 12th ed., second printing. Washington DC: Public Health Foundation, 2012.

Centers for Disease Control and Prevention. Prevention and Control of Seasonal Influenza with Vaccines: Recommendations of the Advisory Committee on Immunization Practices (ACIP) 2014–15 Influenza Season. MMWR2014; 63(32):691-697.

Committee on Obstetric Practice and Immunization Expert Work Group - American College of Obstetricians and Gynecologists. Influenza Vaccination During Pregnancy. Obstet Gynecol 2014; 124:648-651.

Eick AA, Uyeki TM, Klimov A, et al. Maternal influenza vaccination and effect on influenza virus infection in young infants. Arch Pediatr Adolesc Med 2011; 165: 104-111.

Hannoun C. The Evolving History of Influenza Viruses and Influenza Vaccines Expert Rev Vaccines. 2013; 12(9): 1085-1094.

Kfouri RA, Richtmann R. Vacinação contra o vírus influenza em gestantes: cobertura da vacinação e fatores associados. Einstein. 2013; 11(1):53-57.

Kharbanda EO, Vazquez-Benitez G, Lipkind H et al. Vaccine Safety Datalink. Inactivated influenza vaccine during pregnancy and risks for adverse obstetric events. Obstet Gynecol. 2013; 122(3):659-667.

Legge A, Dodds L, MacDonald NE et al. Rates and determinants of seasonal influenza vaccination in pregnancy and association with neonatal outcomes. CMAJ 2014; 186(4):E157-164.

Madhi SA, Cutland CL, Kuwanda L et al. Influenza vaccination of pregnant women and protection of their infants. N Engl J Med 2014; 371:918-931.

Moro PL, Broder K, Zheteyeva Y et al. Adverse events in pregnant women following administration of trivalent inactivated influenza vaccine and live attenuated influenza vaccine in the Vaccine Adverse Event Reporting System, 1990–2009. Am J Obstet Gynecol 2011; 204: 146.e1-7.

Noh JY, Kim WJ. Influenza Vaccines: Unmet Needs and Recent Developments. Infect Chemother 2013; 45(4): 375-86.

Nordin JD, Kharbanda EO, Vazquez-Benitez G et al. Maternal influenza vaccine andrisks for preterm or small for gestational age birth. Journal of Pediatrics 2014; 164(5):1051-1057.

Nordin JD, Kharbanda EO, Vazquez-Benitez G et al. Maternal safety of trivalent inactivated influenza vaccine in pregnant women. Obstet Gynecol 2013; 121(3): 519-525.

Osterholm MT, Kelley NS, Sommer A et al. Efficacy and effectiveness of influenza vaccines: a systematic review and meta-analysis. Lancet Infect Dis 2012; 12(1): 36-44.

Pastore APW, Prates C, Gutierrez LLP. Implicações da influenza A/H1N1 no período gestacional. Scientia Medica (Porto Alegre) 2012; 22 (1):53-58.

Rasmussen SA, Jamieson DJ. 2009 H1N1 influenza and pregnancy--5 years later.N Engl J Med 2014; 371(15): 1373-1375.

Reperant LA, Rimmelzwaam GF, Osterhaus ADME. Advances in influenza vaccination F1000 Prime Reports 2014, 6:47.

Schlaudecker EP, Steinhoff MC, Omer SB et al. IgA and neutralizing antibodies to influenza A virus in human milk: a randomized trial of antenatal influenza immunization. PLoS One 2013; 8(8):e70867.

Shavell VI, Moniz MH, Gonik B, et al. Influenza immunization in pregnancy: overcoming patient and health care provider barriers. Am J Obstet Gynecol 2012; 207: S67-74.

Thompson MG, Li DK, Shifflett P. et al. Effectiveness of seasonal trivalent influenza vaccine for preventing influenza virus illness among pregnant women: a population-based case-control study during the 2010-2011 and 2011-2012 influenza seasons. Clin Inf Dis 2014; 58(4):449-457.

Yudin MH. Risk management of seasonal influenza during pregnancy: current perspectives. International Journal of Women's Health 2014; 6:681-689.

Yudin MH, Salaripour M, Sgro MD. Pregnant women's knowledge of influenza and the use and safety of the influenza vaccine during pregnancy. J Obstet Gynaecol Can 2009; 31:120-125.

Capítulo 13

Doenças Pneumocócicas

Rosana Richtmann

A DOENÇA PNEUMOCÓCICA

A infecção do trato respiratório inferior, incluindo especialmente a pneumonia adquirida na comunidade, é uma das principais causas de morte em todo o mundo. Há aproximadamente 1,6 milhão de mortes/ano em adultos com idade superior a 59 anos. O agente mais envolvido nessas infecções é o *Streptococcus pneumoniae*, conhecido como pneumococo. Dependendo da região geográfica em que o indivíduo se encontra, o risco de morte decorrente de pneumonia pneumocócica pode variar. Por exemplo, estima-se que nos países desenvolvidos o risco de morte por pneumonia pneumocócica seja menor que em países mais pobres. Estudo realizado com dados de 31 países da América Latina mostra que em pacientes com idade ≥ 65 anos a pneumonia adquirida na comunidade (PAC) é a terceira causa de morte, sendo que nos Estados Unidos da América é considerada a oitava.

Como sabemos, o pneumococo está envolvido em múltiplas infecções, desde otite média aguda até infecções mais severas e invasivas, como a pneumonia bacteriêmica e a meningite. O pico de incidência das infecções relacionadas ao pneumococo acontece nos lactentes (< 2 anos de idade) e nos pacientes acima de 65 anos, sendo considerada a idade o principal fator de risco para o desenvolvimento da doença pneumocócica invasiva. Adicionalmente, pessoas com certas condições clínicas, como doença crônica cardíaca, pulmonar ou hepática, também apresentam risco mais elevado para pneumonia pneumocócica. Do mesmo modo, pacientes com AIDS, transplantados, pessoas que recebem terapia com drogas imunossupressoras e diabéticos também têm risco mais elevado para doença pneumocócica. A Tabela 13.1 resume a carga do risco de doença invasiva pneumocócica em relação às diferentes condições clínicas. Outros fatores de risco, como alcoolismo, tabagismo, asma, asplenia, estão mais associados às pneumonias pneumocócicas.

A pneumonia pneumocócica classicamente se apresenta como pneumonia lobar bacteriana. O pneumococo pode ser carreado na nasofaringe de forma assintomática em cerca de 40% a 50% das pessoas em qualquer momento. A doença invasiva, definida pelo isolamento do S. pneumoniae de um local normalmente estéril (por exemplo, sangue, líquido cefalorraquidiano, mas não expectoração), mais comumente ocorre quando da aquisição de

TABELA 13.1. Influência da doença crônica na incidência de doença pneumocócica invasiva em adultos

Doença	*Casos/100 mil pessoas*	*Aumento do risco (vezes)*
Adulto saudável	9	0
Diabetes	51	5,8
Doença pulmonar crônica	63	7,1
Cardiopatia crônica	94	10,6
Alcoolismo	100	11,3
Câncer de órgão sólido	300	34,1
HIV/AIDS	423	48,1
Câncer hematológico	503	57,1

um novo sorotipo. A colonização pelo pneumococo é mais comum em crianças do que em adultos, sendo os lactentes os principais responsáveis pela maioria dos sorotipos novos introduzidos a uma população fechada. Colonização pneumocócica assintomática em crianças tem sido implicada como um reservatório de cepas resistentes à penicilina. No entanto, cepas resistentes não parecem ser facilmente transmitidas aos adultos, conforme ilustrado em um estudo de um kibutz em Israel. Por meio da determinação da sorotipagem e utilizando campo pulsado de gel de eletroforese (*pulsed field eletrophoresis*), para determinar o parentesco dos pneumococos, não foi demonstrado que as crianças em creches transmitiram suas cepas resistentes aos seus pais ou outros adultos no kibutz.

A carga da doença pneumocócica nas crianças é mais bem estudada que nos adultos. Da mesma forma, já temos dados indiscutíveis sobre o impacto da introdução das vacinas antipneumocócicas conjugadas na redução drástica do número de casos de doença pneumocócica e consequente redução de mortes relacionadas a esse patógeno nessa população. As vacinas conjugadas trazem ainda o grande benefício de reduzir o estado de portador do pneumococo em nasofaringe. Com isso, há uma redução na circulação do pneumococo na população geral e proteção indireta dos comunicantes diretos das crianças vacinadas. Assim, dados apresentados por países que já estão vacinando as crianças desde 2000 relevam um impacto na diminuição de casos e morte na população não vacinada, em praticamente todas as faixas etárias, incluindo os maiores de 65 anos. A este fenômeno dá-se o nome de "proteção de grupo" ou "herd immunity" ou "proteção de rebanho".

Em relação à pneumonia pneumocócica na população adulta, a previsão desse agravo à saúde para um futuro próximo merece uma importante reflexão. A população global > 60 anos deverá triplicar por volta de 2050. Segundo estimativas de projeção, em 2005 esse número era de 673 milhões e deverá ser de 2 bilhões em 2050. Tal incremento do número de idosos será ainda maior, proporcionalmente, nos países menos desenvolvidos em relação aos países que hoje já apresentam melhor nível de desenvolvimento. Por esse dado, é fácil imaginar o enorme impacto social, médico e econômico que isso representa. Em relação às doenças imunopreveníveis, sabemos que a melhor estratégia de prevenção e economicamente de custo/benefício será a implantação de vacinas eficazes.

Isturiz *et al.* publicaram uma revisão sobre a importância clínica e econômica da pneumonia na população adulta na América Latina. Nesse estudo, o S. pneumoniae se demonstrou o patógeno mais comumente implicado na pneumonia adquirida na comunidade (PAC), sendo identificado em 35% dos casos. *S. aureus* foi o segundo agente encontrado em 17% dos casos com cultura positiva. Entre os germes atípicos, o *Mycoplasma pneumoniae* foi o mais encontrado em 13%, *Chlamydia pneumoniae* em 6% e a *Legionella pneumoniae* em 3%.

No Brasil, estima-se que a incidência de pneumonia anual seja de 1.920.000 casos. A Tabela 13.2 resume a incidência de pneumonia/100 mil habitantes ≥ 50 anos de idade admitidos no hospital, entre os anos de 2000 e 2007. Analisando esses dados, fica muito nítida a carga da pneumonia pneumocócica, especialmente na população mais velha, acima de 70 anos, com aumento de 5,2% e 33% na incidência de hospitalização por PAC nos adultos com idade de 70 a 79 anos e ≥ 80 anos, respectivamente, quando analisamos o ano 2000 em comparação com 2007. PAC foi a segunda causa mais frequente de hospitalização no Brasil em 2003.

TABELA 13.2. Incidência no Brasil de pneumonia/100 mil habitantes ≥ 50 anos de idade admitidos no hospital, entre os anos de 2000 e 2007

Idade	*2000*	*2001*	*2002*	*2003*	*2004*	*2005*	*2006*	*2007*
50-59	400	358	316	309	330	296	299	299
60-69	651	586	517	526	599	526	526	524
70-79	1.134	1.096	1.013	1.067	1.241	1.115	1.150	1.193
≥ 80	2.171	2.162	2.078	2.256	2.716	2.556	2.684	2.895

Outro dado relevante relacionado ao impacto econômico da PAC é que pelo menos 50% dos pacientes com PAC necessitam de hospitalização na América Latina, incluindo dados brasileiros. Essa mesma análise em outros países pelo mundo nos mostra que, nesses locais, 80% dos casos de PAC são tratados de forma ambulatorial. Temos escassez de leitos hospitalares em nosso país, sendo este um dado que merece uma reflexão especial em relação ao futuro. Assim, fica clara a necessidade de medidas preventivas eficazes no combate da PAC, como a implantação de vacinas pneumocócicas eficazes, como exemplo mais promissor.

Em relação à resistência do pneumococo à penicilina, vemos de forma universal um aumento progressivo dos níveis de resistência. Segundo Brandileone *et al.*, ocorreu, nos últimos anos, um aumento substancial dos níveis de resistência do pneumococo no nosso país: 300% em relação à resistência plena e de 61% em relação à resistência intermediária. Importante ressaltar que nesse estudo a maioria das cepas de pneumococo analisadas era oriunda de casos de meningite, sendo liquor e sangue os principais materiais biológicos estudados. Felizmente, dispomos de dados sobre sensibilidade do pneumococo na América Latina, coletados a partir de estudos multicêntricos como o SENTRY (congrega dados de sete países da América Latina) e o SIREVA que é pan-americano. O SIREVA também nos garante informação sobre quais sorotipos circulam no nosso meio e, a partir desses dados, imaginar qual seria o benefício e cobertura de vacinas antipneumocócicas a serem incorporadas. A Tabela 13.3 apresenta a sensibilidade do *S. pneumoniae* em relação à penicilina e ceftriaxona nas cepas brasileiras, analisadas pelo SIREVA. Em relação aos dados de resistência ao cloranfenicol, eritromicina e sulfametoxazol-trimetoprima, observou-se estabilidade do perfil de sensibilidade ao cloranfenicol e eritromicina, porém aumento de resistência SMT-TMP, entre os anos 2000 e 2005, de 33% para 54,5%, respectivamente.

Em janeiro de 2008, o Clinical and Laboratory Standards Institute (CLSI) fez uma revisão dos pontos de corte da concentração inibitória mínima (CIM) da penicilina para o *S. pneumoniae*. O novo breakpoint do *S. pneumoniae* para penicilina em infecção não meningite aumentou da seguinte forma: sensível = 2 mg/ml; intermediário = 4 mg/ml; resistente = 8 mg/ml. Adotando-se esse novo ponto de corte, as cepas de pneumococo que eram consideradas em 68% sensíveis passam a ser consideradas com a sensibilidade de 93%, levando em conta esse novo ponto de corte nas cepas isoladas e analisadas pelo SIREVA.

Tabela 13.3. Porcentagem de sensibilidade do *S. pneumoniae* em não meningites no Brasil, em 2012, segundo estudo SIREVA

Idade	*N. de isolados*	*Penicilina não meningites (%)*			*Ceftriaxona não meningites*		
		S	I	R	S	I	R
15 - 50 a	181	96,7	3,3	0,0	97,2	2,8	0,0
≥ 50 a	252	95,6	4,4	0,0	96,4	3,6	0,0

TABELA 13.4. Porcentagem de sensibilidade do *S. pneumoniae* em meningites no Brasil, em 2012, segundo estudo SIREVA

Idade	*N. de isolados*	*Penicilina meningites (%)*		*Ceftriaxona meningites*		
		S	R	S	I	R
15- 50 a	189	80,4	19,6	92,0	4,3	3,7
≥ 50 a	121	95,6	0,0	89,3	5,0	5,8

As vacinas antipneumocócicas já se mostraram eficazes em reduzir as taxas de doença pneumocócica invasiva na população pediátrica e indiretamente na população adulta, pela diminuição da circulação do pneumococo na população amplamente vacinada.

VACINAÇÃO NOS ADULTOS

Temos vacinas antipneumocócicas polissacarídicas e conjugadas.

As principais diferenças entre essas vacinas são as seguintes:

Características das vacinas polissacarídicas:

- Só podem ser usadas a partir dos 2 anos de idade.
- Não conferem memória imunológica.
- Não apresentam efeito "Booster".
- Podem estar relacionadas à hiporresposta imune.
- Não reduzem o estado de portados em nasofaringe.
- Não levam à proteção de grupo (efeito indireto).
- Apresentam proteção por tempo limitado.

Características das vacinas conjugadas:

- Efetivas a partir dos 2 meses de idade.
- Comprovada proteção de grupo (proteção indireta de grupos não vacinados).
- Proteção por tempo prolongado.
- Reduzem o estado de portador de nasofaringe.
- Não relacionada à hiporresposta.
- Induzem a memória imunológica e efeito "Booster".

Os esforços para desenvolver vacinas antipneumocócicas eficazes começaram por volta de 1911. No entanto, com o advento da penicilina na década de 1940, o interesse na vacina diminuiu, porém observou-se que muitos pacientes ainda morriam, a despeito do tratamento com antibióticos. Até que no final dos anos 1960 foram novamente reunidos esforços para desenvolver uma vacina antipneumocócica polivalente.

A vacina antipneumocócica polissacarídica 23-valente – VPP 23V (que inclui os sorotipos 1, 2, 3, 4, 5, 6B, 7F, 8, 9N, 9V, 10A, 11A, 12F, 14, 15B, 17F, 18C, 19A, 19F, 20, 22F, 23F, 33F) passou a ser utilizada a partir de 1984 em vários países, inclusive no Brasil. O Ministério da Saúde do Brasil disponibiliza gratuitamente através dos centros de referência para imunobiológicos especiais (CRIEs) essa vacina. É aplicada em dose única intramuscular em pessoas com mais de 2 anos de idade. É muito pequena sua capacidade imunogênica em crianças com menos de 2 anos. Nos idosos, os níveis de anticorpos decrescem bastante após 5 anos, quando deverá ser aplicada a segunda e última dose.

A vacina antipneumocócica conjugada heptavalente (que inclui os sorotipos 4, 6B, 9V, 14, 18C, 19F, 23F) foi licenciada nos Estados Unidos em 2000 e constituiu uma grande conquista na prevenção da doença pneumocócica invasiva em crianças vacinadas, proporcionando proteção duradoura através do desenvolvimento de memória imunológica, reduzindo não somente o número de infecções, mas também o número de portadores do pneumococo.

Atualmente, existem duas vacinas conjugadas para o pneumococo: a vacina 10-valente com cobertura adicional para sorotipos 1, 5 e 7F, que foi introduzida em 2010 no Programa Nacional de Imunizações (PNI) no Brasil apenas para as crianças aos 2, 4 e 6 meses de vida, com um reforço aos 15 meses de vida; e a vacina pneumocócica conjugada 13-valente, que amplia a cobertura da heptavalente para os sorotipos 1, 3, 5, 6A, 7F e 19A, indicada para qualquer idade e no momento presente somente nas clínicas particulares de vacinação.

Em crianças norte-americanas com menos de 6 anos de idade, os sorotipos presentes na vacina heptavalente correspondem aos pneumococos responsáveis por aproximadamente 88% dos casos de bacteremia, 82% dos casos de meningite e 70% dos casos de otite média. Nos EUA, com o uso dessa vacina, a diminuição da frequência de infecções pneumocócicas invasivas foi de 24,3 casos por 100 mil habitantes em 1998 e 1999, para 17,3 casos por 100 mil habitantes da população estudada em 2001, sendo predominante o declínio da incidência em crianças com menos de 2 anos de idade, nas quais houve redução de 69% na taxa de frequência da doença. Ocorreu também diminuição nos adultos não vacinados, fenômeno conhecido como vacinação de rebanho.

Assim, as únicas vacinas disponíveis para os adultos são a vacina polissacarídica 23V e a vacina conjugada 13-valente. Não há estudos com a vacina 10-valente na população de adolescentes e adultos.

A Sociedade Brasileira de Imunização (SBIm) recomenda o seguinte esquema para a proteção contra o pneumococo no calendário da mulher e da idosa (> 60 anos) 2014/15:

Mulheres > 60 anos: vacinação de rotina pneumo 13V (VPC13) e após 6 a 12 meses uma dose da vacina polissacarídica 23V (VPP23) iniciar sempre com uma dose da VCP 13V e após seis a 12 meses uma dose da VPP 23V. Para aquelas que já receberam a VPP23, recomenda-se o intervalo de um ano para a aplicação da VCP13 e de 5 anos para a aplicação da segunda dose da VPP23, com intervalo mínimo de 2 meses entre elas. Para as que já receberam duas doses da VPP23, recomenda-se uma dose da VCP13, com intervalo de um ano após a última dose da VPP23. Se a segunda dose da VPP23 foi aplicada antes dos 65 anos, recomenda-se uma terceira dose depois dessa idade, com intervalo mínimo de 5 anos da última dose. Essas vacinas não estão disponíveis na rede pública, apenas a VPP23, que pode ser encontrada nos CRIEs para pacientes em situação especial. A VPC13 está licenciada a partir dos 50 anos de idade, ficando a critério do médico sua recomendação nessa faixa etária. A VCP13 e a VPP23 são vacinas inativadas, portanto, sem riscos teóricos para a gestante e o feto. Devem ser recomendadas para gestantes de alto risco para a doença pneumocócica, não imunes previamente.

As recomendações mais atuais do Advisory Committee on Immunization Practices (ACIP) baseada nos novos estudos de eficácia da VCP 13V – (Estudo CAPITA) e nos demais estudos de imunogenicidade para ambas as vacinas é a seguinte:

Pessoas com idade ≥ 65 anos e NUNCA vacinadas para pneumococo:

Iniciar sempre com a uma dose da VCP 13V e após 6-12 meses uma dose da VPP 23V.

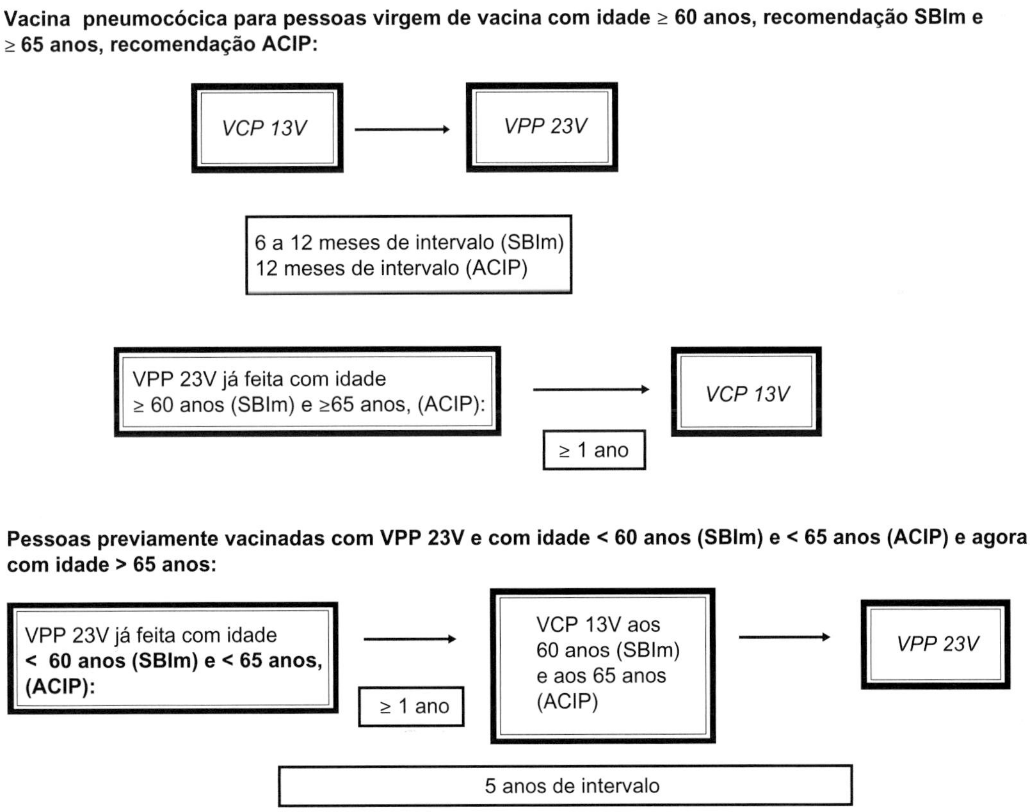

Abreviaturas:
VCP 13V: vacina pneumocócica conjugada 13 valente
VPP 23V: vacina pneumocócica polissacarídica 23 valente
SBIm: Sociedade Brasileira de Imunizações
ACIP: Advisory Committee in Immunization Practices.

FIGURA 13.1. Recomendação dos intervalos de vacinação contra o pneumococo em adultos.

Pessoas com vacinação previa com a VPP 23V:

Com ≥ 65 anos com 1 ou mais doses previas da VPP 23V – receber uma dose da VCP 13V (ao menos 1 ano após a VPP 23V) e uma segunda dose da VPP 23V, se a primeira tiver sido feita antes dos 65 anos, após 5 anos da dose prévia da VPP 23V.

A VPC 13V para pessoas em qualquer idade, se apresentarem condições de risco para doença pneumocócica, como imunodeficiência, asplenia funcional ou anatômica, fístula liquórica ou implante coclear. Ela pode ser coadministrada com outras vacinas recomendadas no calendário da mulher, como gripe, tríplice viral, tríplice bacteriana tipo adulto etc.

CONCLUSÃO

O *S. pneumoniae* é ainda uma importante causa de hospitalização e morte na população adulta da América Latina e do Brasil. Com a previsão do envelhecimento da população para os próximos anos, esse problema tende a aumentar. Além disso, teremos de enfrentar o aumento da resistência do pneumococo à penicilina e derivados, dificultando a terapêutica ambulatorial e hospitalar. A falta de dados epidemiológicos sobre a carga da doença pneumocócica na população adulta no nosso meio leva a uma menor discussão do problema com as autoridades de saúde pública, podendo retardar decisões preventivas fundamentais. Temos sempre de valorizar muito estudos como o SIREVA e SENTRY que mapeiam nosso país em relação ao pneumococo, mas há certa limitação em relação à pneumonia, devido ao número restrito de cepas isoladas nesse tipo de infecção. A vacina deve ser estimulada rotineiramente para todas as mulheres com idade ≥ 60 anos, sendo o esquema idealmente recomendado de uma dose da VPC 13V, seguida por uma dose da VPP 23V, com intervalo de 6 a 12 meses entre elas. Para as mulheres com condições especiais de risco para doença pneumocócica, as vacinas devem ser administradas em qualquer idade. As vacinas pneumocócicas apresentam-se muito seguras, sendo uma grande arma na prevenção da pneumonia e demais doenças relacionadas ao pneumococo.

MENSAGENS PARA LEMBRAR

- A vacinação pode prevenir as formas graves de pneumonia, meningite e bacteremia, causadas pela bactéria *Streptococcus pneumoniae.*
- Essas doenças são mais frequentes a partir de 60 anos de idade e em portadoras de comorbidade em qualquer idade, como: asma grave, doença crônica no coração, fígado, rins e pulmão, diabetes, câncer, HIV e outras.
- A vacina pneumocócica 23-valente está disponível gratuitamente na rede pública de saúde para idosos institucionalizados e com doenças crônicas.
- A vacina pneumocócica conjugada 13-valente está disponível somente nas clínicas privadas de vacinação. Aprovada em bula para maiores de 50 anos de idade.
- Recomenda-se iniciar a vacinação com a vacina pneumocócica 13-valente e seis a 12 meses após uma dose da vacina pneumocócica 23-valente.

Bibliografia

Austrian, R. Some aspects of the pneumococcal carrier state. J Antimicrob Chemother 1986; 18 Suppl A:35.

Boken, DJ, Chartrand, SA, Goering, RV et al. Colonization with penicillin-resistant Streptococcus pneumoniae in a child-care center. Pediatr Infect Dis J 1995; 14:879.

Borer, A, Meirson, H, Peled, N et al. Antibiotic-resistant pneumococci carried by young children do not appear to disseminate to adult members of a closed community. Clin Infect Dis 2001; 33:436.

Brandileone MC, Casagrande ST, Guerra ML, Zanella RC, de Andrade AL, Di Fabio JL. Increase in penicillin resistance of invasive Streptococcus pneumonia in Brazil after 1999. J Antimicrob Chemother 2005; 56:437-9.

Centers for Disease Control and Prevention. Direct and indirect effects of routine vaccination of children with 7-valent pneumococcal conjugate vaccine on incidence of invasive pneumococcal disease—UnitedStates, 1998–2003. MMWR Morb Mortal Wkly Rep 2005; 54:893-7. R.E.

Clinical and Laboratory Standards Institute. Performance standards for antimicrobial susceptibility testing; Eighteenth informational supplement. CLSI document M100-S18. Wayne, PA: Clinical and Laboratory Standards Institute; 2008.

de Roux, A, Cavalcanti, M, Marcos, MA et al. Impact of alcohol abuse in the etiology and severity of community-acquired pneumonia. Chest 2006; 129:1219.

Diretriz para pneumonias adquiridas na comunidade (PAC) em adultos imunocompetentes. J Bras Pneumol 2009; 35(6):574-601.

Franca SA, Carvalho CRR. Effectiveness, safety and tolerability of gatifloxacin, a new 8-methoxyfluoroquinolone, in the treatment of outpatients with community-acquired pneumonia: a Brazilian study. Braz J Infect Dis 2002; 6:157-63.

Hussain M, Melegaro A, Pebody RG et al. A longitudinal household study of Streptococcus pneumoniae nasopharyngeal carriage in a UK setting. Epidemiol Infect 2005; 133:891.

Informe Regional de SIREVAII, 2012: datos por pais y por grupos de edad sobre las caracteristicas de los aislamientos de Streptococcus pneumoniae, Haemophilus influenzae y Neisseria meningitidis, em procesos invasores. Washington, DC:OPS, 2013.

Isturiz RE et al. Clinical and economic burden of pneumonia among adults in Latin America. Int J Infect Dis (2010), doi:10.1016/j.ijid.2010.02.2262.

Jardim JR, Rico G, de La Roza C, Obispo E, Urueta J, Wolff M et al. [A comparison of moxifloxacin and amoxicillin in the treatment of community-acquired pneumonia in Latin America: results of a multicenter clinical trial]. Arch Bronconeumol 2003; 39: 387-93.

Kobayashi M et al. Intervals Between PCV13 and PPSV23 Vaccines: Recommendations of the Advisory Committee on Immunization Practices (ACIP). MMWR; 2015 / 64(34);944-947

Kung HC, Hoyert DL, Xu J, Murphy SL. Deaths: final data for 2005. Natl Vital Stat Rep 2008; 56:1-120.

Kyaw MH, Rose CE Jr, Fry AM, et al. The influence of chronic illnesses on the incidence of invasive pneumococcal disease in adults. J Infect Dis. 2005;192: 377-386.

Ministério da Saúde. DATASUS — Departamento de Informática do SUS: disponível no site: http://www.datasus.gov.br. (accessed December, 2014).

Murray CJ, Lopez AD. Mortality by cause for eight regions of the world: Global Burden of Disease Study. Lancet 1997;349:1269–76.

Nuorti JP, Butler JC, Farley MM et al. Cigarette smoking and invasive pneumococcal disease. N Engl J Med 2000; 342:681.

Pan American Health Organization. The ten leading causes of death in countries of the Americas. 2008 ed. Washington, DC: PAHO; 2012.

Regev-Yochay G, Raz M, Dagan R, et al. Nasopharyngeal carriage of Streptococcus pneumoniae by adults and children in community and family settings. Clin Infect Dis 2004; 38:632.

SBIm. www.sbim.org.br/ calendarios-sbim-mulher-2014-2015.

Sociedade Brasileira de Pneumologia e Tisologia. Consenso brasileiro de pneumonias em indivíduos adultos imunocompetentes. [Part1]: Community acquired pneumonia (CAP)]. J Pneumologia 2001; 27(Suppl1):S3-21.

Talbot TR, Hartert TV, Mitchel E et al. Asthma as a risk factor for invasive pneumococcal disease. N Engl J Med 2005; 352:2082.

Tomczyk S, Bennett N, Stoecker C et al. Use of 13-valent pneumococcal conjugate vaccine and 23-valent polysaccharide vaccine among adult age ≥ 65 years: recommendations of the advisory committee on immunization Practices (ACIP). MMWR; 2014, 63 (37): 822-825.

United Nations. World population prospects: the 2006 revision. Report No. ST/ ESA/SER.A/261/ES. New York, NY: United Nations; 2007.

Whitney CG, Farley MM, Hadler J, Harrison LH, Bennett NM, Lynfield R, et al. Decline invasive pneumococcal disease after the introduction of protein – polysaccharide conjugate vaccine. N Engl J Med 2003;348: 1737-46.

World Health Organization. The global burden of disease: 2010 update. Geneva, Switzerland: World Health Organization; 2013.

World Health Organization, Pneumococcal conjugate vaccine for childhood immunization — WHO position paper. Wkly Epidemiol Rec 2012; 87:129-144.

Capítulo 14

Doenças Meningocócicas

Marco Aurélio Palazzi Sáfadi

INTRODUÇÃO

O meningococo (*Neisseria meningitidis*), entre os patógenos causadores de meningite bacteriana, apresenta várias peculiaridades, causando doença endêmica e também epidêmica, além de constantes mudanças em sua epidemiologia.

Poucas doenças têm tanto poder de causar pânico entre a população como a doença meningocócica (DM), principalmente pela sua evolução muito rápida e, em algumas situações, pela sua gravidade e letalidade, assim como pelo seu potencial caráter epidêmico. Aproximadamente 500 mil casos de doença meningocócica invasiva ocorrem todo ano no mundo, deixando cerca de 60 mil pacientes com sequelas permanentes, resultando em mais de 50 mil mortes. Os lactentes, pela ausência de anticorpos protetores, apresentam, de maneira geral, as maiores taxas de incidência da doença. Entretanto, a doença afeta, potencialmente, todas as faixas etárias. Todas essas características fazem com que a possibilidade de prevenção dessa infecção, por meio de vacinas, assuma fundamental importância.

BACTERIOLOGIA

A *Neisseria meningitidis* é um diplococo Gram-negativo, aeróbio, imóvel, pertencente à família Neisseriaceae. O meningococo possui uma cápsula polissacarídica, uma membrana externa, uma membrana citoplasmática, uma camada de peptidioglicano e a massa protoplasmática interna. Fímbrias estendem-se da membrana externa, através da cápsula, para o exterior. A composição antigênica da cápsula polissacarídica permite a classificação do meningococo em 12 diferentes sorogrupos: A, B, C, H, I, K, L, W, X, Y, Z e E. Os sorogrupos A, B, C, Y, W e X são responsáveis por virtualmente todos os casos de doença, infectando apenas humanos. Os meningococos são também classificados em sorotipos, sorossubtipos e imunotipos, de acordo com a composição antigênica das proteínas de membrana externa (OMP) PorB, PorA e dos lipopolissacarídeos (LPS), respectivamente.

Os meningococos demonstraram ter a capacidade de permutar o material genético responsável pela produção da cápsula e assim alterar o sorogrupo de B para C ou vice-versa. A eletroforese enzimática *multilocus* foi, durante algum tempo, o método de eleição para a genotipagem do meningococo, tendo sido usado para a caracterização dos tipos eletroforéticos (ET) ou subgrupos (nos casos de cepas do sorogrupo A). Essa técnica foi substituída pela tipagem genética sequencial *multilocus* (MLST), baseada em polimorfismos em múltiplos genes e usada atualmente para monitorar a epidemiologia global da doença meningocócica, permitindo evidenciar a permuta capsular entre cepas de menigococo.

PATOGÊNESE E IMUNIDADE

A *Neisseria meningitidis* coloniza e infecta apenas a nasofaringe do homem. O meningococo é transmitido de pessoa a pessoa pelo contato com secreções respiratórias (p. ex., ao compartilhar uma bebida em um mesmo copo, pelo beijo etc.) ou por inalação de gotículas em aerossóis. A colonização assintomática da nasofaringe pela *N. meningitidis* caracteriza o estado de portador, constituindo-se no foco a partir do qual a bactéria pode ser transmitida. O estado de portador ocorre frequentemente, chegando a ser de mais de 10% em determinadas faixas etárias nos períodos endêmicos, podendo o indivíduo abrigar o meningococo por período prolongado (até 2 anos nos chamados portadores crônicos). As taxas de incidência de portadores são baixas nos primeiros anos de vida, aumentando entre os adolescentes e adultos jovens e em camadas socioeconômicas menos privilegiadas. Na grande maioria desses indivíduos a colonização assintomática da nasofaringe por meningococos não sorogrupáveis e sorogrupáveis e por outras espécies de *Neisseria*, como a *Neisseria lactamica*, acaba funcionando como um processo imunizante, resultando em produção de anticorpos protetores. Algumas cepas de *E. coli* e outras bactérias que fazem parte da flora intestinal normal possuem polissacarídeos capsulares e antígenos da parede celular similares imunologicamente aos do meningococo, propiciando também a possibilidade de produção de anticorpos protetores.

Após a colonização da nasofaringe, a chance de desenvolver doença meningocócica invasiva dependerá da virulência da cepa, do estado imune do hospedeiro e da capacidade de eliminação do agente da corrente sanguínea por meio da presença de anticorpos séricos com atividade bactericida mediada pela ativação do complemento, resultando em opsonização e lise da bactéria. O baço também exerce um importante papel na eliminação da bactéria na corrente sanguínea.

A doença meningocócica invasiva ocorre primariamente em pessoas susceptíveis recentemente colonizadas por uma cepa patogênica. Inúmeros fatores de risco têm sido associados à doença meningocócica, tais como: infecções respiratórias virais recentes (especialmente influenza); aglomerações domiciliares; residir em quartéis ou alojamento de estudantes; tabagismo (passivo ou ativo); condições socioeconômicas menos privilegiadas; contato íntimo com portadores. O risco de desenvolver doença invasiva em familiares de um doente é cerca de 500 a 800 vezes maior que na população em geral, estimando-se que para contatos domiciliares de um indivíduo doente o risco seja de 1 em 300 de adquirir doença nos 30 dias seguintes, caso não seja feita a quimioprofilaxia. Asplenia (anatômica ou funcional) e deficiência de properdina, de C3 e de componentes terminais do complemento (C5 a C9) – que, em função da incapacidade de provocar a morte intracelular da bactéria, apresentam maior risco de episódios recorrentes de doença meningocócica, muitas vezes causados por sorogrupos incomuns – também são condições associadas a um risco maior de incidência da doença meningocócica.

EPIDEMIOLOGIA NO BRASIL

A doença meningocócica acomete indivíduos de todas as faixas etárias, porém apresenta uma maior incidência em crianças menores de 5 anos, especialmente no grupo de lactentes entre 3 e 12 meses. Um segundo pico de incidência pode ser observado, em algumas populações, entre os adolescentes e adultos jovens, provavelmente resultante do aumento no risco de transmissão da doença, especialmente observado em estudantes que residem em alojamentos universitários.

A doença meningocócica ocorre em todo o mundo, havendo, entretanto, diferenças geográficas marcantes na sua incidência e na distribuição de sorogrupos causadores de doença. Em países de clima temperado, observa-se um comportamento sazonal específico, com maiores taxas de incidência da doença nos meses do outono e do inverno, quando temos temperaturas mais baixas e menor umidade relativa do ar.

No Brasil, no período que antecedeu a introdução da vacina meningocócica C conjugada (MCC), em 2010, os coeficientes de incidência eram estáveis, com aproximadamente 1,5 caso para cada 100 mil habitantes e 40% a 50% dos casos notificados em crianças menores de 5 anos, sendo os maiores coeficientes de incidência da doença observados em lactentes, no primeiro ano de vida. O sorogrupo C era responsável por aproximadamente 75% dos casos, seguido pelos sorogrupos B (15%), W e Y (5% cada).

A partir do final de 2010, motivada pelas elevadas taxas de incidência de DM causada pelo sorogrupo C e pelos surtos reportados em diferentes regiões do país, foi tomada a decisão de incluir a vacina MCC no calendário de vacinação da criança do Programa Nacional de Imunizações (PNI). O esquema preconizado para os lactentes é de duas doses, aos 3 e 5 meses, com uma dose de reforço aos 12 meses. As crianças entre 12 e 23 meses recebem uma dose da vacina, não havendo inclusão de crianças acima de 2 anos de idade e adolescentes no programa de vacinação rotineira. A decisão de incluir esses grupos etários na vacinação levou em conta as elevadas taxas de incidência de DM que observamos consistentemente nos primeiros 2 anos de vida no Brasil. Questões logísticas e de disponibilidade de doses de vacinas impediram a extensão da vacinação para outros grupos etários em um primeiro momento.

As coberturas vacinais para os grupos etários a que se destinava a vacinação atingiram rapidamente elevadas taxas, com índices acima de 90% nos diferentes estados do país. Os resultados da análise de impacto demonstram que, imediatamente após a introdução da vacina, foi observada uma diminuição significativa das taxas de incidência nos grupos aos quais a vacinação se destinava, ou seja, crianças menores de 2 anos.

A letalidade da doença no Brasil, infelizmente, ainda é bastante elevada, situando-se em torno entre 19% e 21% nos últimos anos, a despeito de todas as melhorias que obtivemos na assistência à saúde nesse período. Quando avaliamos a meningococcemia, uma das formas possíveis de apresentação clínica da doença, a letalidade chega a atingir coeficientes de quase 50%, mostrando a importância de discutirmos estratégias de prevenção dessa doença.

MANIFESTAÇÕES CLÍNICAS

A infecção invasiva pode resultar em meningite, meningococcemia ou ambas e geralmente se manifesta por febre de início súbito, prostração e um rash que inicialmente pode ser maculopapular evoluindo para um rash petequial, purpúrico, que não desaparece à digitopressão. Os pacientes com meningite meningocócica, a mais comum das apresentações clínicas da doença, manifestam cefaleia, febre, vômitos, alteração do nível de consciência e sinais de irritação meníngea, geralmente indistinguíveis de outras meningites bacterianas. Há formas de evolução extremamente rápidas, em geral fulminantes, às vezes somente por conta da septicemia meningocócica, sem meningite, e que se manifestam por sinais clínicos de choque e coagulação intravascular disseminada (CIVD), caracterizando a síndrome de Waterhouse-Friderichsen. Trata-se de um quadro de instalação repentina, com palidez, sudorese, hipotonia muscular, taquicardia, pulso fino e rápido, queda de pressão arterial, oliguria e má perfusão periférica. O coma pode sobrevir em algumas horas. Suspeita-se da síndrome nos quadros de instalação precoce, em doente com sinais clínicos de choque e extensas lesões purpúricas; a CIVD que se associa determina aumento da palidez, prostração, hemorragias, taquicardia e taquipneia. A infecção meningocócica pode, ainda, manifestar-se por meio de pneumonia, artrite, conjuntivite, pericardite, miocardite e bacteremia oculta.

DIAGNÓSTICO

O diagnóstico de doença meningocócica estabelece-se pela identificação da *N. meningitidis* em culturas de sangue, líquido cerebroespinhal, lesões hemorrágicas da pele ou outros locais infectados. A bacterioscopia, com demonstração do agente pela técnica de Gram e as técnicas de detecção antigênica (látex e contraimunoeletroforese) são também instrumentos úteis para o diagnóstico, apesar da possibilidade de resultados falso-negativos, principalmente para o meningococo B quando se utiliza a prova do látex. A reação em cadeia da polimerase (PCR) para identificação do DNA da *N. meningitidis* no sangue e no liquor vem sendo usada cada vez com mais frequência, mostrando ser uma técnica sensível e específica, possibilitando a identificação de sequências de DNA de meningococos, inclusive em amostras colhidas de pacientes que já haviam iniciado antibioticoterapia.

TRATAMENTO

O antibiótico de escolha para o tratamento da doença invasiva meningocócica é a penicilina G. Constituem-se alternativas terapêuticas a ampicilina e as cefalosporinas de terceira geração. Nos casos de pacientes com história de reação anafilática à penicilina, o cloranfenicol é a droga recomendada. Nos locais com presença de relatos de cepas com resistência à penicilina, as cefalosporinas de terceira geração e o cloranfenicol são as drogas recomendadas para o tratamento. Preconiza-se 5 a 7 dias de tratamento antimicrobiano para a maioria dos casos de doença invasiva.

A profilaxia antibiótica no caso de doentes com doença meningocócica é reservada aos contatos domiciliares e em casos ocorridos em creches, escolas maternais, jardins da infância; também se indica o uso de antibióticos às pessoas que tiveram contato com as secreções orais do paciente por meio de beijo ou respiração boca a boca. A droga empregada é a rifampicina, na dose de 10 mg/kg (máximo de 600 mg), de 12/12 horas, por 2 dias. Para RN, usa-se 5 mg/kg, de 12/12 horas. Para adultos, 600 mg, de 12/12 horas, por 2 dias. Alternativamente, pode-se empregar o ceftriaxona na dose de 125 mg intramuscular, em dose única, para menores de 15 anos e 250 mg naqueles com 16 anos ou mais. A ciprofloxacina, em dose única oral de 500 mg, pode ser empregada em maiores de 18 anos.

PREVENÇÃO

Vacinas Meningocócicas Polissacarídicas

Vacinas meningocócicas polissacarídicas bivalentes (sorogrupos A e C) e tetravalentes (A, C, Y e W) encontram-se disponíveis. As vacinas polissacarídicas não conjugadas, especialmente para o sorogrupo C, não geram resposta imune adequada em crianças abaixo de 2 anos em função da ausência de resposta consistente a antígenos T independentes nessa faixa etária. Outra característica importante dessas vacinas é que, mesmo nos pacientes acima de 2 anos, a proteção conferida é de duração limitada, não sendo capazes de induzir memória imunológica. Apresentam, ainda, a possibilidade de induzir hiporresponsividade em doses subsequentes em decorrência da resposta imune aos antígenos polissacarídeos ser independente das células T.

Todas essas características aliadas ao fato de exercerem efeito transitório e incompleto na redução de colonização e transmissão do meningococo na população vacinada fazem com que essas vacinas polissacarídicas hoje não sejam mais utilizadas no Brasil.

Vacinas Meningocócicas Polissacarídicas Conjugadas (A, C e ACWY)

A conjugação dos polissacarídeos a proteínas carreadoras (toxina diftérica mutante atóxica [CRM197], toxoide diftérico ou o toxoide tetânico) muda a natureza da resposta antipolissacarídica para uma resposta T dependente. As células B, ao reconhecerem o polissacarídeo, processam o carreador proteico conjugado e apresentam os epítopos peptídicos às células T-CD4+. Esse complexo antigênico induz a produção de níveis elevados de anticorpos, inclusive em lactentes jovens, maior avidez dos anticorpos e maior atividade bactericida sérica. Induzem, ainda, a formação de populações de linfócitos B de memória, de duração prolongada, propiciando uma excelente resposta amnéstica (efeito "booster") na reexposição. Além disso, essas vacinas têm a capacidade de reduzir a colonização em nasofaringe, diminuindo o número de portadores entre os vacinados e a transmissão da doença na população ("imunidade de rebanho").

O licenciamento das vacinas meningocócicas C conjugadas (MCC), a partir do final dos anos 1990, representou um enorme avanço na possibilidade de controle da DM causada pelo sorogrupo C. Estratégias diferentes de imunização de rotina foram utilizadas na introdução dessas vacinas em vários países da Europa, no Canadá e na Austrália, todas elas acompanhadas de uma dramática redução da incidência de DM causada pelo sorogrupo C, com sucesso no controle da doença pouco tempo após a sua introdução.

Uma das mais importantes lições aprendidas com a introdução das vacinas MCC nesses países foi a possibilidade de tais vacinas não só propiciarem proteção direta contra a doença aos vacinados, mas também reduzirem a doença entre indivíduos não vacinados, efeito atribuído à sua capacidade de prevenir a aquisição do estado de portador nasofaríngeo do meningococo C entre os vacinados, fazendo com que a circulação e a transmissão da bactéria diminuam na população de uma maneira geral, reduzindo, assim, o risco de infecção.

Além disso, constatou-se que a persistência de títulos de anticorpos bactericidas séricos (SBA) associados à proteção é fundamental para a manutenção de proteção individual contra a doença, sendo mais importante que a presença da memória imunológica, muitas vezes insuficiente para garantir isoladamente a proteção frente a uma doença invasiva, de curto período de incubação.

Recentemente, estudos realizados no Reino Unido – que avaliaram a persistência de títulos de anticorpos protetores (acima do correlato de proteção: anticorpos bactericidas séricos medidos com complemento de coelho – rSBA $\geq$ 8) entre crianças e adolescentes vacinados em diferentes idades e em diferentes esquemas – demonstraram que a resposta imune proporcionada pelas vacinas MCC tem relação direta com a idade em que a vacina é aplicada, ou seja, pacientes vacinados em idades mais avançadas apresentam respostas mais consistentes e mais duradouras, enquanto aqueles vacinados nos primeiros anos de vida apresentam respostas imunes pouco duradouras, mostrando potencial susceptibilidade à infecção alguns anos após a sua vacinação. Essas evidências apontam, portanto, para a necessidade de realizarmos doses de reforço com as vacinas meningocócicas conjugadas na adolescência para garantirmos a proteção desses indivíduos nessa fase da vida. Nos adolescentes, as vacinas MCC demonstraram associar-se a uma robusta resposta imune, com persistência de títulos de anticorpos protetores por um prolongado período, mantendo, assim, a proteção de significativa proporção desses adolescentes vacinados até a idade adulta, onde observamos diminuição significativa das taxas de incidência da doença em condições endêmicas.

Destacamos ainda que, a despeito de os estudos de soroprevalência realizados no Reino Unido e na Holanda demonstrarem que uma parcela significativa da população (aqueles que receberam a vacina quando crianças) está neste momento suscetível à DM, o efeito exercido pela imunidade de rebanho, conseguida a partir da vacinação dos grupos etários responsáveis por taxas elevadas de estado de portador do meningococo em nasofaringe – especificamente os adolescentes no caso dos países europeus –, ocasionou substancial diminuição da circulação do meningococo C, preservando, dessa maneira, a população protegida.

A proteção conferida pelas vacinas MCC em populações submetidas à imunização em massa mostrou-se, portanto, dependente de uma combinação da manutenção de títulos de anticorpos bactericidas, da presença de memória imunológica e, principalmente, da indução de imunidade de rebanho.

Mais recentemente foram licenciadas as vacinas meningocócicas conjugadas tetravalentes (ACWY), em uso rotineiro nos EUA, Canadá e em alguns países da Europa e da América Latina, e a vacina meningocócica conjugada A, em uso rotineiro nos países do chamado cinturão da meningite na África.

O Comitê Consultivo em Práticas de Imunização (ACIP) recomenda atualmente, nos EUA, as vacinas quadrivalentes (ACWY) meningocócicas conjugadas para todos os adolescentes de 11 a 12 anos, com uma dose de reforço após 5 anos. Os adolescentes de 13 a 18 anos, não vacinados previamente, também devem ser vacinados. Os indivíduos pertencentes aos grupos de risco (asplenia, deficiência de complemento) devem receber uma dose da vacina meningocócica ACWY conjugada a cada 5 anos, enquanto se mantiverem em risco.

No Brasil, as sociedades científicas recomendam o uso rotineiro da vacina meningocócica conjugada para lactentes maiores de 2 meses de idade, além de crianças e adolescentes. A única vacina meningocócica conjugada licenciada para uso no primeiro ano de vida no Brasil é a vacina meningocócica C conjugada. A vacina meningocócica ACWY conjugada ao toxoide tetânico (ACWY-TT) está licenciada a partir de 12 meses de idade e a vacina meningocócica ACWY conjugada ao mutante diftérico (ACWY-CRM) está licenciada a partir de 2 anos de idade. No primeiro ano de vida, são recomendadas duas doses da vacina meningocócica C conjugada, aos 3 e 5 meses. A dose de reforço, entre 12 e 15 meses, pode ser feita com a vacina meningocócica C conjugada ou preferencialmente com a vacina meningocócica ACWY conjugada (ACWY-TT), assim como as doses de 5 a 6 anos de idade e aos 11 anos (ACWY-TT ou ACWY-CRM).

A recomendação de doses de reforço 5 anos depois (entre 5 e 6 anos para os vacinados no primeiro ano de vida) e na adolescência (a partir dos 11 anos) é baseada na rápida diminuição dos títulos de anticorpos associados à proteção, evidenciada com todas as vacinas meningocócicas conjugadas.

Vacinas contra o Sorogrupo B

Após um longo período de investigações na tentativa de desenvolvimento de uma vacina segura e eficaz contra o sorogrupo B, pudemos testemunhar nos últimos meses o licenciamento de duas vacinas recombinantes proteicas contra o meningococo B, baseadas em novas estratégias. Essas vacinas utilizam, na sua composição, múltiplos antígenos proteicos, identificados a partir do sequenciamento genômico da bactéria, com potencial atividade sinérgica, e que, ao final, oferecem a possibilidade de ampla cobertura contra cepas diversas de meningococo B.

Uma das vacinas que utilizam essa tecnologia, denominada Bexsero® (do laboratório Novartis), após licenciamento na Europa, Austrália, Canadá e EUA, acaba de ser licenciada no Brasil, para uso a partir dos 2 meses até os 50 anos de idade, tendo sido recentemente utilizada nos EUA para controle de surtos de meningococo B que ocorreram entre 2013 e 2014 em estudantes de diferentes universidades americanas. Para os lactentes que iniciam a vacinação entre 2 e 5 meses, são recomendadas três doses, com a primeira dose a partir dos 2 meses e com pelo menos 2 meses de intervalo entre elas e uma dose de reforço aos 12 meses. Para os lactentes que iniciam a vacinação entre 6 e 11 meses, duas doses da vacina são recomendadas, com dois meses de intervalo entre elas, com uma dose de reforço após os 12 meses. Para crianças que iniciam a vacinação entre 1 e 10 anos, são indicadas duas doses, com pelo menos 2 meses de intervalo entre elas. Finalmente, para os adolescentes e adultos, são indicadas duas doses com pelo menos 1 mês de intervalo entre elas. Não há dados disponíveis para adultos acima de 50 anos de idade.

Outra vacina recombinante proteica, composta de fHbp (duas variantes, representando cada uma das duas subfamílias), denominada Trumenba® (do laboratório Pfizer), foi licenciada nos EUA para prevenção de doença associada ao meningococo B em adolescentes e adultos de 10 a 25 anos de idade. Essa vacina ainda não foi submetida para licenciamento no Brasil.

Recomendações para o uso das vacinas meningocócicas em mulheres

As vacinas meningocócicas conjugadas (A, C e/ou ACWY) e a vacina recombinante proteica contra o meningococo B estão indicadas em mulheres pertencentes aos chamados grupos de risco para desenvolver DM: portadoras de deficiência de complemento, infectadas pelo HIV, asplênicos, além dos expostos a riscos ocupacionais, como microbiólogos que trabalham em laboratórios. A prática de administrar a vacina meningocócica conjugada (A, C ou ACWY) em intervalos regulares de 5 anos deve ser recomendada enquanto esses indivíduos permanecerem em risco aumentado de desenvolver a doença. Ainda não se sabe qual a duração de proteção conferida pelas novas vacinas recombinantes proteicas B, para que se possam estabelecer normas de quando deverão ser revacinadas as pessoas dos chamados grupos de risco. A escolha por uma das vacinas meningocócicas conjugadas (A, C ou ACWY) deverá levar em conta a epidemiologia e a disponibilidade no local, sendo nosso entendimento que as vacinas tetravalentes devem ser as idealmente utilizadas nesses grupos de risco pela sua maior abrangência de cobertura.

Em situações de epidemias, viagens para regiões de alto risco ou para o controle de surtos, tais vacinas também estão indicadas para uso em mulheres.

MENSAGENS PARA LEMBRAR

- As vacinas meningocócicas conjugadas (A, C e/ou ACWY) e a vacina recombinante proteica contra o meningococo B estão indicadas em mulheres pertencentes aos chamados grupos de risco para desenvolver doenças meningocócicas.
- A escolha por uma das vacinas meningocócicas conjugadas (A, C ou ACWY) deverá levar em conta a epidemiologia e a disponibilidade no local. As vacinas tetravalentes devem ser as idealmente utilizadas nesses grupos de risco pela sua maior abrangência de cobertura.
- Em situações de epidemias, viagens para regiões de alto risco ou para o controle de surtos essas vacinas também estão indicadas para uso em mulheres.

Bibliografia

American Academy of Pediatrics. Meningococcal infections. In: Pickering LK, BakerCI, Kimberlin DW, Long SS, editors. Red Book: 2012 Report of the Committee on Infectious Diseases. 29th ed. Elk Grove Village, IL: American Academy of Pediatrics; 2012. p. 455-63.

Balmer P, Borrow R, Miller E. Impact of meningococcal C conjugate vaccine in the UK. J Med Microbiol 2002; 51:717-22.

Bexsero® Summary of Product Characteristics.

CDC. Serogroup B Meningococcal Vaccine & Outbreaks. Last accessed: 4th September, 2014. Disponível em: http://www.cdc.gov/meningococcal/outbreaks/vaccine-serogroupb.html.

Cohn A, MacNeil J, Clark T Center for Infectious Diseases, Centers for Disease Control and Prevention (CDC). Prevention and control of meningococcal disease. Recommendations of the Advisory Committee on Immunization Practices (ACIP). MMWR Recommendations and Reports March 22, 2013 / 62(RR02);1-22.

Danzig L. Meningococcal vaccines. Pediatr Infect Dis J. 2004; 23:S285-92.

de Moraes JC, Perkins BA, Camargo MC, Hidalgo NT, Barbosa HA, Sacchi CT et al. Protective efficacy of a serogroup B meningococcal vaccine in Sao Paulo, Brazil. Lancet 1992; 340:1074-8.

Gossger N et al (2012) Immunogenicity and tolerability of recombinant serogroup B meningococcal vaccine administered with or without routine infant vaccinations according to different immunization schedules: a randomized controlled trial. JAMA 307(6):573-82.

Granoff DM, Harrison LH, Borrow R. Meningococcal vaccines. In: Plotkin SA, Orenstein WA, Offit PA, eds. Vaccines. 5th ed. Philadelphia: Saunders/Elsevier; 2008; p. 399-434.

Halperin SA, Bettinger JA, Greenwood B, Harrison LH, Jelfs J, Landhani SN, McIntyre P, Ramsay ME, Sáfadi MA. The changing and dynamic epidemiology of meningococcal disease. Vaccine 30;30 Suppl 2:B26-36 (2012).

Holst J, Oster P, Arnold R, Tatley MV, Næss LM, Aaberge IS, Galloway Y, McNicholas A, O'Hallahan J, Rosenqvist E, Black S. Vaccines against meningococcal serogroup B disease containing outer membrane vesicles (OMV): lessons from past programs and implications for the future. Hum Vaccin Immunother 2013; 9:1241-53.

Lemos A, Gorla M, Brandileone M, Orlandi L, Rigat F, Boccadifuoco G. et al. (2012) MATS based coverage prediction for the 4CMenB vaccine on Neisseria meningitidis B (MenB) Brazilian invasive strains. In: 18th International Pathogenic Neisseria Conference (IPNC), 9–14 September 2012, Wurzburg, Germany. Poster P272.

Marshall HS, Richmond PC, Nissen MD et al. A phase 2 openlabel safety and immunogenicity study of a meningococcal B bivalent rLP2086 vaccine in healthy adults. Vaccine 2013; 12:1569-75.

Martin NG, Snape MD. A multicomponent serogroup B meningococcal vaccine is licensed for use in Europe: what do we know, and what are we yet to learn? Expert Rev Vaccines 2013; 12:837-58.

Miller E, Salisbury D, Ramsay M. Planning, registration, and implementation of an immunisation campaign against meningococcal serogroup C disease in the UK: a success story. Vaccine 2001; 20:S58-67.

Ministério da Saúde. Meningite - Casos confirmados Notificados no Sistema de Informação de Agravos de Notificação - Sinan Net. http://dtr2004.saude.gov.br/sinanweb/tabnet/dh?sinannet/meningite/bases/meninbrnet.def. 2014.

National Advisory Committee on Immunization (NACI). An update on the invasive meningococcal disease and meningococcal vaccine conjugate recommendations. An Advisory Committee Statement (ACS). Can Commun Dis Rep 2009; 35:1-40.

Pan American Health Organization. Regional system for vaccines SIREVA II: data by country and age groups on characterization of Streptococcus pneumoniae, Haemophilus influenzae and Neisseria meningitidis isolates from invasive diseases, 2012.

Patel M. Overview of Serogroup B Meningococcal Vaccines and Considerations for Use; 2014. Last accessed: 31st March, 2014. Disponível em: http://www.cdc.gov/ vaccines/acip/meetings/downloads/slides-2014-10/mening-03-Patel.pdf.

Perrett KP, Winter AP, Kibwana E, Jin C, John TM, Yu LM et al. Antibody persistence after serogroup C meningococcal conjugate immunization of United Kingdom primary-school children in 1999- 2000 and response to a booster: a phase 4 clinical trial. Clin Infect Dis. 2010;50:1601-10.

Prymula R, Esposito S, Kittel C et al. Prophylactic paracetamol in infants decreases fever following concomitant administration of an investigational meningococcal serogroup B vaccine with routine immunizations. 29th annual meeting of the European Society for Paediatric Infectious Diseases, The Hague; 2011.

Read RC, Baxter D, Chadwick DR, Faust SN, Finn A, Gordon SB et al. Effect of a quadrivalent meningococcal ACWY glycoconjugate or a serogroup B meningococcal vaccine on meningococcal carriage: an observer-blind, phase 3 randomised clinical trial. The Lancet. 2014; 384(9960):2123-2131.

Sáfadi MA, Berezin EN, Oselka GW. A critical appraisal of the recommendations for the use of meningococcal conjugate vaccines. J Pediatr (Rio J). 2012. http://dx.doi.org/10.2223/JPED.2167.

Safadi MAP, Berezin E, Arlant LHF. Meningococcal Disease: Epidemiology and Early Effects of Immunization Programs J Ped Infect Dis 2014; 3:91-93.

Santolaya ME et al. Immunogenicity and tolerability of a multicomponent meningococcal serogroup B (4CMenB) vaccine in healthy adolescents in Chile: a phase 2b/3 randomised, observer-blind, placebo-controlled study Lancet. 2012; 379(9816):617-624.

Santolaya ME O'Ryan ML, Valenzuela MT, et al. Persistence of antibodies in adolescents 18–24 months after immunization with one, two or three doses of 4CMenB meningococcal serogroup B vaccine. Hum Vacc Immunother 2013; 9.

Snape MD, Kelly DF, Lewis S, Banner C, Kibwana L, Moore CE, et al. Seroprotection against serogroup C meningococcal disease in adolescents in the United Kingdom: observational study. BMJ. 2008;336:1487-91.

Trotter CL, Andrews NJ, Kaczmarski EB, Miller E, Ramsay ME. Effectiveness of meningococcal serogroup C conjugate vaccine 4 years after introduction. Lancet 2004; 364:365-7.

Trotter CL, Maiden MC. Meningococcal vaccines and herd immunity: lessons learned from serogroup C conjugate vaccination programs. Expert Rev Vaccines. 2009; 8:851-61.

Vesikari, T., Esposito, S., Prymula, R., Ypma, E., Kohl, I., Toneatto, D. et al. (2013) Immunogenicity and safety of an investigational multicomponent, recombinant, meningococcal serogroup B vaccine (4CMenB) administered concomitantly with routine infant and child vaccinations: results of two randomised trials. Lancet 381: 825–835.

Wire B. Pfizer Receives FDA Accelerated Approval for TRUMENBA (Meningo- coccal Group B Vaccine) for the Prevention of Invasive Meningococcal B Disease in Adolescents and Young Adults;. Available from: http://www.businesswire.com/news/home/20141029006319/en/Pfizer-Receives-FDA-Accelerated-ApprovalTRUMENBA® meningococcal#.VYweDKRjOFz

Capítulo 15

Febre Amarela

José Geraldo Leite Ribeiro
Alexandre Dolabela dos Santos Soares

ASPECTOS GERAIS

A febre amarela é uma doença viral aguda, febril e de gravidade variável, transmitida pela picada de insetos hematófagos, pertencentes à família Culicidae, principalmente do gênero *Aedes* e *Haemagogus,* e representa uma condição endêmica nas florestas tropicais da África (com cerca de 80% dos casos notificados) e na América do Sul. Primeira febre hemorrágica viral descrita no mundo, tem letalidade global variando de 5% a 10%. É uma doença sazonal no Brasil (maior incidência de janeiro a abril), acomete com maior frequência indivíduos com faixa etária acima dos 15 anos, do sexo masculino, que realizam atividades agropecuárias, de ecoturismo e de extração de madeira. Outro grupo de risco são pessoas não vacinadas que residem próximas aos ambientes silvestres, onde circula o vírus, além de turistas e migrantes que adentram esses ambientes. A maioria dos casos manifesta-se clinicamente como doença febril aguda inespecífica e evolui de forma benigna. Entretanto, existem casos de febre amarela que evoluem de forma fulminante, com disfunção de múltiplos órgãos e hemorragias graves. Não existe tratamento especifico para a doença, apenas o suporte clínico. A vacinação é a única maneira comprovadamente eficaz de proteção contra a febre amarela, visto que confere imunidade por pelo menos 10 anos ou mesmo se estender pela vida inteira.

ETIOLOGIA

O vírus da febre amarela é um arbovírus da família Flaviviridae (do latim *flavus* = amarelo) pertencente ao gênero *Flavivirus*, transmitido pela picada de fêmeas de mosquitos hematófagos infectados em primatas não humanos e no homem. É um vírus cujo genoma é constituído por RNA de cadeia simples, com 10.233 nucleotídeos que codificam 3.411 aminoácidos.

EPIDEMIOLOGIA

A febre amarela é um importante problema de saúde pública que causa em média, segundo a Organização Mundial da Saúde (OMS), 200 mil casos e 30 mil mortes a cada ano. Pode acometer os humanos a partir de dois ciclos distintos: o silvestre e o urbano, conforme seja a doença transmitida em zona de florestas e seus limites ou em zona urbana, respectivamente.

Nas Américas, os responsáveis pela transmissão no ciclo silvestre são os mosquitos dos gêneros *Haemagogus (H. janthinomys, H. albomaculatus* etc.) e *Sabethes* (*S. chloropterus, S. soperi* etc). O *H. janthinomys* é o principal vetor da disseminação do vírus da febre amarela. Apresenta a maior distribuição geográfica, mas possui hábitos estritamente silvestres e diurnos, ou seja, só pica o indivíduo quando este adentra na mata para realizar suas atividades nesses locais. Na febre amarela silvestre, o vírus circula entre os primatas não humanos que, no período de viremia, ao serem picados pelos mosquitos silvestres, repassam o vírus. Nesse ciclo, o homem suscetível adquire a doença acidentalmente ao penetrar na floresta ou em áreas próximas de matas após ser picado por mosquitos infectados.

Na forma urbana, epidêmica, a doença é transmitida pelo mosquito *Aedes aegypti* e tem o homem como reservatório natural. O ciclo urbano não tem relevância no Brasil, já que o último registro de febre amarela urbana data de 1942, no Acre. Todavia, o *Aedes aegypti*, presente em praticamente todos os municípios brasileiros e na ausência de imunização massiva e generalizada contra a doença, persistirá algum risco de ressurgimento de febre amarela urbana, a partir dos portadores de febre amarela silvestre em fase inicial da infecção clínica ou subclínica que se deslocarem às cidades.

Só há ocorrência de casos de febre amarela silvestre atualmente e, até 1999, os focos endêmicos estavam situados nos estados das regiões Norte, Centro-Oeste e área pré-amazônica do Maranhão, além de registros esporádicos no oeste de Minas Gerais. Contudo, no período de 2000 a 2008, procedeu-se a delimitação de duas áreas para orientar as estratégias de imunização: a) áreas com recomendação de vacina, correspondentes àquelas anteriormente denominadas endêmica e de transição, com a inclusão do sul de Minas Gerais, até então considerada "área indene de risco potencial"; b) área sem recomendação de vacina, correspondendo, basicamente, às "áreas indenes", incluindo também o sul da Bahia e norte do Espírito Santo, antes consideradas "áreas indenes de risco potencial".

O número anual de febre amarela silvestre é muito variável. No período entre 1980 e 2008, foram confirmados 726 casos, dos quais 383 evoluíram para óbito, letalidade média de 52,8% com variação de 23% a 100%. Todos os estados da Região Norte registraram casos no período, sendo responsáveis por 35,8% das notificações do país, nas duas últimas décadas. A Região Centro-Oeste notificou 30,2% dos casos no período e a Região Sudeste, 18%. O Nordeste (Maranhão e Bahia) foi responsável por 15% dos casos e a Região Sul (Paraná e Rio Grande do Sul) por 1%.

No período de 2012-2013, durante monitoramento do Ministério da Saúde, foram notificados 282 casos humanos suspeitos, sendo 143 (51,3%) na Região Sudeste, 52 (18,6%) no Centro-Oeste e 49 (17,6%) na Região Sul, embora nenhum caso tenha sido confirmado fora da região considerada endêmica. Os estados com maior frequência de notificação foram São Paulo, com 111 (39,8%), Goiás, com 34 (12,2%), Paraná, com 21 (7,5%), e Minas Gerais, com 19 (6,8%). Apenas dois casos humanos foram confirmados (0,7%), sendo que ambos tiveram como local de provável infecção áreas de mata de municípios da região considerada endêmica pertencentes ao estado do Amazonas.

FISIOPATOLOGIA

Por meio da picada do inseto vetor, infectado em macaco ou eventualmente no homem, vírus são inoculados na epiderme da pessoa não imunizada, onde iniciam sua replicação nos linfonodos regionais, caem na circulação geral e disseminam-se por via hematogênica, por todo o organismo. A inoculação pode se dar também, acidentalmente, por seringa ou agulha contaminada.

Fígado, baço, medula óssea, músculo esquelético e cardíaco são os principais órgãos acometidos. As alterações patológicas mais acentuadas ocorrem no fígado e no rim, embora hemorragias difusas sejam encontradas em superfícies mucosas, na pele e em vários outros órgãos.

Nos órgãos linfáticos, ocorrem alterações profundas com o aparecimento de grandes mononucleares, células histiocitárias, distensão de folículos e necrose do centro germinal de linfócitos B, presumindo-se que a ativação das células desses tecidos contribui para os aspectos sistêmicos terminais, caracterizados pela liberação de citocinas pró-inflamatórias. A desregulação dessas citocinas promove a lesão microvascular, podendo ocorrer comprometimento das fibras miocárdicas, enquanto o comprometimento hepático causa icterícia e redução dos fatores de coagulação, gerando as manifestações hemorrágicas e, em seguida, a coagulação intravascular disseminada (CIVD), agravando a plaquetopenia e as hemorragias.

As lesões hepatocelulares são causadas diretamente pela infecção viral e, juntamente com as alterações das funções plaquetárias e o surgimento da coagulação intravascular disseminada, são responsáveis pelas hemorragias graves, muitas vezes fatais, que se verificam nas fases finais da febre amarela.

Na patogênese da lesão renal, é possível que ocorra a necrose tubular aguda que se apresenta tardiamente, no curso da infecção, com colapso circulatório generalizado, que ocorre nas formas graves da doença.

QUADRO CLÍNICO

O período de incubação varia de 3 a 6 dias, após a picada do mosquito fêmea, podendo chegar a 10 dias. O quadro clínico típico tem evolução bifásica (período de infecção ou viremia e de intoxicação), com início abrupto, febre alta e pulso lento em relação à temperatura (sinal de Faget), calafrios, cefaleia intensa, mialgias, prostração, náuseas e vômitos, durando cerca de 3 dias, após os quais se observa remissão da febre e melhora dos sintomas, o que pode durar algumas horas ou, no máximo, 2 dias. Pode evoluir para a cura ou forma grave (período de intoxicação), caracterizada pelo aumento da febre, diarreia e reaparecimento de vômitos com aspecto de borra de café, instalação de insuficiência hepática e renal. Surgem também icterícia, manifestações hemorrágicas (hematêmese, melena, epistaxe, hematúria, sangramento vestibular e da cavidade oral, entre outras), oligúria, albuminúria e prostração intensa, além de comprometimento do sensório, que se expressa mediante obnubilação mental e torpor com evolução para coma. O óbito costuma ocorrer após o 6º ou 7º dia do início dos sintomas, raramente após o 10º dia, quando parte dos doentes evolui para a cura espontânea. Ainda podem ocorrer formas atípicas fulminantes, levando à morte precoce em 24 a 72 horas após o início da doença – esses quadros são raros e geralmente devidos à coagulação intravascular disseminada.

Existem poucos dados disponíveis na literatura a respeito das repercussões da febre amarela na gestação. Na gravidez, a doença pode apresentar uma evolução mais grave, com a ocorrência de hemorragia uterina importante, aumentando o risco de abortamento e, até mesmo, podendo levar ao óbito da gestante. Em relação à transmissão fetal, os poucos estudos de fetos cujas mães faleceram e haviam sido infectadas pelo vírus da febre amarela não mostraram alterações dos fetos.

Laboratorialmente, nas formas graves da doença, há o aumento das transaminases, bilirrubinas, colesterol e fosfatase alcalina, além dos níveis de ureia e creatinina muito elevados podendo alcançar até 5 ou 6 vezes os valores de referência. No coagulograma, ocorre aumento do tempo de trombina, tempo de tromboplastina parcial e tempo de coagulação; diminuição dos fatores de coagulação – deficiência dos fatores V, VIII, IX e XIII –, além de trombocitopenia.

Para ilustrar o acometimento de cada estágio da doença, em estudo da epidemia ocorrida no Brasil em 1972-1973, entre os 295 casos estudados, 44,3% corresponderam a formas leves, 23,4% a formas moderadas e 32,5% a formas graves cuja letalidade foi de 95%.

DIAGNÓSTICO

O diagnóstico laboratorial da febre amarela é imprescindível para a confirmação do diagnóstico clínico e pode ser realizado de três maneiras diferentes:

- Diagnóstico sorológico, que pode sugerir febre amarela quando realizado pelo método de captura de IgM (MAC-ELISA) – o mais utilizado, por ser mais especifico, prático e precoce – e requer avaliação dos dados clínicos e epidemiológicos, considerando reações cruzadas e inespecíficas. Esses anticorpos da classe IgM são observados por volta do quinto dia da doença ou antes, com pico na segunda semana, podendo persistir por 2 ou até 3 meses. Uma única amostra positiva em doente não vacinado e pertencente à área sem circulação do *Flavivirus* é indicativa de febre amarela. Outros testes incluem inibição de hemaglutinação (IH), teste de neutralização (N) e fixação de complemento (FC).
- Diagnóstico virológico, realizado a partir da pesquisa de vírus em cultura de células para isolamento viral pela técnica da transcrição reversa, com reação em cadeia de polimerase (RT-PCR), em amostras de sangue ou de tecidos, conservadas em baixa temperatura; detecção de antígeno viral (imuno-histoquímica) realizado em amostras de tecidos em temperatura

ambiente. Após a inoculação da amostra suspeita, obtêm-se evidências da replicação viral em torno do 5º ao 7º dias de cultura. Para isolamento do vírus do sangue ou soro, a amostra deve ser coletada nos primeiros 5 dias após o início da febre.

- Diagnóstico histopatológico, realizado a partir de espécimes obtidas *post-mortem*. As lesões anatomopatológicas podem ser encontradas no fígado, rins, baço, coração e linfonodos. As maiores alterações encontram-se no fígado e nos rins. É terminantemente contraindicada a realização de biópsias enquanto o paciente estiver vivo, pelos riscos de sangramento devido às alterações de coagulação próprias da doença.

É indispensável interrogar o indivíduo sobre vacinação prévia contra febre amarela e anotar viagens recentes feitas pelo paciente, principalmente para excluir doenças pouco comuns ao nosso meio. Vale lembrar que a vacinação antiamarílica também induz à formação de IgM e, por isso, importa conhecer os antecedentes vacinais do caso suspeito.

Durante as epidemias, não é difícil suspeitar de febre amarela. Nos períodos interepidêmicos, a suspeição diagnóstica é mais difícil, pois a doença pode ser confundida com vários outros agravos infecciosos. As formas leves da febre amarela são de difícil diagnóstico diferencial, já que podem ser interpretadas como outras doenças que atingem os sistemas respiratório, digestivo e urinário. As formas graves, com quadro clínico clássico ou fulminante, devem ser diferenciadas de malária, leptospirose, além de formas fulminantes de hepatites, febres hemorrágicas de etiologia viral, dengue hemorrágica, outras arboviroses e septicemias.

TRATAMENTO

Não há medicamento específico para o tratamento da doença. Como os exames diagnósticos da febre amarela demoram em média uma semana, o tratamento de apoio deve ser iniciado e, nas formas graves, recomenda-se o internamento principalmente em hospitais com UTI. Vários tipos de terapêutica têm sido avaliados, ainda sem sucesso, desde a soroterapia, por volta da década de 1930, a estudos atuais, em modelos experimentais (*hamsters* e macacos), de medicamentos antivirais, como a ribavirina e o taribavirin, associados ou não a moduladores da imunidade (interferon), até a carboxamida e a outros menos promissores (tiazofurina, orotidina, isoquinolona, pirazolina, iminociclitol) testados em animais ou *in vitro*.

Diante da falta de medicação específica, a assistência cuidadosa e constante é fundamental, variando com a gravidade clínica e as manifestações apresentadas. Devem ser contraindicados medicamentos à base de ácido acetilsalicílico ou derivados para não se agravarem fenômenos hemorrágicos; o uso de antieméticos (metoclopramida) e drogas protetoras da mucosa gástrica (cimetidina, ranitidina ou omeprazol) podem ajudar a prevenir os sangramentos gástricos; diante de oligúria inicial, administram-se diuréticos (furosemida ou mesmo manitol); e, em caso de evolução para insuficiência renal, indica-se a hemodiálise.

A avaliação do paciente deve ser contínua e inclui a verificação dos sinais vitais, da diurese e o acompanhamento diário de pelo menos os seguintes exames: hemograma, plaquetas, fatores de coagulação, exame qualitativo de urina e verificação das funções hepática e renal.

PREVENÇÃO

A vacina febre amarela é a medida mais importante para a prevenção e o controle da doença, baseando-se fundamentalmente na vacinação dos susceptíveis residentes em áreas de risco. Os municípios com risco potencial para reintrodução do vírus devem procurar facilitar o acesso à vacinação, com prioridade para viajantes que tenham como destino as áreas de risco, onde devem tomar a vacina 10 dias antes da viagem. Produzida a partir da cepa 17 D, obtida originalmente de um paciente com febre amarela no Senegal, em 1927, hoje existem duas cepas sendo utilizadas mundialmente: a cepa 17 D e a cepa 17 D-204. No Brasil, desde 1937, a vacina é produzida a partir da cepa 17 D, pelo Instituto de Tecnologia em Imunobiológicos Biomanguinhos, sendo constituída por vírus vivos atenuados. É altamente imunogênica, conferindo proteção em mais de 95% dos vacinados após 10 dias da aplicação.

A vacinação é indicada para todas as pessoas (a partir dos 9 meses de idade) que vivem em áreas brasileiras com recomendação de vacinação e para aqueles que vão se deslocar para alguma dessas áreas. Em situações de epidemias, recomenda-se a vacinação a partir de 6 meses, por via subcutânea na região deltoidea, em dose única de 0,5 ml.

Embora seja uma vacina segura, eventos adversos associados temporalmente à vacina contra a febre amarela podem ocorrer, sendo as manifestações mais comuns: dor local, mal-estar, cefaleia, dores musculares e febre baixa, o que ocorre em 2% a 5% dos vacinados, por volta do 5º ao 10º dia. Essas reações duram de 1 a 2 dias.

A vacina febre amarela é contraindicada em crianças menores de 6 meses de idade, mesmo em área com recomendação de vacina na rotina, gestantes, portadores de processos infecciosos agudos, imunodeprimidos, portadores de doença do timo e em pacientes com alergia grave ao ovo de galinha e seus derivados. Os pacientes HIV positivos, em risco epidemiológico, são vacinados apenas no caso de apresentarem as condições estabelecidas no manual dos Centros de Referência para Imunobiológicos Especiais (CRIEs). Recentemente, incluiu-se a contraindicação relativa a nutrizes. Mulheres amamentando crianças menores de 6 meses de vida necessitam interromper a amamentação por 15 a 30 dias após a vacinação, se indicado. Pacientes idosos e portadores de doenças autoimunes devem ser vacinados apenas quando houver indicação epidemiológica, devendo ser avaliado o risco/benefício. Deve-se, em razão de possível interferência na indução da imunidade, postergar a aplicação em pessoas que fizeram uso recente de vacinas injetáveis com vírus vivo atenuado (sarampo, rubéola, caxumba, varicela), respeitando-se um intervalo de quatro semanas.

Sendo a vacina desenvolvida em ovo embrionado, é contraindicada para pessoas com alergia grave à proteína de ovo e derivados, pelo risco de choque anafilático, que ocorre em aproximadamente uma em cada 131 mil doses aplicadas. Crianças que nunca ingeriram ovos de galinha devem ser vacinadas, quando houver indicação. Reações no sistema nervoso central ocorrem em torno de um caso para cada 150-250 mil doses. Comprometimento de múltiplos órgãos com o vírus da febre amarela vacinal, aproximadamente um caso para cada 200-300 mil doses. Na última década, foi reconhecido outro efeito colateral grave, a doença viscerotrópica associada à vacina antiamarílica. Esse tipo de doença é indistinguível da febre amarela selvagem. No Brasil, ocorreram 4 casos (idade de 4 a 22 anos) e todos morreram de 4 a 6 dias de doença. Nos Estados Unidos, a incidência de efeitos sistêmicos graves é maior em indivíduos maiores de 60 anos.

Alguns países exigem o Certificado Internacional de Vacinação e Profilaxia (CIVP), com registro da vacina febre amarela, previsto pelo Regulamento Sanitário Internacional, como condição para a concessão de vistos de entrada. Esse certificado é emitido pelo Ministério da Saúde, por intermédio dos postos em portos, aeroportos e fronteiras, e serviços públicos e privados de vacinação credenciados para tal pela Agência Nacional de Vigilância Sanitária (ANVISA). É importante que o serviço de vacinação sempre anote o número do lote da vacina aplicada no cartão de vacinação. A relação de países que exigem a vacinação contra a febre amarela pode ser conferida no endereço http://www.who.int/ith/ITH_Annex_I.pdf?ua=1. Esses destinos são classificados pela OMS como países de risco para a febre amarela; países que requerem a vacinação de pessoas provenientes de países onde existe risco da transmissão da febre amarela; e países que requerem a vacinação de pessoas provenientes de qualquer país.

O Ministério da Saúde (MS) adotou recentemente as seguintes recomendações:

- A vacina febre amarela deve ser aplicada aos 9 meses de idade com um reforço aos 4 anos, visando resgatar as potenciais falhas primárias e secundárias da vacina em lactentes.
- Para pessoas acima de 4 anos, residentes ou que viajam para áreas endêmicas, será realizada uma única dose de reforço, após 10 anos da aplicação da primeira dose.
- Para efeito do certificado internacional de vacinação, o Brasil seguirá a modificação já aprovada no Regulamento Sanitário Internacional, considerando a vacina febre amarela como de imunidade permanente, sem necessidade de revacinação.

O MS está realizando estudos para avaliar, em um futuro próximo, a persistência da imunidade da vacina febre amarela, visando dispor de evidências científicas mais consistentes, para a tomada de decisão sobre a necessidade de manter a aplicação de uma única dose de reforço, após 10 anos da aplicação da primeira dose.

Outro procedimento que pode prevenir a ocorrência de febre amarela é o combate aos vetores e o uso de medidas de proteção individual. Hoje, com a complexidade das áreas urbanas, elevada concentração populacional e aumento da pobreza, bem como o agravamento do problema com o lixo urbano e a deficiência no fornecimento de água, torna-se muito difícil viabilizar a curto e médio prazo a eliminação ou mesmo o efetivo controle do *Aedes aegypti* em todo o continente americano em níveis que impeçam a ocorrência de epidemias urbanas de febre amarela. Já o combate aos vetores silvestres é inviável.

A doença é de notificação compulsória internacional, portanto todo caso suspeito deve ser prontamente comunicado por telefone, fax ou e-mail às autoridades, por se tratar de doença grave, assim como deve ser notificada toda e qualquer mortandade de macacos referida pela comunidade e/ou profissionais da área de saúde (epizotias).

MENSAGENS PARA LEMBRAR

- Contraindicada: imunodeficiência, gestação e lactação (se RN < 6 meses).
- Se for imprescindível vacinar lactantes de RN < 6 meses, a lactação deverá ser suspensa por 15 dias após a vacinação.
- De acordo com as recentes orientações do PNI-MS-Brasil, não se recomenda a vacina para febre amarela a cada 10 anos. Está indicada apenas 1 dose de reforço.

Bibliografia

Anjos BTC, Glaeser JC, Scherer EA, Schmitt F. Revisão Bibliográfica: Características e Diagnóstico da Febre Amarela. NewsLab 2014; 121:90-98. Acesso em 5 de dezembro de 2014.

Araújo RSS, Ribeiro JGL. Febre Amarela e Gestação. In: Infecções Perinatais. Guanabara Koogan, 2006:17.

Franceschi WB, Klaus DG, Marasca FA, et al. Doença viscerotrópica aguda por vacina da febre amarela. Revista da AMRIGS, Outubro-Dezembro 2010; 54(4):443-448. Acesso em 5 de dezembro de 2014.

Guia de Vigilância Epidemiológica: Normas e Manuais Técnicos. 7ª ed., Brasília, DF, 2010.

Homma A, Marzochi KBF. Febre Amarela. In: Neto VA. Imunizações. Segmento Farma, 2011, p. 27.

Mendonça ML, Moura AS, Rocha RL. Dengue e Febre Amarela. In: Pediatria Ambulatorial. Coopmed, 2013, p. 56.

Silva LJ. Vacina Contra Febre Amarela. Sociedade Brasileira de Pediatria – Projeto Diretrizes. Maio 2008: p. 1-6. Acesso em 5 de dezembro de 2014.

Capítulo 16

Imunização na Gravidez, Puerpério e Amamentação

Angelina Farias Maia
Analíria Pimentel
Leila Katz

As doenças infecciosas, quando associadas à gravidez, preocupam em relação a vários aspectos: a doença materna, o efeito da infecção no curso da gravidez, a influência da doença materna sobre o feto e o efeito do medicamento utilizado para tratar a mãe sobre o feto. A infecção materna pode ser causa de aborto, de morte fetal, de malformação congênita, de atraso de crescimento intrauterino, de rotura prematura de membranas, de parto prematuro e de infecção neonatal. Muitas dessas complicações podem ser evitadas quando a gestante é imunizada adequadamente. Assim, cada vez mais, os ginecologistas e obstetras vêm sendo estimulados a ter atenção com o calendário vacinal de suas clientes.

O ideal é que todas as mulheres tenham completado o calendário vacinal da mulher adulta antes da gestação para que o feto e o recém-nascido usufruam da imunização da gestante contra muitas infecções virais e bacterianas. Os anticorpos da classe IgG atravessam a placenta e conferem proteção passiva à criança até, aproximadamente, os 12 meses de vida. Esses anticorpos também são transmitidos pelo leite materno.

Algumas vacinas são contraindicadas na gestação, sendo a adolescência a melhor época para se atualizar o calendário vacinal da mulher, pois novas vacinas, a exemplo da vacina HPV, ou novas recomendações poderão ser oferecidas. Além disso, algumas daquelas vacinas realizadas na infância, como a da tríplice bacteriana contra tétano, difteria e coqueluche, já precisam de reforços para continuarem efetivas na idade adulta (dTpa tipo adulto).

Caso essa atualização não tenha sido feita na adolescência, a consulta "pré-concepcional" é uma grande oportunidade para rever o calendário vacinal, antes que a mulher engravide.

Duas regras básicas sobre vacinação vão ajudar os ginecologistas e obstetras na indicação das vacinas:

- 1) Quando a paciente não tiver comprovação da vacina questionada, ela será considerada não vacinada, devendo receber todas as vacinas indicadas para a sua idade.
- 2) Quando não tiver completado o esquema de doses de cada vacina, deve se dar continuidade ao esquema iniciado a partir do momento em que sofreu interrupção. Assim, doses recebidas sempre serão consideradas doses válidas.

VACINAS INDICADAS DURANTE A GESTAÇÃO

a) Vacina contra influenza (vacina contra gripe);
b) Vacina contra a hepatite B;
c) Vacina contra difteria, tétano e coqueluche – uma dose da vacina tríplice bacteriana acelular do tipo adulto (dTpa) após a 20ª semana, idealmente entre a 27ª e a 36ª semanas e a dupla bacteriana do tipo adulto (dT), caso seja necessário completar as 3 doses do componente toxoide tetânico (esquema básico completo).

Vacina sazonal influenza (vacina gripe)

A gripe está associada ao aumento de hospitalizações e doenças de maior gravidade, como afecções cardiopulmonares, em gestantes e neonatos. A vacina influenza induz a níveis protetores de anticorpos em gestantes, reduzindo o impacto da doença nessa população. A transferência passiva desses anticorpos por meio da placenta e da amamentação também confere proteção ao feto e ao recém-nascido com até 6 meses de vida. Além desses benefícios, estudos mais recentes apontam que a vacina de influenza na gestação diminui o risco de natimortalidade, prematuridade e retardo de crescimento intrauterino.

A vacinação de gestantes contra a influenza é segura em qualquer idade gestacional. Sua aplicação deve ser feita idealmente antes do inverno, não importando o tempo decorrido entre uma última dose da vacina de gripe já efetuada ou a idade gestacional. Ainda é eficiente se feita até 2 semanas antes do parto, o que determinará proteção para o recém-nascido maior do que se a vacina não for feita. Em adultos saudáveis, a detecção de anticorpos protetores se dá entre 2 e 3 semanas após a vacinação. Sua proteção dura em torno de 6 a 12 meses e como o vírus sofre mutações a vacinação é realizada em todo o mundo, anualmente. O Ministério da Saúde promove campanhas anuais com vacinação gratuita nos postos de saúde para todas as gestantes e puérperas até 45 dias. Apesar das campanhas, a adesão à vacinação nem sempre é ideal, mesmo em países de alta renda, e por isso a segurança e a importância dessa vacina na gestação devem ser sempre reforçadas.

Como a gestação é um momento de realização de vários exames laboratoriais, é importante saber que a vacina influenza pode interferir na interpretação de alguns testes laboratoriais. Após a vacinação, foram observadas reações falso-positivas nos testes sorológicos, utilizando-se o método de ELISA para a detecção de anticorpos contra HIV1, hepatite C e HTLV1, não confirmadas pela reação de Western Blot. Essas reações falso-positivas foram devidas à resposta IgM induzida pela vacinação.

Vacina hepatite B

Os recém-nascidos podem ser infectados ao nascerem de mães portadoras do vírus B da hepatite. O risco de infecção crônica é mais elevado, quando a exposição ocorre no período perinatal. Cerca de 25% das crianças que desenvolvem a infecção crônica morrem de carcinoma hepatocelular ou cirrose décadas após a infecção inicial.

O objetivo principal da vacinação contra a hepatite B durante a gravidez é evitar a aquisição materna desse vírus e a consequente proteção do seu recém-nascido. O esquema completo é de três doses (0-1-6 meses), iniciando a partir do primeiro trimestre e podendo se estender até após o parto. Caso já tenha sido feita alguma dose anteriormente, a orientação é continuar o esquema sem recomeçar.

Para mães previamente reconhecidas como HBs-Ag positivas, deve-se indicar não somente a vacina ao recém-nascido como também o uso de imunoglobulina específica para a hepatite B (HBIG), prescrita na dose de 0,5 ml, via intramuscular, em até, no máximo, 7 dias de vida. Essa imunoglobulina encontra-se disponível gratuitamente nos Centros de Referência para Imunobiológicos Especiais (CRIEs).

Vacina difteria, tétano e coqueluche

A vacina tríplice bacteriana acelular do tipo adulto (dTpa) deve ser administrada à gestante após a 20ª semana (idealmente entre a 27ª e 36ª semanas. Caso seja necessário completar as 3 doses do componente toxoide tetânico, deve-se utilizar mais 2 doses da vacina dupla do tipo adulto (dT) – difteria e tétano.

Mudanças epidemiológicas nos últimos anos vêm indicando a coqueluche como doença de todas as idades e, nos adolescentes e adultos, surgem com quadro clínico atípico (apenas tosse prolongada por mais de 14 dias), deixando de ser diagnosticada e tratada. Assim, adolescentes e adultos que não fizeram seus reforços vacinais com a dTpa estão sendo reconhecidos como as principais fontes de transmissão da coqueluche para as crianças ainda não vacinadas ou com sua imunização incompleta. As mães vêm tendo uma participação relevante junto com seus familiares nessa cadeia de transmissão. Outras fontes de infecção da doença são os profissionais de saúde e os cuidadores de crianças. A coqueluche em crianças menores de um ano de idade, principalmente nos menores de 6 meses de vida, tem maior morbimortalidade em todo o mundo.

O tétano neonatal ocorre nos primeiros 28 dias de vida do recém-nascido por contaminação do coto umbilical e apresenta altas taxas de letalidade.

TABELA 16.1

Histórico vacinal	*Conduta na gravidez*	*Conduta após a gravidez*
Previamente vacinada, com pelo menos três doses de vacina contendo o toxoide tetânico	Uma dose de dTpa a cada gestação	Fazer dTpa no puerpério, se não vacinada durante a gestação
Em gestantes que receberam vacinação incompleta tendo recebido uma dose de vacina contendo o toxoide tetânico na vida	Uma dose de dTpa seguida de uma dose de dT no esquema 0-2 meses. Se em falta, a dT pode ser substituída por dTpa	Fazer dTpa no puerpério, se não vacinada durante a gestação e completar esquema para o tétano
Em gestantes que receberam vacinação incompleta para tétano, tendo recebido duas doses de vacina contendo o toxoide tetânico na vida	Uma dose de dTpa	Fazer dTpa no puerpério, se não vacinada durante a gestação
Em gestantes com vacinação desconhecida	Uma dose de dTpa seguida de duas doses de dT no esquema 0-2-4 ou 0-2-6 meses. Se em falta, a dT pode ser substituída por dTpa	Fazer dTpa no puerpério, se não vacinada durante a gestação e completar esquema para o tétano

Fonte: Calendários de Vacinação SBIm 2014/2015. SBIm - Sociedade Brasileira de Imunizações.

A difteria, também chamada de "crupe", é uma doença aguda do trato respiratório superior. As complicações mais frequentes são obstrução respiratória, miocardite, neurite e renais. Apresenta letalidade em torno de 5% a 10% dos casos.

No Brasil, a Federação Brasileira das Associações de Ginecologia e Obstetrícia (FEBRASGO) e a Sociedade Brasileira de Imunizações (SBIm) indicam em seu calendário de vacinação da mulher (2012) a vacina tríplice bacteriana acelular do tipo adulto (dTpa) em gestantes após a 20ª semana de gestação (idealmente entre a 27ª e a 36ª semanas. Essas vacinas tipo adulto têm formulação especial com redução de 1/3 dos componentes da coqueluche e do toxoide diftérico comparados à formulação infantil. É usada somente para as doses de reforço em crianças acima de 7 anos, adolescentes e adultos.

A vacina dTpa é uma vacina inativada e, portanto, sem evidência de riscos teóricos para a gestante e para o feto nessa fase. Quando a dTpa é administrada durante a gestação, estudos recentes vêm comprovando uma maior transferência placentária de anticorpos, permitindo a proteção do lactente nos primeiros meses de vida. Deve-se aplicar a vacina dTpa no puerpério caso a mulher não tenha sido vacinada na gestação.

Dada a importância da vacinação contra coqueluche, na falta de dTpa no mercado, deve ser recomendada a dTpa-IPV (associação com a vacina poliomelite inativada, injetável), mesmo que não haja risco para a poliomelite ou em situações de risco para a poliomelite.

O Ministério da Saúde do Brasil introduziu em 2014 a vacina dTpa no calendário público da gestante. Já está disponível gratuitamente nos postos de saúde a vacina dTpa para toda gestante em todas as gestações, a partir de 20 semanas de idade gestacional, devendo ser idealmente vacinada entre a 27ª e a 36ª semanas.

A "Estratégia Casulo" ("Cocoon") consta em imunizar adultos, idosos e adolescentes contactantes, que irão conviver com os recém-nascidos/crianças menores de 12 meses, com uma dose da dTpa, a fim de prevenir a transmissão da coqueluche.

Esquema da dTpa na gestante

O esquema vacinal da gestante é considerado completo para tétano e difteria quando já foram realizadas, pelo menos, 3 doses da vacina contendo toxoide tetânico e diftérico (dT), tendo recebido a última dose há menos de 5 anos. Para indicação da dTpa na gestante, não importa o intervalo de tempo da última dose de dT, pois esse reforço objetiva aumentar os níveis de anticorpos transferidos pela placenta e proteger o recém-nascido contra a coqueluche, até que seu esquema vacinal esteja completo.

Ver a tabela de orientação para atualização dessas vacinas em gestantes (Tabela 16.1).

VACINAS QUE PODEM SER APLICADAS NA GESTAÇÃO EM SITUAÇÕES ESPECIAIS

As vacinas inativadas, como a hepatite A, pneumocócica e meningocócica conjugada, não apresentam evidências de riscos teóricos para a gestante e para o feto, embora, preferencialmente, devam ser aplicadas fora da gestação. Vale ressalvar que essas vacinas devem ser individualmente permitidas após se ponderar o risco/benefício da vacinação na grávida em relação a essas doenças para a gestante e para o feto. Faz-se necessário avaliar a exposição ao vírus da hepatite A em grávidas que trabalham com manipulação de alimentos e vivem em condições de saneamento inadequado. Durante os surtos de meningite meningocócica na região da grávida, deve ser considerada a decisão de se vacinar a gestante.

VACINAS CONTRAINDICADAS NA GESTAÇÃO

As vacinas atenuadas (bactérias ou vírus vivos enfraquecidos) apresentam risco teórico de contaminação do feto pelo vírus ou bactéria vacinal, sendo, a princípio, contraindicadas na gestação. São elas: BCG, tríplice viral (sarampo, caxumba e rubéola), varicela e febre amarela. Uma boa estratégia é utilizar essas vacinas no puerpério. Em geral, essas vacinas não estão contraindicadas durante a lactação, exceto a vacina contra a febre amarela que, quando aplicada no puerpério, obriga a suspenção da amamentação por 15 dias caso a criança tenha menos de 6 meses de idade. Nesse caso, recomenda-se armazenar o leite materno antes da vacinação e oferecê-lo ao recém-nascido durante esses 15 dias.

A vacina contra a febre amarela, apesar de não recomendada rotineiramente na gravidez, pode ser administrada em gestantes quando o risco de contrair a doença é elevado e maior do que os riscos da vacina para o feto.

Quando as adolescentes ou mulheres adultas receberem vacinas de bactérias ou vírus vivos atenuados, deve-se orientá-las para não engravidarem por um período de um mês. Entretanto, caso isso aconteça, tranquilize a paciente, pois esse risco é teórico, sem relatos de abortos, malformações ou partos prematuros. Segundo o Comitê Consultivo em Práticas de Imunização (ACIP), o risco teórico de contaminação do feto pelo vírus vacinal para desenvolver rubéola congênita nos recém-nascidos é de 0 a 1,3%, enquanto o risco para o feto desenvolver essa doença quando a gestante é infectada pelo vírus selvagem até 3 meses é de 20%. Em geral, toda gestação tem, em média, 2% a 3% de riscos de quaisquer malformações fetais.

OUTRAS VACINAS E VACINAS PARA O FUTURO

A vacina pneumoccócica durante a gestação com objetivo de diminuir as morbidades da criança já foi avaliada. Não se encontrou evidências de que essa estratégia seja eficaz.

A vacina para o *Streptococcos* do grupo B para ser utilizada na gestação vem sendo desenvolvida como uma nova estratégia para proteger o concepto da sepse neonatal precoce ou tardia causada por esse agente.

Apesar de o momento ideal da utilização da vacina HPV ser antes da iniciação sexual, recomenda-se aproveitar o momento do puerpério, em mulheres ainda não vacinadas para HPV, para administração da vacina.

MENSAGENS PARA LEMBRAR

- Contraindicação na gestação para vacinas tríplice viral, febre amarela, varicela, herpes-zóster e HPV. Avaliar riscos de exposição de infecção para prescrição das vacinas hepatite A e doença meningocócica.
- Na lactação, apenas a vacina contra a febre amarela está contraindicada se o recém-nascido tiver menos de 6 meses de vida.
- Vacinas indicadas na gestação: influenza (qualquer trimestre), difteria, tétano e coqueluche (a partir de 20 semanas, preferencialmente entre 27 e 36 semanas e hepatite B, após primeiro trimestre).
- A vacina dTpa deve ser indicada entre 27 e 36 semanas de gestação, em todas as gestações, independentemente de quando receberam alguma dose de dT, a fim de proteger o bebê nos primeiros meses de vida.
- Para mulheres não vacinadas, completar a série com dT (0, 1-2, 6-12 meses), substituindo 1 dose de dT por uma dTpa (entre 27 e 26 semanas).

Bibliografia

ACOG Committee Opinion No. 566: Update on immunization and pregnancy: tetanus, diphtheria, and pertussis vaccination. Obstet Gynecol. 2013 Jun; 121(6):1411-4. doi: 10.1097/01.AOG.000043 1054.33593.e3.

Amato Neto, V. Atualizações, orientações e sugestões sobre imunizações. Editor Vicente Amato Neto – São Paulo: segmento Farma, 2011.

Ballalai I. Vacinação de Mulheres. Manual Prático de Imunizações. 2013 Capítulo 38; p. 338-353.

Berenson AB, Patel PR, Barrett AD. Is administration of the HPV vaccine during pregnancy feasible in the future? Expert Rev Vaccines. 2014 Feb; 13(2):213-9.

Blanchard-Rohner G, Bel M, Combescure C, Othenin-Girard V, Swali RA, Martinez de Tejada B, Siegrist CA. Influenza vaccination given at least 2 weeks before delivery to pregnant women facilitates transmission of seroprotective influenza-specific antibodies to the newborn. Pediatr Infect Dis J. 2013 Dec; 32(12):1374-80. doi: 10.1097/01.inf.0000437066.40840.c4.

Bratton KN, Wardle MT, Orenstein WA, Omer SB. Maternal Influenza Immunization and Birth Outcomes of Stillbirth and Spontaneous Abortion: A Systematic Review and Meta-analysis. Clin Infect Dis. 2014 Nov 18. pii: ciu915. [Epub ahead of print].

Brydak LB, Nitsch-Osuch A. Vaccination against influenza in pregnant women. Acta Biochim Pol 2014; 61(3):589-91. Epub 2014 Sep 8.

Chaithongwongwatthana Surasith, Yamasmit Waralak, Limpongsanurak Sompop, Lumbiganon Pisake, DeSimone Joseph A, Baxter Jason K, Tolosa Jorge E. Pneumococcal vaccination during pregnancy for preventing infant infection. Cochrane Database of Systematic Reviews. In: The Cochrane Library, Issue 12, Art. No. CD004903. DOI: 10.1002/14651858. CD004903.pub1.

Chen VL, Avci FY, Kasper DL. A maternal vaccine against group B Streptococcus: past, present, and future. Vaccine. 2013 Aug 28; 31 Suppl 4:D13-9. doi: 10.1016/j. vacci ne.2012.12.080.

Committee opinion no. 608: influenza vaccination during pregnancy. Obstet Gynecol; 124(3):648-51, 2014 Sep.

Consenso para Vacinação de Mulher. 2012. Sociedade Brasileira de Imunizações (SBIm) e Federação Brasileira de Ginecologia e Obstetrícia (FEBRASGO).

Demicheli Vittorio, Barale Antonella, Rivetti Alessandro. Vaccines for women to prevent neonatal tetanus. Cochrane Database of Systematic Reviews. In: The Cochrane Library, Issue 12, Art. No. CD002959. DOI: 10.1002/14651858.CD002959.pub4.

Madhi SA1, Cutland CL, Kuwanda L, Weinberg A, Hugo A, Jones S, Adrian PV, van Niekerk, N, Treurnicht F, Ortiz JR,Venter M, Violari A, Neuzil KM, Simoes EA, Klugman KP, Nunes, MC; Maternal Flu Trial (Matflu) Team. N Engl J Med. Influenza vaccination of pregnant women and protection of their infants. 2014 Sep 4; 371(10):918-31.

Maertens K, De Schutter, Braeckman T, Baerts L, Van Damme P, De Meester I, Leuridan E. Breastfeeding after maternal immunisation during pregnancy: providing immunological protection to the newborn: a review. Vaccine. 2014 Apr 1; 32(16):1786-92. doi: 10.1016/j.vaccine. 2014.01.083. Epub 2014 Feb 13.

Marin M, Willis ED, Marko A, Rasmussen SA, Bialek SR, Dana A; Centers for Disease Control and Prevention (CDC). Closure of varicella-zoster virus-containing vaccines pregnancy registry - United States, 2013. MMWR Morb Mortal Wkly Rep. 2014 Aug 22; 63 (33):732-3.

Moro PL, Zheteyeva Y, Lewis P, Shi J, Yue X, Museru OI, Broder K. Safety of quadrivalent human papillomavirus vaccine (Gardasil(®)) in pregnancy: Adverse events among non-manufacturer reports in the Vaccine Adverse Event Reporting System, 2006-2013. Vaccine. 2015 Jan 15;33(4):519-22. doi: 10.1016/j. vaccine. 2014.11.047. Epub 2014 Dec 8.

MS: Nota técnica no 183/2012/CGPNI/DEVIT/SVS/MS.

Nordin JD1, Kharbanda EO2, Vazquez-Benitez G3, Lipkind H4, Lee GM5, Naleway AL Monovalent H1N1 influenza vaccine safety in pregnant women, risks for acute adverse events. Vaccine. 2014 Sep 3; 32(39):4985-92. doi: 10.1016/j.vaccine.2014.07.017. Epub 2014 Jul 18.

Rasmussen SA, Watson AK, Kennedy ED, Broder KR, Jamieson DJ Vaccines and pregnancy: past, present, and future. Semin Fetal Neonatal Med. 2014 Jun; 19(3):161-9. doi: 10.1016/j.siny.2013.11.014. Epub 2013 Dec 17.

Sáfadi MA, Kfouri R. A. Vacinas e Vacinação – Guia Prático Sanofi Pasteur. Edição, produção e realização gráfica RGR Publicações S.A. 2012.

Sangkomkamhang Ussanee S, Lumbiganon Pisake, Laopaiboon Malinee. Hepatitis B vaccination during pregnancy for preventing infant infection. Cochrane Database of Systematic Reviews. In: The Cochrane Library, Issue 12, Art. No. CD007879. DOI: 10.1002/ 14651858.CD007879.pub3.

Vilajeliu A, Goncé A, López M, Costa J, Rocamora L, Ríos J, Teixidó I, Bayas JM; PERTU Working Group Combined tetanus-diphtheria and pertussis vaccine during pregnancy: transfer of maternal pertussis antibodies to the newborn Vaccine. 2015 Feb 18; 33(8):1056-62. doi: 10.1016/j.vaccine.2014.12.062. Epub 2015 Jan 6.

Winter K, Glaser C, Watt J, Harriman K. Centers for Disease Control and Prevention (CDC). Pertussis epidemic--California, 2014. MMWR Morb Mortal Wkly Rep. 2014 Dec 5;63(48):1129-32.

Wood N, Isaacs D. Hepatitis B vaccination in pregnancy. Expert Rev. Vaccines 11(2), 125-127 (2012).

www.saude.gov.br/sinanweb/tabnet/tabnet/sinannet/coqueluche/bases/coquebrnet.def.

www.sbim.org.br.

Capítulo 17

Imunização em Mulheres Imunocomprometidas

Silvana Maria Quintana
Caetano Galvão Petrini

INTRODUÇÃO

As doenças infecciosas apresentam elevada prevalência em pacientes com doenças autoimunes, imunodeprimidos e/ou em uso de terapia imunossupressora, sendo uma das principais causas de morte nesses pacientes. Nesse grupo, a prevenção de doenças evitáveis por vacinas requer especial atenção. Entretanto, as evidências científicas sobre a eficácia e segurança desses imunobiológicos são escassas. Sempre que possível, pacientes com doença grave e imunodepressão severa devem ter sua vacinação adiada até que se obtenha algum grau de reconstituição do sistema imune.

As recomendações gerais para imunização em pacientes imunodeprimidos consistem em:

- Evitar o uso de vacinas com agentes biológicos vivos atenuados, particularmente em pacientes com imunodeficiência clínica e/ou laboratorial grave. Nesses casos, avaliar o uso de vacinas inativadas, imunização passiva e/ou outras medidas profiláticas.
- Se houver forte indicação para imunização (p. ex.: risco elevado de contágio, viagem para área de risco), deve-se postergar, sempre que possível, a administração da vacina em pacientes sintomáticos ou com imunodeficiência laboratorial grave, até que um grau satisfatório de reconstrução imune seja obtido no intuito de melhorar o nível de resposta e reduzir o risco de complicações pós-vacinais.

Dentre as imunossupressões, destacam-se a infecção pelo vírus da imunodeficiência humana (HIV), as secundárias ao uso de corticosteroides para tratamento de doenças autoimunes, ao uso de drogas imunossupressoras para terapêutica de neoplasias ou pós-transplantes.

IMUNIZAÇÃO EM PACIENTES VIVENDO COM O HIV

A infecção pelo HIV apresenta ampla heterogeneidade de situações que variam desde a imunocompetência na infecção inicial até a imunossupressão estabelecida com a progressão da doença. Sabe-se que a exposição de portadoras do HIV a imunógenos pode induzir a uma menor resposta vacinal quando comparada à mesma exposição de indivíduos imunocompetentes. A capacidade de os indivíduos infectados pelo HIV responderem com títulos adequados e protetores de anticorpos após a vacinação é dependente do grau de comprometimento imunológico no momento da imunização. Por essa razão, devem ser considerados possivelmente susceptíveis mesmo se adequadamente vacinados, a menos que testes sorológicos tenham confirmado a presença de títulos adequados de anticorpos. A eficácia vacinal pode ser modificada pela terapia antirretroviral potente combinada (HAART).

A quantificação dos linfócitos TCD4 é um importante parâmetro para a tomada de decisão quanto à

TABELA 17.1 Parâmetros imunológicos para tomada de decisão em imunizações com vacinas com imunógenos vivos ou atenuados para pacientes adultos HIV+

Linfócitos TCD4+	*Recomendação*
≥ 350/mm³ (> 20%)	Indicar uso
Entre 200 e 349/mm³ (entre 15% e 19%)	Avaliar parâmetros clínicos e risco epidemiológico para a tomada de decisão
< 200/mm3 (< 15%)	Não vacinar

Adaptado de Manual do CRIE/MS, 2006.

imunização nesse grupo de pacientes, como podemos observar na Tabela 17.1.

Na Tabela 17.2 estão expostas as recomendações e a disponibilidade dos esquemas de imunização no setor público de saúde do Brasil.

RECOMENDAÇÕES GERAIS PARA IMUNIZAÇÃO COM AGENTES BIOLÓGICOS NÃO VIVOS

Em relação a vacinas contendo antígenos não vivos, não há contraindicação em pessoas com imunodeficiência celular, embora a maioria delas não tenha tido sua eficácia e segurança extensamente avaliadas em pacientes infectados pelo HIV. É possível que a resposta imune celular e/ou humoral a essas vacinas seja menor do que a observada em indivíduos imunocompetentes e esteja relacionada diretamente ao grau de imunodeficiência. Dessa maneira, em indivíduos infectados pelo HIV assintomáticos, a imunização com esses antígenos deve ser realizada o mais precocemente possível, levando em consideração o risco e o benefício e o contexto epidemiológico na decisão médica. Para pacientes adultos sintomáticos ou com imunodeficiência laboratorial grave (contagem de linfócitos TCD4+ abaixo de 200/mm³ ou menor que 15%), sendo factível, deve-se postergar a administração da vacina até a recuperação do sistema imune com o uso de terapia antirretroviral combinada, no intuito de melhorar o nível de resposta e reduzir o risco de complicações pós-vacinais. As principais vacinas com agentes biológicos não vivos estão expostas na Tabela 17.3.

TABELA 17.2 Recomendações específicas para imunização com agentes biológicos vivos ou atenuados em pacientes HIV+

Imunógenos vivos	*Conduta*	*Dose*	*Disponibilidade nos CRIEs*
Poliomielite	Quando houver indicação para vacinar adultos, usar obrigatoriamente a vacina inativada (SALK)	3 doses na falta de esquema básico	Sim
Quando houver indicação de vacinação para pólio em familiares/pessoas de contato próximo com pacientes imunocomprometidos, a vacina pólio inativada (VIP) deve ser a indicada. Quando do uso inadvertido da vacina oral nos contactantes, recomenda-se evitar o contato com o paciente imunodeprimido por aproximadamente um mês.			
Tríplice viral (sarampo, caxumba e rubéola - SCR)	Não vacinar pacientes adultos sintomáticos ou com imunodeficiência grave	Duas doses (intervalo ≥ 30 dias) para mulheres nascidas após 1962, de acordo com o histórico vacinal Dose única para mulheres nascidas até 1962	Sim

Continua

TABELA 17.2 Continuação

Imunógenos vivos	*Conduta*	*Dose*	*Disponibilidade nos CRIEs*
SCR: pode ser aplicada quando não houver imunossupressão severa e o risco de adquirir a doença seja significativo. Com esta finalidade, deve ser administrada dentro de 72 horas após o contato com o doente. Pacientes com infecção sintomática pelo HIV, independente de seu estado vacinal, se expostos ao sarampo, devem receber imunoglobulina comum de uso intramuscular, nos primeiros 6 dias após o contato, na dose de 0,5 ml/kg de peso, até a dose máxima de 15 ml.			
Varicela	Não há dados que respaldem o uso de rotina em adolescentes ou adultos HIV+ suscetíveis à varicela Adolescentes: sem sinais de imunodeficiência e com TCD4>350/mm³ (≥20%) Adulto: avaliação individualizada do risco e benefício de seu uso IG pós-exposição	2 doses intervalo de 1 a 3 meses	Não
Imunização em contactantes domiciliares soronegativos para a varicela e a profilaxia pós-exposição de adultos suscetíveis à varicela expostos no domicílio, escola ou hospital com imunoglobulina hiperimune para varicela-zóster (VZIG) intramuscular na dose de 125U para cada 10kg de peso (dose máxima 625U), o mais rapidamente possível após o contato, preferencialmente dentro das primeiras 96 horas são medidas importantes para pacientes imunocomprometidos. O CDC recomenda até 10 dias após o contato.			
Febre amarela	Eficácia e segurança não estabelecida neste grupo de pacientes. Considerar a condição imunológica: contagem de linfócitos TCD4+ e a situação epidemiológica local	Uma dose e reforço 10 anos após	Sim

Recomendações para vacinação contra a febre amarela em adultos e crianças acima de 13 anos de idade infectados pelo HIV, de acordo com o número de linfócitos TCD4+ e regiões de risco epidemiológico

Linfócitos TCD4+	Alto Risco	Médio Risco	Baixo Risco
> 350 cels/mm³ (≥ 20%)	Indicar vacinação	Oferecer vacinação	Não vacinar
Entre 200 e 349 cels/mm³ (15% e 19%)	Oferecer vacinação	Não vacinar	Não vacinar
< 200 cels/mm³ (< 15%)	Não vacinar	Não vacinar	Não vacinar

Fonte: Adaptado de BRASIL. Ministério da Sapude. Fundação Nacional de Saúde. Recomendações para vacinação em pessoas infectadas pelo HIV. Brasília, 2002; IDSA Clinical Practice Guideline for Vaccination of the Immunocompromised Host, 2013.

TABELA 17.3 Recomendações específicas para imunização de portadoras do HIV com agentes biológicos não vivos

Agentes biológicos não vivos	*Conduta*	*Dose*	*Disponibilidade nos CRIEs*
Difteria e tétano (dupla tipo adulto)		Esquema padrão para a idade. Revacinar de 10 em 10 anos	Não
Hemófilo B		Vacinar os menores de 18 anos, 2 doses com intervalo de 2 meses entre elas	Sim até 18 anos
Hepatite A	Vacinar os que tenham hepatopatia crônica e sejam suscetíveis à hepatite A	0-6 meses	Sim
Hepatite B		Utilizar o esquema 0, 1, 2, 6-12 meses, com o dobro da dose recomendada na rotina para a idade	Sim
Influenza		Vacina anual	Sim
Pneumococo 23PS		Duas doses com intervalo de cinco anos	Sim
Raiva	Usar preferencialmente as vacinas produzidas em cultura celular	Esquema habitual	Sim
No caso de suspeita ou exposição ao vírus da raiva, o tratamento local imediato e cuidadoso deve ser seguido de imunoprofilaxia passiva (imunoglobulina antirrábica) e imunoprofilaxia ativa (vacina). A vacina deve ser aplicada nas primeiras 24 horas após a exposição mas, considerando a gravidade da doença, deve ser aplicada a qualquer momento após a exposição em cinco doses nos dias 0, 3, 7, 14 e 28.			

Fonte: Adaptado BRASIL. Ministério da Saúde. Fundação Nacional de Saúde. Recomendações para vacinação em pessoas infectadas pelo HIV. Brasília, 2002; Guia de Vacinação SBIm - Pacientes Especiais, 2013/2014.

IMUNOSSUPRESSÃO ADQUIRIDA NÃO HIV

Usuárias de corticosteroide: A British Society of Rheumatology (BSR) Clinical Affairs Comitee (2010) propôs um *guideline* para vacinação em pacientes imunossuprimidos, com doenças reumatológicas tratadas com drogas citotóxicas ou esteroides, em que definiu como dose baixa de corticosteroide 10 mg/d e dose alta como ≥ 20 mg/d. O *guideline* do Departamento de Saúde do Reino Unido recomenda que pacientes recebendo altas doses de corticosteroides não devem receber vacinas de vírus vivo atenuado, necessitando aguardar 3 meses após a suspensão do tratamento para, então, receber essas vacinas.

Doenças autoimunes: A imunização passiva é um método seguro para prevenir infecções, reduzindo a letalidade, sendo, portanto, recomendada para esses pacientes. Faz-se uma ressalva ao uso de vacinas de vírus vivo atenuado em pacientes em uso de corticosteroide em altas doses ou terapia imunossupressora, devendo-se seguir as recomendações já especificadas neste capítulo. Uma preocupação para portadores de doenças reumatológicas autoimunes é o risco teórico, extremamente raro, que algumas vacinas oferecem de exacerbação da doença.

Saad *et al.* (2013) vacinaram para influenza A (California/7/2009/H1N1-like virus, sem adjuvante) 1.668 pacientes com diferentes doenças autoimunes (lúpus eritematoso sistêmico, artrite reumatoide, espondilite anquilosante, esclerose sistêmica, artrite psoriática, doença de Behçet, doença mista do tecido conjuntivo, síndrome primária, dermatomiosite, síndrome de Sjögren primária, artrite, polimiosite de Takayasu e granulomatose com poliangiite (de Wegener) e 234 controles saudáveis. Os indivíduos foram avaliados antes e 21 dias após a vacinação e as taxas de soroproteção (68,5% vs 82,9% p < 0,0001) e de soroconversão (63,4% vs 76,9%, p < 0,001) foram significativamente menores no grupo com doenças autoimunes, especialmente nas pacientes com lúpus eritematoso sistêmico. Entretanto, os autores não observaram efeitos colaterais moderados e graves, concluindo que a vacina influenza é segura nesse grupo de pacientes e que uma dose de reforço pode ser recomendada para indivíduos com doenças que apresentam respostas imunes menos favoráveis.

Transplantadas com células-tronco hematopoiéticas: Pacientes que necessitam de transplante de células hematopoiéticas podem estar imunossuprimidas devido à terapia ablativa hematopoiética realizada antes do tranplante, às medicações usadas para se evitar doença do enxerto versus hospedeiro ou à própria doença de base.

Os títulos de anticorpos para doenças imunopreveníveis, como tétano, sarampo, caxumba, rubéola, poliovírus e bactérias encapsuladas, caem em 1 a 4 anos após o tranplante de células autólogas ou alogênicas. Portanto, receptoras de tranplante de células hematopoiéticas estão mais propensas a adquirir infecções por doenças preveníveis por vacinas, incluindo as afecções causadas por bactérias encapsuladas (pneumococo, infecções meningocócicas e Hib). Sendo assim, as pacientes transplantadas de células hematopoiéticas devem ser revacinadas rotineiramente após o transplante. A maioria das vacinas não vivas deve ser iniciada 6 meses após o transplante e as vacinas de vírus vivos não devem ser realizadas enquanto a paciente estiver imunossuprimida, respeitando um período mínimo de 24 meses.

Transplantadas com órgãos sólidos: Pacientes que necessitam de transplante de órgãos sólidos muitas vezes têm de esperar um longo período até que se tenha um doador adequado. Esse período de espera pode ser aproveitado para se realizar as imunizações necessárias. Pacientes com falência de algum órgão podem ter uma resposta vacinal pouco adequada, portanto é importante que se faça a imunização o mais precocemente possível no curso da doença.

Vacinas de vírus vivos devem ser evitadas após um transplante de órgão sólido, por isso o ideal é a administração dessas vacinas antes do transplante, sendo recomendado um intervalo de pelo menos 4 semanas entre a vacinação e o procedimento.

As vacinas recomendadas para idade, assim como vacinas indicadas para pacientes imunossuprimidos podem ser realizadas após pelo menos 2 meses do transplante, para se evitar uma resposta inadequada devido a altas doses de medicações antirrejeição.

TABELA 17.4 Vacinas especialmente recomendadas para indivíduos com outras imunodeficiências primárias (deficiência combinada da imunidade celular e humoral, deficiência da imunidade humoral grave, deficiência de IgA e de subclasses de imunoglobulinas) ou secundárias (esplenectomizados, usuários de corticoide, doenças reumatológicas, asplenia congênita ou adquirida, deficiências dos componentes finais do complemento, anemia falciforme e talassemia)

Vacinas	*Faixa etária de início*	*Esquema de doses*	*Disponibilade nos CRIEs*
Poliomilelite inativada (VIP)	Vacina indicada a partir dos 2 meses de idade	3 doses na falta de esquema básico	Sim
Pneumocócica conjugada (PCV10 ou PCV13)	Vacina indicada a partir dos 2 meses de idade	Para maiores de dois anos, não vacinados anteriormente: dose única para PCV13; ou com PCV10 duas doses com intervalo de 2 meses entre elas para crianças até 59 meses.	PCV10 - sim até 59 meses PCV13 - não

Continua

TABELA 17.4 Continuação

Vacinas	*Faixa etária de início*	*Esquema de doses*	*Disponibiladade nos CRIEs*
Pneumocócica 23V	Vacina indicada a partir dos 2 anos de idade	2 doses com intervalo mínimo de 5 anos entre elas	Sim
1. Preferir PCV13 2. Esquema de doses deve iniciar com vacinas conjugadas e seguidos da aplicação da vacina pneumocócica 23 valente. Considerar intervalo mínimo de 2 meses entre as duas vacinas.			
Meningocócica conjugada (MenC ou MenACWY)	Vacina indicada a partir dos 3 meses de idade	Adolescentes e adultos (Men C ou Men ACWY): dose única Dose de reforço a cada 5 anos	Men C– Sim (sem reforços) MenACWY - Não
Meningocócica B	Vacina indicada a partir dos 3 meses de idade	4 doses 3, 5, 7 e 12 meses	Crianças, adolescentes e adultos acima de 1 ano, duas doses com intervalo de 1 mês - Não
Influenza	Vacina indicada a partir dos 6 meses de idade	> 9 anos: dose única anual	Sim
Hepatite A	Vacina indicada a partir dos 12 meses de idade	2 doses: 0-6 meses	
Hepatite B	Vacina indicada a partir nascimento	4 doses: 0-1-2 e 6 meses	Sim
Combinada Hepatites A e B	Vacina indicada a partir dos 12 meses de idade	De 1 a 15 anos, duas doses: 0 e 6 meses; >15 anos: 3 doses: 0-1 e 6 meses Completar esquema de 4 doses dobradas com a vacina hepatite B	Não
Necessário fazer a sorologia para hepatite B 1 a 2 meses após a 4ª dose. Considera-se imunizado se Anti-HBs ≥ 10UI/ml. Se sorologia negativa, repetir o esquema vacinal de 4 doses			
Varicela	Vacina indicada a partir dos 12 meses de idade	2 doses com intervalo de 1 a 3 meses entre elas	Sim
Contraindicada em indivíduos com deficiência combinada da imunidade celular e humoral e deficiências da fagocitose: doença granulomatosa crônica. 1. Durante surto ou situação de exposição, a vacina varicela pode ser aplicada a partir dos nove meses. Nesses casos, a aplicação de duas doses após a idade de 1 ano, ainda será necessária. 2. A vacina quádrupla viral – constituída pela combinação da vacina tríplice viral com a vacina contra varicela – é uma opção quando coincidir a indicação dessas duas vacinas para menores de 12 anos. Riscos aumentados para febre alta e ocorrência mais frequente de exantema após a primeira aplicação dessa vacina combinada devem ser considerados.			
Haemophilus influenzae b	Vacina indicada a partir dos 2 meses de idade	Dose única	SIM até 19 anos
Todo indivíduo deve estar em dia com as vacinas do calendário vacinal básico de sua faixa etária, recomendado pela SBIm. As recomendações nesta tabela levam em consideração aquelas vacinas especialmente indicadas para o grupo com risco aumentado para a infecção e/ ou suas complicações.			

Fonte: Adaptado Guia de Vacinação SBIm – Pacientes Especiais, 2013/2014.

MENSAGENS PARA LEMBRAR

- Quanto maior a imunossupressão, menor a resposta de anticorpos após a vacinação e menor a duração da proteção.
- Evitar o uso de vacinas com agentes biológicos vivos atenuados, particularmente em pacientes com imunodeficiência clínica e/ou laboratorial grave. Nesses casos, avaliar o uso de vacinas inativadas, imunização passiva e/ou outras medidas profiláticas.
- Dentre as imunossupressões destacamos a infecção pelo vírus da imunodeficiência humana (HIV), as secundárias ao uso de corticosteroides para tratamento de doenças autoimunes, ao uso de drogas imunossupressoras para terapêutica de neoplasias ou pós-transplantes.

Bibliografia

Atenção à saúde do adulto HIV/Aids. Saúde em Casa - 1a Edição, Secretaria de Estado de Saúde de Minas Gerais, Belo Horizonte, 2006.

Calendário de vacinação da mulher. Recomendações da Sociedade Brasileira de Imunizações (SBIm) – 2012/2013- http://www.aids.gov.br/final/biblioteca/imunizacao/imuniza1.htm (1 of 8) [22/04/03 20:30:57].

Centers for Disease Control and Prevention (CDC). Kroger AT, Sumaya CV, Pickering LK, Atkinson WL. General Recommendations on Immunization: Recommendations of the Advisory Committee on Immunization Practices (ACIP). Recommendations and Reports 60 (RR02);1-60; 2011.

Consenso SBIM & Febrasgo - Vacinação da Mulher, 2012.

da Luz KR, de Souza DCC, Ciconelli RM. Vacinação em Pacientes Imunossuprimidos e com Doenças Reumatológicas Autoimunes. Artigo de revisão. Rev Bras Reumatol, 47(2):106-113, 2007.

Ding T, Jo Ledingham J, Luqmani R, Westlake S, Hyrich K, Lunt M, Kiely P, Bukhari M, Abernethy R, Bosworth A, Ostor A, Gadsby K, McKenna F, Finney D, Dixey J, Deighton C on behalf of the Standards, Audit and Guidelines Working Group of BSR Clinical Affairs Committee and BHPR. BSR and BHPR rheumatoid arthritis guidelines on safety of anti-TNF therapies. The British Society of Reumathology, 2010 (www.rheumatology.oxfordjournals.org).

Fundação Nacional de Saúde. Recomendações para Vacinação em pessoas infectadas pelo HIV. FUNASA-Brasilia, 2002.

Ministério da Saúde. Manual dos centros de referência para imunobiológicos especiais. Secretaria de Vigilância em Saúde. Departamento de Vigilância Epidemiológica. – Brasília: Ministério da Saúde, 2006.188 p.: il. ISBN 85-334-1095-6.

Rubin LG, Levin MJ, Ljungman P, Davies EG, Avery R, Tomblyn M, Bousvaros A, Dhanireddy S, Sung L, Keyserling H, Kang I. 2013 IDSA Clinical Practice Guideline for Vaccination of the Immunocompromised Host. Clin Infect Dis 2014 Feb; 58(3):309-18. doi: 10.1093/cid/cit816. Erratum in: Clin Infect Dis. 2014 Jul 1;59(1):144.

Saad CGS, Borba EF, Aikawa NE, Silva CA, Pereira RMR, Calich AL, Moraes JCB, Ribeiro ACM, Viana VST, Pasoto SG, Carvalho JF, França ILA, Guedes LKN, Shinjo SK, Sampaio-Barros PD, Caleiro MT, Goncalves CR, Fuller R, Levy-Neto M, Timenetsky MSC, Precioso AR, Bonfa E. Immunogenicity and safety of the 2009 non-adjuvanted influenza A/H1N1 vaccine in a large cohort of autoimmune rheumatic diseases. Ann Rheum Dis 2011;70:1068-1073 doi:10.1136/ard.2011.150250.

Succi RCM, Farhat CK. Vacinação em situações especiais. Artigo de revisão. Jornal de Pediatria, 82(3s), 2006.

Capítulo 18

Imunização de Mulheres Portadoras de Doenças Crônicas

Jacy Andrade

CONSIDERAÇÕES GERAIS

O controle de muitas doenças infecciosas ao longo dos anos evidencia uma mudança progressiva no perfil das doenças mais prevalentes, mostrando mudanças epidemiológicas, com queda progressiva nas taxas de mortalidade por doenças infecciosas, ao mesmo tempo que as taxas de natalidade também diminuem, com incremento progressivo da longevidade, havendo um predomínio cada vez maior de doenças crônicas na população adulta de países desenvolvidos. Apesar da melhoria das condições de saúde em países de baixa e média renda, meta estabelecida nos desafios do milênio pela Organização Mundial da Saúde, impacto importante de algumas doenças em populações menos favorecidas ainda é registrado, a exemplo de tuberculose, pneumonia, diarreia, raiva, malaria entre outras. Essas mudanças demográficas e epidemiológicas no perfil das doenças têm justificado a mudança de foco dos programas de imunização em diversos países, que antes privilegiavam a população infantil e agora tentam abranger todas as faixas etárias.

Por sua vez, as diferentes interações entre as doenças crônicas e as infecções podem ser ilustradas, por exemplo, entre nutrição, diabetes, cardiopatias e doenças pulmonares. A desnutrição aumenta o risco de tuberculose; já que indivíduos com maiores índices de massa corporal desenvolvem menos frequentemente a doença comparados com os de menores índices. Por outro lado, o sobrepeso é fator de risco para o desenvolvimento de diabetes. Diabetes e desnutrição estão entre os fatores de risco importante para o desenvolvimento de tuberculose. A prevalência de diabetes e de tuberculose é maior em populações mais velhas que nas mais jovens. Do mesmo modo, assistimos a um aumento crescente das infecções por HIV/AIDS na população mais velha, muitos em tratamento com terapia antiretroviral, fatores de risco importantes para o desenvolvimento de doenças metabólicas crônicas, cardíacas, renais, gastrointestinais, neurológicas e psiquiátricas. À medida que cresce a população mais velha e a imunossenescência vai se instalando, a prevalência de doenças crônicas e neoplásicas também aumenta. Novas tecnologias e intervenções na área médica se fazem necessárias na tentativa de melhorar a qualidade de vida dessas populações e muitas vezes elas também se constituem fatores de risco para doenças imunopreveníveis. O mundo envelhece a cada dia, as doenças crônicas se tornam mais prevalentes e muitas enfermidades infecciosas estão reemergindo.

Algumas barreiras importantes para retardar ou não vacinar indivíduos com doenças crônicas são bem conhecidas: as frequentes hospitalizações pela condição crônica de saúde; a indisponibilidade de algumas vacinas no serviço público e com custo elevado para a população; a desinformação sobre a importância da vacinação nesse grupo por parte dos familiares e também pelo profissional de saúde etc. Além disso, a preocupação com a segurança das vacinas e sua imunogenicidade e eficácia nessa população contribuem para a baixa cobertura.

Grande parte da literatura médica que documenta vacinação em indivíduos com doenças crônicas se refere à população infantil. Fato compreensível, tendo em vista que a imunização ainda é vista na população em geral e mesmo entre muitos profissionais como uma prioridade para o público pediátrico.

Outro dado interessante é que no mundo globalizado e de intensos deslocamentos geográficos, os portadores de doenças crônicas com frequência se encontram na condição de viajantes que necessitam de orientações específicas para doenças imunopreveníveis, na dependência do seu destino.

Ao mesmo tempo que as doenças crônicas se tornam mais frequentes na prática clínica diária, observamos que muitos profissionais de saúde não valorizam a imunização, quer seja por falta de conhecimento durante a graduação, quer seja pela ideia errônea de a vacinação de pessoas com condições crônicas constituir uma contraindicação. Portanto, as "oportunidades perdidas" para a vacinação são situações frequentes na abordagem do profissional de saúde de indivíduos com condições crônicas. É bem documentado na literatura médica que a adoção de estratégias dirigidas apenas às crianças com condições crônicas não ocasiona aumento das coberturas vacinais esperado.

Dentre as causas da não vacinação de indivíduos com condições especiais, talvez a principal seja o temor do profissional de saúde em vacinar esses indivíduos, caracterizando muitas vezes falsas contraindicações, contribuindo de forma importante para as oportunidades perdidas em imunização. Variáveis como reativação da doença de base, concomitância de um processo infeccioso, uso de medicações, temor de vacinas pelos familiares e pelo próprio paciente, gestação e desinformação sobre situações epidemiológicas especiais também contribuem. Portanto, o foco em vacinar grupos especiais de pessoas, como portadores de doenças crônicas é importante, mas o mais importante é a avaliação rotineira pelo profissional de saúde de todo indivíduo que procura assistência na tentativa de aumentar a cobertura vacinal, sobretudo em adultos.

A avaliação do calendário vacinal de uma mulher com doença crônica, como em qualquer outra situação, deve levar em conta a bagagem vacinal do indivíduo. Toda vacinação documentada deve ser considerada e o calendário complementado. Portanto, a avaliação de um calendário deve ser individualizada, realizada cuidadosamente pelo profissional de saúde que assiste essa mulher. Quando chamamos atenção para o calendário da mulher, nos referimos a um grupo de vacinas importantes de serem utilizadas nas mulheres, não sendo exclusivamente vacinas de mulheres.

No manejo clínico terapêutico das condições crônicas de saúde se utilizam muitas medicações imunomoduladoras e/ou imunossupressoras, que interferem na resposta imune, levando o indivíduo a um maior risco de desenvolver infecções.

Nesse contexto, de maior longevidade e maior utilização de medicamentos imunomoduladores e/ou imunossupressores, a vacinação de mulheres com condições crônicas de saúde impõe uma avaliação cuidadosa pelo profissional de saúde em função da necessidade de identificação de indicações adequadas dos imunobiológicos a serem utilizados. É importante definir os tipos de vacina, se constituída de antígenos atenuados, inativados, avaliar esquemas vacinais especiais em relação ao número de doses e intervalos, necessidade de doses de reforço, utilização de dose suplementar de vacina, uso de imunoglobulina etc. Exemplo importante é a vacinação de uma mulher que vai fazer corticoterapia, quimioterapia e/ou radioterapia em função de sua condição básica de saúde. Essa mulher necessita ter seu cartão de vacina atualizado, se possível até pelo menos duas semanas antes de iniciar o tratamento, com o cuidado de se reavaliar, após o tratamento, a necessidade de refazer alguns esquemas vacinais. Já na utilização de corticosteroide tópico, a exemplo do corticosteroide nasal em pneumologia ou alergia, não há a necessidade de restrição de uso das vacinas, independentemente da sua constituição, atenuadas ou inativadas, pois o grau de absorção do corticosteroide e interferência na reposta imune não é considerado importante.

No contexto de doenças crônicas, é importante chamar atenção sobre a importância da vacinação precoce desses indivíduos, pois à medida que a doença de base avança a resposta imune vai se tornando menos efetiva em função da progressão da doença, do uso de medicações imunossupressoras e da idade, entre outros fatores. As infecções se constituem importante morbidade nesse grupo de pacientes e a vacinação precoce possibilita alcançar melhores respostas imunológicas frente a micro-organismos comumente encontrados nessas situações. Também é fundamental avaliar o calendário de vacinação das pessoas que convivem com uma mulher portadora de alguma situação crônica de saúde, pois tais pessoas podem ser fonte de transmissão de algumas doenças imunopreveníveis.

A preocupação com eventos adversos associados às vacinas não deve ser menosprezada, sobretudo quando da utilização de imunobiológicos vivos atenuados, que na maioria das vezes são contraindicados em situações de maior imunossupressão.

Na prática clínica, na maioria das vezes, não utilizamos parâmetros muito bem definidos para caracterizar o que seria uma alta ou baixa imunossupressão. A classificação a seguir, utilizada pela Infectious Diseases Society of America (IDSA), que aborda a vacinação no indivíduo imunocomprometido, torna mais clara a definição de imunossupressão.

Alto grau de imunossupressão:

- Severa imunodeficiência primária combinada.
- Uso de quimioterapia.
- Período de até 2 meses após transplante de órgão sólido (bastante variável).
- Infecção por HIV com CD4 < 200 cel/mm^3 para adultos e adolescentes e CD4 < 15% lactentes e crianças.
- Uso diário de corticosteroide com dose ≥ 20 mg (ou > 2 mg/Kg/dia em < 10 Kg) de prednisona ou equivalente por ≥ 14 dias.
- Uso de imunomoduladores como bloqueadores de fator de necrose tumoral (TNF-α) ou rituximabe.

Baixo grau de imunossupressão:

- Indivíduos assintomáticos HIV positivos com CD4 de 200-499 cel/mm^3 para adultos e adolescentes e CD4 de 15% para lactentes e crianças.
- Uso de doses de corticosteroide menores do que as definidas para alta imunossupressão por mais de 14 dias ou uso em dias alternados de corticosteroide.
- Uso de metotrexato em doses ≤ 0,4 mg/kg/semana, azatioprina ≤ 3 mg/kg/dia ou 6-mercaptopurina ≤ 1,5 mg/kg/dia.

Ainda na avaliação dos indivíduos com condições crônicas de saúde é importante considerar:

- Confirmação da doença de base;
- Tempo de evolução e/ou estágio da doença;
- Idade;
- Gestação;
- Condições epidemiológicas do local onde vive ou do destino, se viajante;
- Uso de medicamentos imunomoduladores e/ou imunossupressores;
- Presença de comorbidades, como infecções;
- Candidata a transplante ou transplantada;
- Avaliar calendário vacinal das pessoas que convivem com o indivíduo portador de doença crônica;
- Verificar o melhor antígeno a ser utilizado, se inativado ou atenuado;
- Avaliar necessidade de utilizar esquema/dose diferenciado de vacina;
- Verificar se houve uso recente de imunoglobulina ou de vacina.

Essas noções gerais se aplicam à vacinação de mulheres que se apresentam com condições crônicas de saúde. A seguir, estão especificadas as vacinas que têm maior importância para alguma dessas situações. Contudo, tais indicações levam em conta que toda mulher deve ter seu calendário de vacinação avaliado conforme o calendário básico indicado pelo Programa Nacional de Imunizações do Ministério da Saúde do Brasil (PNI) e/ou pela Sociedade Brasileira de Imunizações (SBIm). No site da SBIm estão disponíveis os diferentes calendários recomendados para faixas etárias e/ou situações específicas, além das respectivas faixas etárias mínimas onde a vacina pode ser aplicada.

IMUNIZAÇÃO EM DOENÇA HEPÁTICA CRÔNICA

As doenças hepáticas crônicas apresentam diversas alterações imunológicas. A fase mais avançada é a cirrose, onde a síndrome de disfunção imune associada à cirrose (CAIDS) possibilita complicações infecciosas graves. Como em outras situações clínicas especiais, a vacinação desses indivíduos deve ser realizada o mais precocemente possível, pois à medida que a disfunção imune avança com a progressão da doença de base a resposta imune é cada vez menor. A maioria dos estudos que avalia a utilização de vacinas em portadores de doença hepática crônica em geral se limita a indivíduos com hepatites crônicas B e C, doença alcoólica hepática, cirrose em diferentes estágios de evolução e receptores de transplantes de fígado, sendo mais comumente estudadas as vacinas para vírus das hepatites A e B, influenza e pneumococo. As vacinas inativadas têm se mostrado seguras nessa população.

Os candidatos a transplante de fígado devem ser vacinados preferencialmente até 4 semanas antes do transplante. A Tabela 18.1 resume as recomendações de vacinas para os indivíduos com doença hepática crônica.

TABELA 18.1 Vacinas recomendadas na condição de hepatopatia crônica

Vacina	*Esquema de vacinação*	*Considerações*	*Disponível no CRIE*
Hepatite A	2 doses com intervalo de 6 a 12 meses		Sim
Hepatite B	0, 1 e 6 meses – dose habitual em estágios precoces de doença 0, 1, 2, 6 a 12 meses – dose dobrada em fases avançadas e transplantados Esquemas acelerados – 0, 1 e 2 meses ou 0,2,4 semanas e 6 meses – na situação de pré-transplante		Sim
Hepatite A+B	0, 1 e 6 meses		Não
Influenza (tri ou quadrivalente inativada)	Primovacinação < 3 anos 2 doses 0,25 ml - 0, 1 mês ≥ 3 e < 9 anos 2 doses 0,5 ml – 0, 1 mês Após primovacinação e em ≥ 9 anos 1 dose ANUAL		Sim
DTPa ou dTpa (difteria/tétano/coqueluche acelular) – de acordo com a idade	1 dose a cada 10 anos		Só para gestantes e profissionais de saúde da neonatologia
Varicela	2 doses – 0 e 3 meses Não deve ser utilizada em pacientes com fibrose ou cirrose avançadas – avaliação individualizada Se indicada, usar pelo menos 4 semanas antes do transplante		Não para esta indicação
Herpes-zóster	1 dose > 50 anos	Avaliação individual Se indicada, usar 4 semanas antes do transplante	Não

Continua

TABELA 18.1 Continuação

Vacina	*Esquema de vacinação*	*Considerações*	*Disponível no CRIE*
Pneumocócica conjugada (VPC10 ou VPC13)	Pneumo 10-valente (até 5 anos de idade) Esquema primário – 2, 4 e 6 meses Reforço – 15 a 18 meses Pneumo 13-valente Esquema primário – 2, 4 e 6 meses Reforço – 15 a 18 meses Fazer 1 dose de pneumo 13-valente após esquema completo com pneumo 10-valente recebido na infância (até 5 anos de idade) Adultos > 50 anos 1 dose 13-valente	Uso de esquema sequencial com vacina conjugada e polissacarídica deve ser considerado, especialmente em doença hepática avançada	Pneumococo 10-valente
Pneumocócica 23-valente	Pneumo 23-valente – em maiores de 2 anos, após 8 semanas da 10-valente ou 13-valente Repetir apenas uma vez após 5 anos da anterior	Uso de esquema sequencial com vacina conjugada e polissacarídica deve ser considerado, especialmente em doença hepática avançada	Sim

Todo indivíduo deve estar com seu calendário vacinal atualizado com as vacinas indicadas para sua faixa etária de acordo com as recomendações PNI/SBIm. Esta tabela considera vacinas especialmente indicadas para essa condição clínica especial.

Fonte: Adaptado do PNI/SBIm/CDC.

IMUNIZAÇÃO EM DOENÇA RENAL CRÔNICA

Pacientes em estágio final de doença renal apresentam baixas respostas à imunização em função da supressão imune relacionada à uremia, além de alterações de linfócitos T e de células apresentadoras de antígeno. Pacientes renais crônicos que não estão em diálise apresentam melhores respostas à vacina de hepatite B e pneumococo quando comparados com indivíduos em diálise, que em geral apresentam menores títulos de anticorpos e menor duração desses anticorpos em resposta à vacinação. Apesar da evidência de pouca eficácia de vacinação nessa população, várias estratégias têm sido utilizadas na tentativa de aumentar a resposta imune e a adesão dessa população aos esquemas recomendados. A exemplo da vacina contra hepatite B, que se utiliza com dose dobrada, diferentes adjuvantes têm sido utilizados na tentativa de aumentar a resposta imune ou ainda a aplicação da mesma por via intradérmica. Deve-se iniciar o esquema de vacinação o mais precocemente possível, sem aguardar a indicação de diálise.

A preocupação com a segurança das vacinas nessa população está mais relacionada com a rejeição do órgão transplantado, diminuição da eficácia em função da diálise, declínio da função renal e indução de infecção pelas vacinas atenuadas quando da situação de imunossupressão. A duração da proteção também tem sido mostrada menor quando comparada com indivíduos sem doença renal crônica. Quanto maior a imunossupressão, menor a resposta de anticorpos após a vacinação e menor a duração da proteção.

Em relação à vacina de tétano, alguns estudos também têm evidenciado menores respostas sorológicas em indivíduos em fase avançada de doença renal. A resposta imune à vacina de pneumococo também é bastante variável nessa população. Em relação à vacina influenza, a resposta sorológica nessa população parece não ser muito diferente da população geral e uma diminuição da hospitalização por gripe está associada ao seu uso nos indivíduos renais crônicos. Apesar de pouca informação sobre outras vacinas em pacientes renais crônicos e em diálise, o calendário vacinal desses indivíduos deve ser atualizado, em especial naqueles candidatos a transplante de rim, o mais precocemente possível, seguindo as recomendações dos órgãos nacionais e internacionais. A Tabela 18.2 resume essas orientações.

TABELA 18.2 Vacinas recomendadas na condição de nefropatia crônica

Vacina	*Esquema de vacinação*	*Considerações*	*Disponível no CRIE*
Hepatite B	0, 1, 2, 6 a 12 meses – dose dobrada em fases avançadas e transplantados Esquemas acelerados – 0, 1 e 2 meses ou 0, 2, 4 semanas e 6 meses – na situação de pré-transplante	Controle Anti-Hbs anual	Sim
Influenza (tri ou quadrivalenteinativada)	Primovacinação < 3 anos 2 doses 0,25 ml – 0, 1 mês ≥ 3 e < 9 anos 2 doses 0,5 ml – 0, 1 mês Após primovacinação e em ≥ 9 anos 1 dose ANUAL		Sim
DTPa ou dTpa (difteria/tétano/coqueluche acelular) – de acordo com a idade	1 dose a cada 10 anos		dTpa – apenas para gestantes e profissionais de saúde da neonatologia
Varicela	2 doses com intervalo de 1 a 3 meses em > 12 meses	Contraindicada, se imunossupressão	Sim
Herpes-zóster	1 dose > 50 anos	Avaliação individualizada Se indicada, usar 4 semanas antes do transplante	Não

Continua

TABELA 18.2 Continuação

Vacina	*Esquema de vacinação*	*Considerações*	*Disponível no CRIE*
Pneumocócica conjugada (VPC10 ou VPC13)	Pneumo 10-valente (até 5 anos de idade) Esquema primário – 2, 4 e 6 meses Reforço 15 – 18 meses Pneumo 13-valente Esquema primário – 2, 4 e 6 meses Reforço – 15 a 18 meses Fazer 1 dose de pneumo 13-valente após esquema completo com pneumo 10-valente recebido na infância (até 5 anos de idade) Adultos > 50 anos 1 dose 13-valente	Uso de esquema sequencial com vacina conjugada e polissacarídica deve ser considerado	Pneumococo 10-valente
Pneumocócica 23-valente	Pneumo 23-valente – em maiores de 2 anos, após 8 semanas da 10-valente ou 13-valente Repetir apenas uma vez após 5 anos da anterior	Uso de esquema sequencial com vacina conjugada e polissacarídica deve ser considerado	Sim
Todo indivíduo deve estar com seu calendário vacinal atualizado com as vacinas indicadas para sua faixa etária de acordo com as recomendações PNI/SBIm. Esta tabela considera vacinas especialmente indicadas para essa condição clínica especial.			

Fonte: Adaptado de PNI/SBIm/CDC.

IMUNIZAÇÃO EM CARDIOPATIAS E PNEUMOPATIAS CRÔNICAS

O funcionamento harmonioso do sistema cardiovascular e respiratório é fundamental na manutenção da homeostase hemodinâmica. As cardiopatias crônicas podem evoluir para insuficiência cardíaca com repercussões importantes nos sistemas cardiovascular e respiratório. Do mesmo modo, nas pneumopatias crônicas a descompensação da doença de base pode causar repercussões nos dois sistemas com morbimortalidade variáveis. Os processos infecciosos são frequentes causas de descompensação cardiorrespiratória em doentes crônicos desses dois sistemas vitais. Em crianças, a febre, comum em processos infecciosos, pode ser fator de descompensar uma cardiopatia. A Tabela 18.3 resume as vacinas recomendadas nessa situação especial de saúde.

TABELA 18.3 Vacinas recomendadas na condição de cardiopatias e pneumopatias crônicas

Vacina	*Esquema de vacinação*	*Considerações*	*Disponível no CRIE*
Influenza (tri ou quadrivalente inativada)	Primovacinação <3 anos 2 doses 0,25 ml - 0, 1 mês ≥ 3 e < 9 anos 2 doses 0,5 ml – 0, 1 mês Após primovacinação e em ≥ 9 anos 1 dose ANUAL		Sim
DTPa ou dTpa (difteria/tétano/coqueluche acelular) – de acordo com a idade	1 dose cada 10 anos	–	dTpa – apenas para gestantes e profissionais de saúde da neonatologia
Varicela	2 doses com intervalo de 1 a 3 meses em > 12 meses		Sim
Herpes-zóster	1 dose > 50 anos	Avaliação individualizada Se indicada, usar 4 semanas antes do transplante	Não
Pneumocócica conjugada (VPC10 ou VPC13)	Pneumo 10-valente (até 5 anos de idade) Esquema primário – 2, 4 e 6 meses Reforço – 15 a 18 meses Pneumo 13-valente Esquema primário – 2, 4 e 6 meses Reforço – 15 a 18 meses Fazer 1 dose de Pneumo 13-valente após esquema completo com pneumo 10-valente recebido na infância (até 5 anos de idade) Adultos > 50 anos 1 dose 13-valente	Avaliar necessidade de esquema sequencial com vacina conjugada e polissacarídica	Pneumococo 10-valente

Continua

TABELA 18.3 Continuação

Vacina	*Esquema de vacinação*	*Considerações*	*Disponível no CRIE*
Pneumocócica 23-valente	Pneumo 23-valente – em maiores de 2 anos, após 8 semanas da 10-valente ou 13-valente Repetir apenas uma vez após 5 anos da anterior	Avaliar necessidade de esquema sequencial com vacina conjugada e polissacarídica	
Haemophilus influenzae B	Em menores de 12 meses – 1 dose aos 2, 4 e 6 meses de idade comdose de reforço aos 15 meses Em maiores de 12 meses hígidos – 1 dose Em maiores de 12 meses imunocomprometidos – 2 doses com intervalo de 2 meses	Apesar da falta de evidências científicas que suportem a indicação dessa vacina em adultos com pneumopatias e cardiopatias crônicas, o Ministério da Saúde, por intermédio dos CRIEs, recomenda esta vacina para menores de 19 anos nessas situações	Sim

Todo indivíduo deve estar com seu calendário vacinal atualizado com as vacinas indicadas para sua faixa etária de acordo com as recomendações PNI/SBIm. Esta tabela considera vacinas especialmente indicadas para essa condição clínica especial.

Fonte: Adaptado do PNI/CDC/SBIm.

IMUNIZAÇÃO EM ASPLENIA ANATÔMICA OU FUNCIONAL E SITUAÇÕES SEMELHANTES

O baço ocupa lugar de destaque na defesa contra germes capsulados. Na situação de asplenia anatômica ou funcional, o indivíduo pode apresentar infecções fulminantes por bactérias capsuladas, como pneumococo, meningococo e *Haemophilus influenzae* tipo b. Em nosso meio, a situação clínica mais comumente associada à asplenia funcional é a hemoglobinopatia SS, mais conhecida como anemia falciforme. Nessa situação, os infartos repetidos do baço associados a alterações imunes, sobretudo na capacidade de fagocitose, levam a uma fibrose progressiva do órgão com perda funcional importante na defesa contra as bactérias capsuladas. Em situações clínicas como anemias hemolíticas, pode ser necessária a esplenectomia para melhor controle hematológico. Nas doenças de depósito, as manifestações clínicas podem ser bastante variáveis e o comprometimento da fagocitose pode ocasionar infecções severas. A Tabela 18.4 apresenta as vacinas recomendadas nessas situações.

TABELA 18.4 Vacinas recomendadas na condição clínica de anatômica ou funcional, anemias hemolíticas, doenças de depósitos (Gaucher, Niemann-Pick, mucopolissacaridoses, glicogenoses)

Vacina	*Esquema de vacinação*	*Considerações*	*Disponível no CRIE*
Pneumocócica conjugada (VPC10 ou VPC13)	Pneumo 10-valente (até 5 anos) Esquema primário – 2, 4 e 6 meses Reforço – 15 a 18 meses Pneumo 13-valente Esquema primário – 2, 4 e 6 meses Reforço – 15 a 18 meses Fazer 1 dose de pneumo 13-valente após esquema completo com pneumo 10-valente recebido na infância (até 5 anos de idade) Adultos > 50 anos 1 dose 13-valente	Fazer esquema sequencial com conjugada e polissacarídica	Pneumococo 10-valente
Pneumocócica 23-valente	Pneumo 23-valente – em maiores de 2 anos, após 8 semanas da 10-valente ou 13-valente Repetir apenas uma vez após 5 anos da anterior	Fazer esquema sequencial com conjugada e polissacarídica	Sim
Meningococo B, Cou ACWY	Esquema MenC/ACWY para menores de 12 meses Esquema primário: 1 dose de MenC aos 3 e 5 meses Reforço aos 12 meses: 1 dose de MenC ou Men ACWY – repetir após 5 anos Para maiores de 12 meses 1 dose de MenC ou MenACWY Reforço após 5 anos Esquema de meningococo B 2 a 5 meses – 3 doses com intervalo 2 meses + reforço 12 a 15 meses 6 a 11 meses – 2 doses com intervalo de 2 meses + reforço no segundo ano 12 meses a 10 anos – 2 doses com intervalo 2 meses > 11 anos – 2 doses com intervalo 1 mês		Meningococo C

Continua

TABELA 18.4 Continuação

Vacina	*Esquema de vacinação*	*Considerações*	*Disponível no CRIE*
Haemophilus influenzae B	Em menores de 12 meses – 1 dose aos 2, 4 e 6 meses de idade com 1 dose de reforço aos 15 meses Em maiores de 12 meses hígidos – 1 dose Em maiores de 12 meses imunocomprometidos – 2 doses com intervalo de 2 meses		Sim
Influenza (tri ou quadrivalente inativada)	Primovacinação <3 anos 2 doses 0,25 ml – 0, 1 mês ≥ 3 e < 9 anos 2 doses 0,5 ml – 0, 1 mês Após primovacinação e em ≥ 9 anos 1 dose 0,5 ml ANUAL		Sim
dTpa (tríplice acelular do adulto – difteria/tétano/coqueluche ou dT (dupla adulto – difteria tétano)	1 dose a cada 10 anos	–	dTpa – apenas para gestantes e profissionais de saúde da neonatologia
Varicela	2 doses com intervalo de 1 a 3 meses em ≥ 12 meses		Sim
Herpes-zóster	1 dose > 50 anos	Avaliação individualizada	Não
Hepatite A	2 doses com intervalo 6 a 12 meses		Sim
Hepatite B	0, 1, 2, 6 a 12 meses		Sim
Se esplenectomia eletiva – a vacinação deverá ocorrer até 2 semanas antes da cirurgia.			
Se esplenectomia de urgência – a vacinação deverá ocorrer após 2 semanas da cirurgia.			
Todo indivíduo deve estar com seu calendário vacinal atualizado com as vacinas indicadas para sua faixa etária de acordo com as recomendações PNI/SBIm. Esta tabela considera vacinas especialmente indicadas para essa condição clínica especial.			

Fonte: Adaptado de PNI/SBIm/CDC.

IMUNIZAÇÃO NA CONDIÇÃO DE *DIABETES MELLITUS*

Diabetes mellitus é uma condição clínica comum que exige manuseio multiprofissional, onde os cuidados preventivos são muito importantes na imunossupressão que com frequência se associa a essa condição, especialmente em fases mais avançadas da doença.

TABELA 18.5 Vacinas recomendadas na condição de *diabetes mellitus*

Vacina	*Esquema de vacinação*	*Considerações*	*Disponível no CRIE*
Hepatite B	0, 1, 2, 6 a 12 meses – dose dobrada		Sim
Influenza (tri ou quadrivalente inativada)	Primovacinação <3 anos 3 doses de 0,25 ml – 0, 1 mês ≥ 3 e < 9 anos 2 doses 0,5 ml – 0, 1 mês Apósprimovacinação e em ≥ 9 anos 1 dose 0,5 ml ANUAL		Sim
DTPa ou dTpa (difteria/tétano/ coqueluche acelular) – de acordo com a idade	1 dose a cada 10 anos	–	dTpa – apenas para gestantes e profissionais de saúde da neonatologia
Varicela	2 doses com intervalo de 1 a 3 meses em ≥12 meses		Sim
Herpes-zóster	1 dose em ≥ 50 anos	Avaliação individualizada	Não
Pneumocócica conjugada (VPC10 ou VPC13)	Pneumo 10-valente (até 5 anos de idade) Esquema primário – 2, 4 e 6 meses Reforço – 15 a 18 meses Pneumo 13-valente Esquema primário – 2, 4 e 6 meses Reforço – 15 a 18 meses Fazer 1 dose de pneumo 13-valente após esquema completo com pneumo 10-valente recebido na infância (até 5 anos de idade) Adultos > 50 anos 1 dose 13-valente	Fazer esquema sequencial com conjugada e polissacarídica	Pneumococo 10-valente
Pneumocócica 23-valente	Pneumo 23-valente – em maiores de 2 anos, após 8 semanas da 10-valente ou 13-valente Repetir apenas uma vez após 5 anos da anterior	Fazer esquema sequencial com conjugada e polissacarídica	Sim

Todo indivíduo deve estar com seu calendário vacinal atualizado com as vacinas indicadas para sua faixa etária de acordo com as recomendações PNI/SBIm. Esta tabela considera vacinas especialmente indicadas para essa condição clínica especial.

Fonte: Adaptado de PNI/SBIm/CDC.

VACINAS RECOMENDADAS EM OUTRAS SITUAÇÕES CRÔNICAS DE SAÚDE

TABELA 18.6 Vacinas recomendadas em outras situações especiais

Condição clínica	*Vacinas recomendadas*	*Comentários*
Uso crônico de AAS	Varicela – avaliar necessidade de suspensão do AAS até 6 semanas após a vacinação Influenza – anual	Avaliar necessidade de suspensão do AAS até 6 semanas após vacinação
Implante coclear / fístula liquórica / derivação ventriculoperitoneal	Pneumococo conjugada 10 ou 13-valente Pneumococo polissacarídica23-valente *Haemophilus influenzae* tipo b Influenza Meningococo B, C, ACWY	Esquema sequencial de vacina pneumocócica conjugada seguida da polissacarídica se > 2 anos
Doenças dermatológicas crônicas (epidermólise bolhosa, psoríase, dermatite atópica grave e outras)	Varicela Herpes-zóster	
Coagulopatias	Hepatite A Hepatite B	Se risco de sangramento, não utilizar via intramuscular – usar a subcutânea profunda e fazer compressa de gelo após aplicação
Trissomias (síndrome de Down e outras)	Pneumococo conjugada 10 ou 13-valente Pneumococo polissacarídica 23-valente Meningococo B, C, ACWY Influenza Hepatite A Hepatite B Varicela DTPa ou dTpa (de acordo com a idade)	
Doença neurológica crônica incapacitante	Pneumococo conjugada 10 ou 13-valente Pneumococo polissacarídica 23-valente Influenza *Haemophilus influenzae* tipo b Meningococo B, C, ACWY DTPa ou dTpa (de acordo com a idade) Varicela Herpes-zóster (em > 50 anos)	Esquema sequencial de vacina pneumocócica conjugada seguida da polissacarídica se > 2 anos

Continua

TABELA 18.6 Continuação

Condição clínica	*Vacinas recomendadas*	*Comentários*
Doença convulsiva crônica da infância	DTPa ou dTpa (de acordo com a idade) Influenza Tríplice viral Varicela	Preferencialmente aplicar tríplice viral e varicela em locais diferentes na primeira dose
Fibrose cística	Hepatite A Hepatite B Influenza DTPa ou dTpa (de acordo com a idade) Varicela Herpes-zóster Pneumococo conjugada 10 ou 13-valente Pneumococo polissacarídica 23-valente	Esquema sequencial de vacina pneumocócica conjugada seguida da polissacarídica se > 2 anos

Fonte: Adaptado do PNI/CDC/SBIm.

IMUNIZAÇÃO DE PESSOAS QUE CONVIVEM COM INDIVÍDUOS PORTADORES DE DOENÇAS CRÔNICAS

Muitas dessas condições crônicas de saúde podem exigir o uso de imunossupressores e/ou imunomoduladores. Uma das medicações mais frequentemente utilizadas é o corticosteroide, razão pela qual foi escolhido como referencial de imunossupressão na Tabela 18.7, onde também se destaca a orientação que deve ser feita em relação aos indivíduos que convivem com pessoas imunossuprimidas.

TABELA 18.7 Vacinas recomendadas para indivíduos em uso de corticoterapia em diferentes situações crônicas e pessoas (crianças/adultos) que convivem com esses indivíduos

Vacinas	*Indivíduos em uso corticosteroide*		*Conviventes*	*Disponível CRIEs*
	Antes do tratamento	*Durante o tratamento*		
BCG	Não	Não	Seguir calendário rotina	Sim
dTpa/DTPa/dT	Sim	Sim	Sim	Sim
VOP	Não	Não	Não	Sim
VIP	Sim	Sim	Sim	Sim
Hepatite B	Sim	Sim	Sim	Sim
SCR	Sim	Não	Sim	Sim
Varicela	Sim	Não	Sim, se suscetível	Sim
Zóster	Sim	Não	Seguir calendário rotina	Não
FA	Sim	Não	Seguir calendário rotina	Sim
Hib	Sim	Sim	Seguir calendário rotina	Sim

Continua

TABELA 18.7 Continuação

Vacinas	*Indivíduos em uso corticosteroide* *Antes do tratamento*	*Durante o tratamento*	*Conviventes*	*Disponível CRIE*
Hepatite A	Sim	Sim	Sim	Sim
Meningococo				
B, C, ACWY	Sim	Sim, se risco	Seguir calendário rotina	Sim
Pneumococo				
10V	Não	Não	Seguir calendário rotina	Sim
13V	Sim	Sim		Não
23V	Sim	Sim		Sim

Todo indivíduo deve estar com seu calendário vacinal atualizado com as vacinas indicadas para sua faixa etária de acordo com as recomendações PNI/SBIm. Esta tabela considera vacinas especialmente indicadas para essa condição clínica especial.

Fonte: Adaptado do Manual CRIE 2014/Calendários SBIm 2014-2015/Rubin L et al CID 2014:58.

CONSIDERAÇÕES FINAIS

1 – Preferencialmente completar esquema de vacinação 4 semanas antes do início do tratamento – pelo menos 2 semanas antes.
2 – Durante o tratamento, a resposta imune é menor – avaliar necessidade de repetição do esquema após tratamento.
3 – Conviventes devem seguir o esquema básico de vacinação recomendado pela SBIm. Contudo, não devem utilizar vacina viral atenuada VOP (poliomielite oral).

MENSAGENS PARA LEMBRAR

- É importante vacinar precocemente, pois à medida que a doença de base avança a resposta imune vai se tornando menos efetiva em função da progressão do quadro, idade ou pelo uso de medicações imunossupressoras.
- É fundamental avaliar o calendário de vacinação das pessoas que convivem com uma mulher portadora de alguma situação crônica de saúde, pois essas pessoas podem ser fonte de transmissão de algumas doenças imunopreveníveis e precisam também ter sua situação vacinal avaliada.

Bibliografia

Agrawal S, Gollapudi P, Elahimehr R et al. Effects of end-stage renal disease and haemodialysis on dendritic cell subsets and basal and LPS-stimulated cytokine production. Nephrology Dialysis Transplantation 2010; 25(3):737.

Andrade JAF. Imunizações. In: Farmacologia Penildon Silva (Ed), 8a edição. Rio de Janeiro: Guanabara Koogan, 2010:543-550.

Brasil. MinisterioMinistério da Saúde. Secretaria de Vigilância em Saúde. Departamento de Vigilância das Doenças Transmissíveis. Manual dos Centros de Referência para Imunobiológicos Especiais/MS/SVS/4ª Edição. Brasilia: Ministerio Ministério da Saude Saúde 2014, 160p.

CDC. Centers for Disease Control and prevention. Morbidity and Mortality Weekly Report. Recommendations and Reports / Vol. 63 / No. 1.February, 28,2014. Prevention and Control of Haemophilus influenza Type b Disease – Recommendations of the Advisory Committee on Immunization Practices (ACIP).

Dye C. After 2015: infectious diseases in a new era of health and development. Philosophical Transactions of The Royal Society Biological Sciences 2014; 369:2013. 0426.

Eleftheriadis T, Antoniadi G, Liakopoulos V et al. Disturbances of acquired immunity in hemodialysis patients. Eleftheriadis T, Antoniadi G, Liakopoulos V, Kartsios C, Stefanidis I. Seminars in Dialysis 2007; 20(5):440.

Esposito S, Mastolia MV, Prada E et al. Vaccine administration in children with chronic kidney disease. Vaccine 2014; 32:6601-6606.

Holley JL. Immunizations in patients with end-stage renal disease. Disponível em: www.uptodate.com. Acesso em 22/12/14.

Khabbaz R, Moseley RR, Steiner RJ et al. The Health of Americans 2 – Challeges of infectious diseases in the USA. Lancet 2014; 384:53-63.

Koff RS. Immunizations for patients with chronic liver disease. Disponível em: www.uptodate.com. Acesso em 22/12/14.

Kuehn BM. Immunization Recommendations Expanded for Hepatitis B, HPV, Pertussis Vaccines. Journal of American Medical Association April 4 2012; 307(13): 1353-54.

Levy-Shraga Y, Hamiel U, Yaron M et al. Health Risks of Young Adult Travelers With Type 1 Diabetes. Journal of Travel Medicine 2014; 21(6):391-396.

Pandolfi E, Carloni E, Marino MG et al. Immunization coverage and timeliness of vaccination in Italian children with chronic diseases. Vaccine 2012; 30: 5172-5178.

Rubin LG, Levin MJ, Ljungman P et al. 2013 IDSA Clinical Practice Guideline for Vaccination of the Immunocompromised Host. Clinical Infectious Diseases 2014; 58(3): e44-e100.

Shapiro AJ, Esther CR, Leigh MW et al. Vaccine induced Hepatitis A and B protection in children at risk for cystic fibrosis associated liver disease. Vaccine 2013; 31(6):906-911.

Sridhar S, Maleq N, Guillermet E et al. A systematic literature review of missed opportunities for immunization in low-and middle-income countries. Vaccine 2014; 32: 6870-6879.

Capítulo 19

Imunização Ocupacional

Isabella Ballalai

INTRODUÇÃO

É sabido o papel socioeconômico cada vez maior da mulher. De acordo com o IBGE (2012), o comportamento da força de trabalho feminina no Brasil nos últimos 30 anos, chamou a atenção pelo vigor e persistência do seu crescimento. As mulheres, nesses anos, desempenharam um papel muito mais relevante do que os homens no crescimento da população economicamente ativa, tendo sido registrado um aumento de 32 milhões de trabalhadoras entre 1976 e 2007. Se em 1976, 29% das mulheres trabalhavam, iniciamos o novo milênio com mais de 40% trabalhando ou procurando emprego e mais da metade delas em franca atividade no ano 2007.

Ainda segundo o IBGE, em 2011, as mulheres eram maioria na população de 10 anos ou mais de idade (53,70%), contudo, eram minoria (45,4%) da população ocupada. No entanto, ainda que minoria da população ocupada, percebe-se o maior crescimento do nível de ocupação das mulheres, *vis-à-vis* ao dos homens. Na comparação com 2003, o crescimento da participação das mulheres na população economicamente ativa foi de 1,8 ponto percentual (de 44,4% para 46,1%).

Em relação à distribuição da população ocupada feminina e masculina nos diversos setores de atividade no período de 2003 a 2011. O crescimento da população ocupada em "serviços prestados às empresas" refletiu-se no crescimento da presença de homens e mulheres nessa atividade. De 2003 para 2011, o crescimento foi de 3,2 pontos percentuais (de 11,6% para 14,9%) entre as mulheres e de 2,3 pontos percentuais entre os homens (de 14,8% para 17,0%). Nos outros serviços, as mulheres também apresentaram crescimento no peri odo: 1,2 % (de 15,1% para 16,2%), contra 0,38%(de 18,6% para 19,0% dos homens). O predomínio da presença feminina na administração pública manteve-se estável nesses 8 anos, seguido pela a ocupação das mulheres no comércio. Por outro lado, caiu o percentual de mulheres ocupadas nos serviços domésticos, de 16,7% para 14,5%: queda de 2,2 pontos percentuais. Em 2003, dos homens ocupados, 21,9% estavam no comércio, caindo para 19,6% em 2011. A população ocupada masculina manteve-se praticamente estável na indústria e nos outros serviços (Fig. 19.1).

Com esses dados, fica clara a importância crescente da mulher no mercado de trabalho e a necessidade de um olhar da saúde para cuidados gerais e específicos em relação proteção da saúde da mulher trabalhadora.

O Programa de Controle Médico de Saúde Ocupacional (PCMSO) é a diretriz do governo federal para a saúde do trabalhador, e seu pressuposto é coibir as doenças profissionais, preservar a saúde do trabalhador, diminuir a incidência de acidentes e, em consequência, diminuir os custos operacionais, aumentando a eficiência e a qualidade do trabalho.

O PCMSO pressupõe a avaliação de riscos a que estão sujeitos os trabalhadores, não somente relativos a acidentes, mas, também às infecções, intoxicações entre outros. Cabe ao médico do trabalho, em seu programa, definir as estratégias e cuidados necessários para proteger o trabalhador.

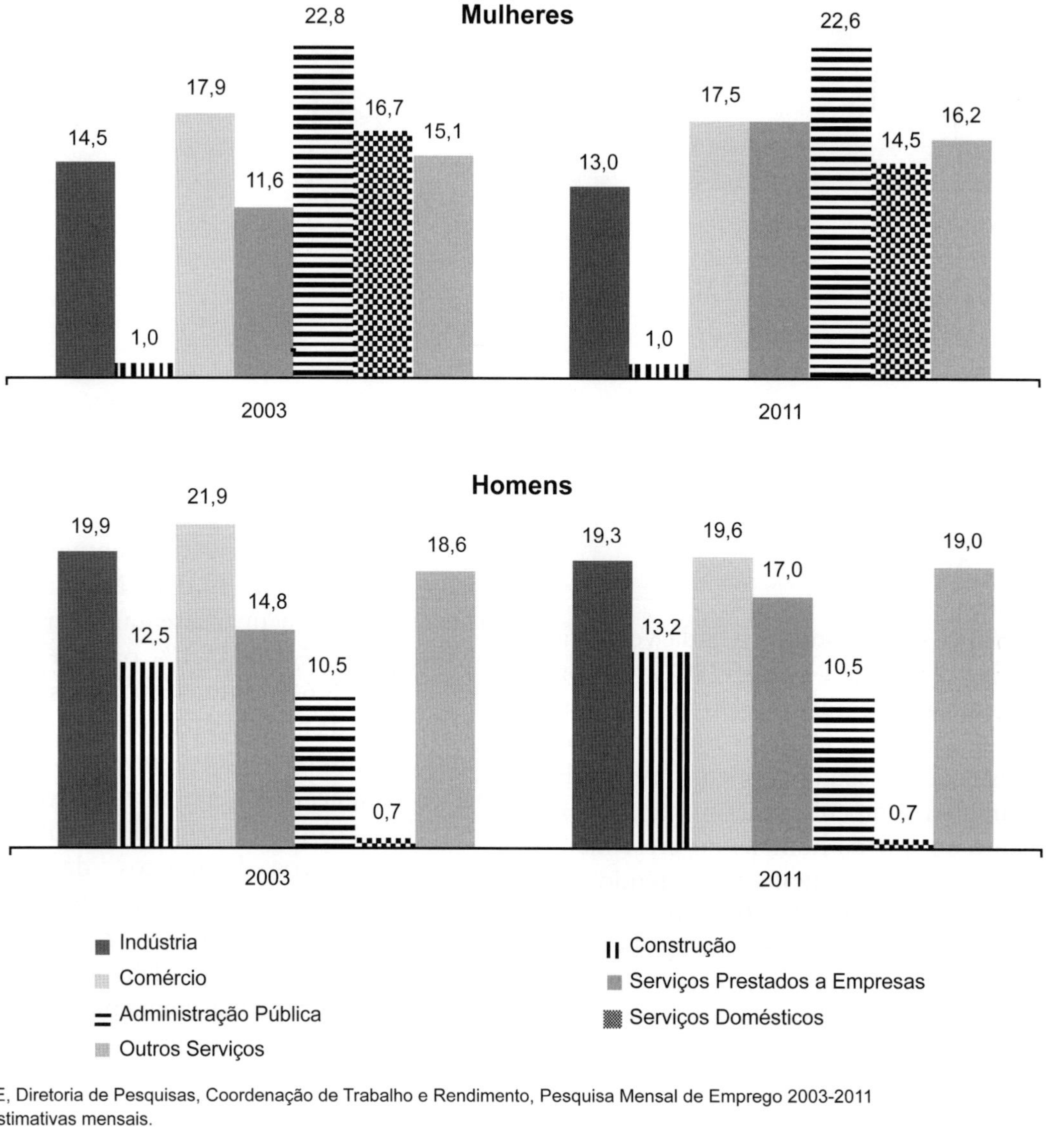

FIGURA 19.1. Distribuição da população ocupada, por agrupamentos de atividade, segundo o sexo (%) - (2003 e 2011*).

Ao longo das últimas duas décadas, foram inúmeros os estudos realizados com o objetivo de aferir as vantagens da vacinação de trabalhadores, tanto do ponto de vista social como do econômico. Esses estudos consideram os custos de um programa de vacinação, bem como o prejuízo decorrente do absenteísmo e, mais recentemente, do presenteísmo – conceito relativamente novo e que caracteriza a situação em que um empregado vai para o trabalho sentindo-se mal, em condições que comprometem seu desempenho e produtividade e cria o risco de infecção dos companheiros, nos casos em que o mal-estar decorre de uma doença contagiosa e consideram a vacinação um bom investimento para a empresa.

Dessa maneira, a indicação de vacinas, como modo de diminuir o risco de se contrair as doenças infecciosas a que estão expostos vários grupos profissionais, também deve integrar o conjunto de medidas preventivas e as recomendações do PCMSO, assim como o uso de equipamentos de proteção individual, avaliações laboratoriais e outros cuidados.

O primeiro Calendário de Vacinação Ocupacional foi criado pela Sociedade Brasileira de Imunizações (SBIm) em 2003, e sua versão atualizada (2014/2015) reforça seu objetivo, que é enfatizar o risco de doenças imunopreveníveis relacionadas a cada atividade profissional, partindo-se do princípio de que, independentemente das recomendações de vacinas para todos adultos, algumas vacinas poderão ser especificamente recomendadas em virtude de risco ocupacional para o indivíduo e sua clientela e/ou pelo risco de disseminação de doenças na comunidade. As áreas de atuação contempladas nesse calendário são:

- Profissionais da área da saúde.
- Profissionais que trabalham com crianças.
- Profissionais que lidam com alimentos e bebidas.
- Profissionais que entram em contato frequente ou ocasional com animais.
- Profissionais administrativos.
- Militares, policiais e bombeiros.
- Profissionais que viajam muito – agrupando os profissionais da aviação e parte das atividades relacionadas aos aquaviários.
- Profissionais receptivos de estrangeiros.
- Manicures, pedicuros e podólogos.
- Profissionais que trabalham em ambientes de confinamento.
- Profissionais que lidam com dejetos e águas contaminadas, incluindo os coletores de lixo nesse grupo.
- Profissionais e voluntários em campos de refugiados, situações de catástrofe e ajuda humanitária.
- Atletas profissionais.

No entanto, até hoje, poucas empresas adotam a vacinação rotineira de seus colaboradores como forma de prevenir os inconvenientes e gastos gerados pelas doenças infecciosas. A maioria das empresas, limita-se a oferecer campanhas de vacinação contra a influenza, com intuito de prevenir os surtos anuais da doença.

A publicação da Norma Regulamentadora n° 32 (NR32) trouxe avanço significativo no que se refere à prevenção de doenças infecciosas relacionadas ao trabalho. A NR32 tem por finalidade "estabelecer as diretrizes básicas para a implementação de medidas de proteção à segurança e à saúde dos trabalhadores em estabelecimentos de assistência à saúde, bem como daqueles que exercem atividades de promoção e assistência à saúde em geral", e oficializa a vacinação no elenco de ações para a gestão em saúde do trabalho do PCMSO.

No Rio de Janeiro, a Assembleia Legislativa (Alerj) aprovou em 2010 o Projeto de Lei n° 1.016-A/11, que obriga as empresas de coleta de resíduos sólidos urbanos a vacinar contra a hepatite A todos os funcionários que trabalham na coleta de lixo, reforçando que a vacinação não poderá representar ônus para o funcionário. Outras iniciativas semelhantes podem ser observadas no país, mas a vacinação como rotina do PCMSO ainda está longe de ser uma rotina.

Porém, não são apenas esses profissionais que necessitam de vacinação. Em muitas outras atividades há risco aumentado de aquisição e transmissão de doenças infecciosas no ambiente de trabalho, onde se pode adquirir a doença ou ser o veículo dela em sua transmissão. É preciso, portanto, de acordo com a atividade e as características do ambiente de trabalho, definir o grau de risco para doenças infecciosas.

Nesse sentido, a comissão de Securidade Social e Família aprovou o Projeto Lei n° 4.137/2012 do senado que obriga a realização de ações de vacinação necessárias para a proteção do trabalhador exposto ao risco de doença infecciosa em seu ambiente de trabalho. A proposta, hoje, tramita em caráter conclusivo e aguarda ser analisada pelas comissões de Trabalho, de Administração e Serviço Público, de Constituição e Justiça e de Cidadania.

A VACINAÇÃO INSERIDA NO PCMSO

O PCMSO é obrigatório para qualquer empresa, é desenvolvido anualmente e consta de avaliação funcional de todos os setores da empresa com a realização de exames médicos ocupacionais (admissional – realizado antes que o servidor assuma suas atividades) com exames médicos complementares específicos para cada função, periódico – realizado de acordo com intervalos mínimos de tempo de conformidade com a função, de retorno ao trabalho – realizado obrigatoriamente no primeiro dia da volta ao trabalho do servidor ausente por 30 (trinta) ou mais dias por motivo de doença, acidente de trabalho/pessoal ou parto, de mudança de função – realizado antes da data da mudança de função para outra função, que venha expor o servidor a riscos diferentes a que estava exposto anteriormente, demissional – realizado obrigatoriamente dentro dos 15 (quinze) dias que antecedem ao desligamento definitivo do trabalhador.

Estão incluídos no contexto do PCMSO, a implementação de medidas de proteção à saúde nos setores que apresentem maior risco ao servidor (riscos químicos, físicos, biológicos ergonômicos e de acidentes), efetivação do trabalho de conscientização ao servidor dos riscos de acidentes do trabalho, bem como medidas de proteção coletiva e individual, tópicos sobre as doenças por meio de treinamentos admissionais.

Importante salientar que o PCMSO deve estar integrado ao Programa de Prevenção de Riscos Ambientais (PPRA), também legalmente constituído e implantado e regulamentado pela NR-9 da Portaria nº 25/94 do Ministério do Trabalho. O PPRA estabelece metodologia criteriosa na empresa e permite ao empregador e empregados antecipação, reconhecimento e avaliação, bem como controle da ocorrência dos riscos existentes ou que venham existir no ambiente de trabalho mediante o reconhecimento qualitativo dos riscos e pela avaliação quantitativa para confirmar técnica e cientificamente a presença ou não dos riscos reconhecidos qualitativamente e estabelecer a necessidade de monitorização periódica, verificando-se se as concentrações ou intensidades quantificadas no ambiente de trabalho estão sob controle.

Monitorizando e controlando os riscos do ambiente de trabalho, a empresa assegura aos empregados o Direito Social à redução dos riscos inerentes ao trabalho, por meio de normas de segurança, higiene e saúde.

Objetivos da vacinação de trabalhadores

Os objetivos básicos da imunização dos trabalhadores são:

- Prevenção de doenças diretamente relacionadas a condições e ambientes de trabalho (riscos ocupacionais).
- Prevenção de doenças frequentemente encontradas na comunidade e que podem afetar a saúde do trabalhador e comprometer seu desempenho profissional.
- Prevenção da transmissão involuntária de doenças infecciosas de trabalhadores para sua clientela.

Portanto, a vacinação dos trabalhadores tem como finalidade não só protegê-los, mas também as pessoas por eles assistidas. O médico do trabalho coordenador do PCMSO deve na definição das vacinas indicadas para cada área de atividade dentro da empresa, levar em consideração:

- Risco biológico da função.
- Riscos individuais (gestação, doenças crônicas, idade, entre outras).
- Riscos do ambiente (situação epidemiológica local, ocorrência de surto).
- Riscos para a clientela – já que o trabalhador pode ser o veículo de transmissão.
- Vacinas recomendadas pelo Programa Nacional de Imunizações para o adulto.

As recomendações para as imunizações dos trabalhadores das diversas áreas levam em consideração os riscos especiais para as diferentes doenças imunopreveníveis em relação a várias áreas de atuação profissional. Cabe ressaltar que as vacinas com indicação ocupacional devem ser de responsabilidade do empregador que pode optar por colocar todos os seus funcionários em dia com o calendário do adulto ou limitar-se a fornecer as vacinas que protegem de infecções a que estão sujeitos os colaboradores em suas atividades ou que possam colocar sua clientela em risco.

Programas de vacinação na empresa

A organização dos programas de vacinação nas empresas deve responder a uma ordem de prioridades e a uma logística que permitam o melhor rendimento do investimento na prevenção das doenças imunopreveníveis, que ofereçam risco aos trabalhadores. Os programas de prevenção com vacinas devem funcionar em longo prazo, caso contrário não terá o impacto real na população alvo objeto da intervenção.

Importante lembrar que as vacinas devem ser aplicadas por serviços reconhecidos pelo Ministério da Saúde e Agências regulatórias locais, para que o trabalhador receba atestado de vacinação reconhecido em todo o seu território nacional e que seu histórico vacinal possa constar em seu prontuário médico.

O funcionário que não concordar em ser vacinado deve assinar documento em que se diz ciente da indicação e dos riscos decorrentes de sua recusa.

Os exames clínicos ocupacionais periódicos são excelentes oportunidades para orientar quanto às vacinações necessárias:

- Durante o exame médico na admissão do funcionário:
  - Definir riscos individuais e ocupacionais: atividade, clientela, idade, sexo, gestação, comorbidades, epidemiologia local.
  - Avaliar o passado vacinal – caso não haja histórico comprovado de vacinação, aplicar todas as vacinas indicadas considerando o indivíduo não vacinado.
- Durante os exames periódicos e de retorno ao trabalho:
  - Indicar reforços (se houver).
  - Indicar novas vacinas do programa (se houver).
  - Reavaliar riscos individuais e ocupacionais.
  - Reavaliar histórico vacinal e indicar vacinas não recebidas anteriormente.
- Durante o exame mudança de função:
  - Avaliar as indicações de vacinas para a nova função.
- Durante o exame de demissão:
  - Orientar quanto à necessidade de dar seguimento aos esquemas vacinais iniciados e de reforços (se houver).

A elaboração de campanhas de vacinação é estratégia que permite divulgar a vacinação, estimular a adesão dos colaboradores e melhorar a cobertura vacinal da empresa em menor tempo. Para o êxito de uma campanha de vacinação são necessários alguns cuidados estratégicos que possibilitem: segurança; respeito à cadeia de frio; maior adesão dos funcionários.

VACINAS RECOMENDADAS PARA OS DIFERENTES GRUPOS DE TRABALHADORES

Do ponto de vista da medicina do trabalho, as preocupações com a prevenção das doenças imunopreveníveis dizem respeito a dois aspectos: o profissional como indivíduo com maior potencial de risco de adoecer, em razão de sua maior exposição aos agentes infecciosos, e o profissional como fonte potencial desses agentes, colocando em risco sua clientela, involuntariamente atuando como vetor transmissor de doenças.

As vacinas com indicações ocupacionais podem ser classificadas da seguinte forma:

- Vacinas gerais: o médico do trabalho deve procurar incentivar os trabalhadores, independentemente de seus riscos ocupacionais, a manter sua imunização em dia.
  - Vacinas básicas: as recomendadas para todo adulto no calendário de vacinação do adulto e do idoso do Programa Nacional de Imunizações (PNI) – tríplice viral, febre amarela, hepatite B, dupla do tipo adulto.
  - Outras vacinas: as recomendadas para todo adulto nos calendários de vacinação do adulto e do idoso da SBIm – hepatite A, hepatite B, tríplice bacteriana acelular do tipo adulto (dTpa), pneumocócicas, meningocócica, HPV, varicela, herpes zóster.
  - Vacinas especiais: recomendadas pelo Ministério da Saúde e/ou SBIm para gestantes e grupos com determinadas comorbidades com riscos especiais para determinadas doenças infecciosas.
- Vacinas específicas: relacionadas aos riscos específicos de cada profissão (para si e/ou seu cliente), considerando os riscos de exposição da atividade; os riscos de transmissão para sua clientela; suas necessidades individuais; a situação epidemiológica do local; a ocorrência de surtos na comunidade; a necessidade de viajar a trabalho.

A Sociedade Brasileira de Imunizações (SBIm) estabelece em seu Calendário de Vacinação Ocupacional as recomendações para as imunizações dos trabalhadores das diversas áreas, levando em consideração os riscos especiais para as diferentes doenças imunopreveníveis em relação a várias áreas de atuação profissional.

Vacinação dos trabalhadores lotados em serviços de saúde

Profissionais da área da saúde: médicos, enfermeiros, técnicos e auxiliares de enfermagem, patologistas e técnicos de patologia, dentistas, fonoaudiólogos, fisioterapeutas, pessoal de apoio, manutenção e limpeza de ambientes hospitalares, maqueiros, motoristas de ambulância, técnicos de radiologia e outros profissionais lotados ou que frequentam assiduamente os serviços de saúde, tais como representantes da indústria farmacêutica e outros.

A NR32 fixa claramente a obrigatoriedade do empregador em disponibilizar todas as vacinas registradas no país que possam, segundo critérios de exposição a riscos, estar indicadas para o trabalhador e estabelecidas no PCMSO.

Parte das vacinas a serem aplicadas nos trabalhadores dos serviços de saúde está disponível gratuitamente nos postos de vacinação das unidades de saúde do SUS e outras apenas na rede privada.

O controle da eficácia da vacina previsto no item 32.2.4.17.3 da NR32 se aplica exclusivamente à hepatite B. O Ministério da Saúde não recomenda sorologia previamente à vacinação porque essa medida encarece o processo e diminui a adesão da população. Porém, para os trabalhadores da área de saúde, de alto risco para a infecção pelo VHB, torna-se obrigatória a titulação de anticorpos anti-HBsAg de 30 a 60 dias após a última dose do esquema vacinal (0 a 30 e 180 dias).

De acordo com o calendário de vacinação ocupacional da SBIm, são vacinas específicas (altamente recomendadas) para trabalhadores lotados em serviços de saúde:

- Para todos os profissionais: hepatite B; tríplice viral (sarampo, caxumba e rubéola); influenza e varicela (para os suscetíveis).
- Para grupos específicos:
  - Hepatite A: para profissionais da lavanderia, da cozinha e manipuladores de alimentos.
  - Tríplice bacteriana acelular do tipo adulto (dTpa): para profissionais da neonatologia, pediatria, geriatria.
  - Meningocócica conjugada ACWY: para profissionais da bacteriologia, que trabalham em serviços de emergência, que viajam muito e que exercem ajuda humanitária/situações de catástrofes.

Especialmente para os profissionais da saúde, o Ministério da Saúde oferece as seguintes vacinas: hepatite B e influenza e, a partir de 2014, a vacina tríplice bacteriana acelular do tipo adulto (dTpa), para aqueles lotados nas UTIs neonatais (proteção da clientela).

Vacinação dos profissionais que lidam com alimentos e bebidas

Profissionais que trabalham em empresas de alimentos e bebidas, cozinheiros, garçons, atendentes, pessoal de apoio, manutenção e limpeza, entre outros.

De acordo com o calendário de vacinação ocupacional da SBIm, são vacinas específicas (altamente recomendadas) para trabalhadores que lidam com alimentos e bebidas: hepatite A e influenza.

Vacinação dos que trabalham com crianças

Profissionais que trabalham com crianças: professores e outros profissionais que trabalham em escolas, creches e orfanatos.

A literatura aponta riscos ocupacionais identificados em adultos envolvidos com o cuidado a crianças para hepatite A, citomegalovirose, varicela, influenza, tuberculose, infecção estreptocócica, doença diarreica, escabiose, pediculose e infecção herpética.

De acordo com o calendário de vacinação ocupacional da SBIm, são vacinas específicas (altamente recomendadas) para trabalhadores da educação e envolvidos com os cuidados com crianças: hepatite A, influenza, varicela (para suscetíveis) e dTpa (para aqueles que trabalham com lactentes).

Vacinação de profissionais que lidam com dejetos, águas contaminadas e coletores de lixo

Profissionais que lidam com dejetos e/ou águas potencialmente contaminadas: mergulhadores, salva-vidas, guardiões de piscinas, manipuladores de lixo e/ou esgotos e/ou águas pluviais e profissionais da construção civil.

De acordo com o calendário de vacinação ocupacional da SBIm, são vacinas específicas (altamente recomendadas) para esse grupo de trabalhadores: hepatite A e B, dupla do tipo adulto (dT), influenza, febre tifoide (na dependência epidemiológica da localidade) e raiva.

Vacinação de profissionais que entram em contato frequente ou ocasional com animais

Profissionais que entram em contato frequente ou ocasional com determinados animais: veterinários e outros profissionais que lidam com animais, e também os frequentadores e visitantes de cavernas.

A vacina específica (altamente recomendada) para esse grupo de trabalhadores, de acordo com o calendário de vacinação ocupacional da SBIm é a raiva.

O esquema de doses da vacina de raiva na pré-exposição é de três doses: a 2ª, sete dias depois da 1ª, e a 3ª, 14 a 21 dias após a 2ª. De acordo com a Comissão de Peritos em Raiva da OMS, uma vez verificada a resposta imunitária ao esquema inicial, os pacientes deverão receber reforços de vacina a intervalos de um a três anos, enquanto permanecerem sob risco.

Vacinação de profissionais do sexo

São profissionais considerados de risco para as doenças sexualmente transmissíveis (DSTs) e outras doenças infecciosas. Para esse grupo, conforme as recomendações da SBIm, são altamente recomendadas as vacinas: tríplice viral, hepatites A e B, HPV e influenza.

Vacinação de profissionais administrativos

Profissionais administrativos: que trabalham em escritórios, fábricas e outros ambientes geralmente fechados.

De acordo com o calendário de vacinação ocupacional da SBIm, são vacinas específicas (altamente recomendadas) para esse grupo de trabalhadores: influenza.

Vacinação de profissionais que viajam muito

Profissionais que viajam muito: aqueles que por viajarem muito dentro e fora do país expõem-se ao risco de adquirir doenças infecciosas endêmicas nesses destinos. Profissionais da aviação: pilotos e comissários de bordo.

São vacinas específicas (altamente recomendadas) para esse grupo de trabalhadores, conforme o calendário de vacinação ocupacional da SBIm: tríplice viral, hepatites A e B, tríplice bacteriana acelular do tipo adulto combinada com poliomielite inativada (dTpa-VIP), varicela, meningocócica conjugada ACWY, febre amarela, influenza, febre tifoide (a indicação deve ser analisada de acordo com o tempo de permanência em região de risco para a doença, no caso de o risco de infecção permanecer ou retornar, está indicada outra dose após três anos). Dependendo do destino, outras vacinas podem estar recomendadas.

Vacinação de manicures, pedicures e podólogos

A SBIm lista como vacinas específicas (altamente recomendadas) para esse grupo de trabalhadores: influenza, hepatite B, dupla do tipo adulto (tétano e difteria).

Vacinação de profissionais receptivos de estrangeiros

Operadores e guias de turismo, profissionais da hotelaria; transporte público, seguranças de estabelecimentos como estádios, gina sios, boates, entre outros.

De acordo com o calendário de vacinação ocupacional da SBIm, são vacinas específicas (altamente recomendadas) para esse grupo de trabalhadores: tríplice viral, hepatite A (para aqueles que preparam ou servem alimentos – proteção da clientela), dupla do tipo adulto (difteria e tétano), varicela, meningocócica conjugada ACWY e influenza.

Vacinação de militares, policiais e bombeiros

Profissionais que atuam em missões, quando há a possibilidade de surtos na dependência de risco epidemiológico.

De acordo com o calendário de vacinação ocupacional da SBIm, são vacinas específicas (altamente recomendadas) para esse grupo de trabalhadores: tríplice viral, hepatites A e B, dupla do tipo adulto (difteria e tétano) e influenza.

Profissionais que trabalham em ambientes de confinamento

Agentes penitenciários e carcerários, trabalhadores de asilos, orfanatos e hospitais psiquiátricos, trabalhadores de plataformas marítimas e embarcações radares para exploração de petróleo.

São vacinas específicas (altamente recomendadas) para esse grupo de trabalhadores, conforme orientações da SBIm: tríplice viral, hepatite A, tríplice bacteriana acelular do tipo adulto (dTpa), varicela, influenza.

Profissionais e voluntários em campos de refugiados, situações de catástrofe e ajuda humanitária

Para esse grupo de trabalhadores, o calendário de vacinação ocupacional da SBIm, apresenta a recomendação das seguintes vacinas específicas (altamente recomendadas): tríplice viral; hepatites A e B; tríplice bacteriana acelular do tipo adulto (dTpa); varicela; influenza; e febre amarela. Em situações específicas, quando a situação epidemiológica justificar, deve-se recomendar as seguintes vacinas: polio inativada (VIP), meningocócicas (ACWY e B); febre tifoide; e raiva.

Atletas profissionais

Profissionais que recebem alto investimento e têm obrigação de apresentar resultados; vivem situações de confinamento e viajam frequentemente; passam por fases de treinamento intenso com prejuízo da resposta imunológica; esportes coletivos facilitam a transmissão interpessoal de doenças, com maior risco para surtos.

De acordo com o calendário de vacinação ocupacional da SBIm, são vacinas específicas (altamente recomendadas) para esse grupo de trabalhadores: tríplice viral; hepatites A e B; tríplice bacteriana acelular do tipo adulto (dTpa); influenza; meningocócica conjugada ACWY, meningocócica B; febre amarela e polio inativada (VIP), devem ser consideradas para aqueles que viajam para competições em áreas de risco.

CONDUTA FRENTE A SURTOS NO AMBIENTE DE TRABALHO

Nem sempre é preciso haver um surto de doença infecciosa para que os trabalhadores fiquem preocupados ou até mesmo entrem em pânico. Caso isolados, por exemplo, de rubéola, óbito por influenza em locais de trabalho, principalmente se houver a presença de gestantes ganham grande repercussão nesses ambientes. Há relatos, inclusive de demissões em massa motivadas por medos, ainda que não justificados.

Diante de caso de doença contagiosa no ambiente de trabalho ou surto na comunidade, o melhor caminho a ser seguido pelo médico do trabalho é:

1. Imediatamente inteirar-se do diagnóstico etiológico do caso fonte e logo a seguir reunir a equipe que trabalha com o doente e informar sobre a natureza da doença, sua evolução e sobre as medidas de controle a ser adotada para aqueles que efetivamente mantiveram contato com o paciente.
2. Notificar imediatamente a autoridade sanitária da região, em geral a equipe de Vigilância Epidemiológica da Secretaria Municipal de Saúde ou da Secretaria Estadual.
3. Adotar medidas de controle indicadas para o controle de surto.

Entre as medidas para controle de surtos está a vacinação. O objetivo da imunização pós-exposição é imunizar o paciente suscetível ou já infectado após exposição ao agente infeccioso. Nessas situações, é preciso definir o momento do contágio, saber o tempo de incubação da infecção e o tempo necessário para que se atinja níveis de anticorpos protetores. É importante salientar que esses conceitos são bem conhecidos para indivíduos imunocompetentes e que, muitas vezes, diante de imunodepressão, não serão aplicáveis com segurança.

Em caso de surtos de sarampo, hepatite A e varicela, a vacinação de bloqueio (capaz de proteger o indivíduo já infectado) deve ser instituída o mais rapidamente possível e tem bons resultados comprovados no controle de surtos. A vacinação também está indicada como forma de diminuir o número de suscetíveis nos casos de surtos de influenza, rubéola e doença meningocócica.

CONSIDERAÇÕES FINAIS

A vacinação dos trabalhadores vem ganhando destaque no século XXI como importante fator para o bem estar e a qualidade de vida dos trabalhadores.

Os avanços no conhecimento científico a partir das descobertas microbiológicas de Robert Koch, Louis Pasteur e outros cientistas no final do século XIX e início do século XX, e da tecnologia de fabricação das vacinas no século XX, credenciaram a classificar as vacinas entre as dez maiores descobertas médicas no século passado.

As vacinas, juntamente com o tratamento correto da água para consumo humano (água potável), tratamento dos dejetos humanos e a descoberta dos antibióticos, foram os responsáveis pela significativa redução do adoecimento e morte por doenças infecciosas. O controle das doenças infecciosas endêmicas e de epidemias muito comuns antes das descobertas do final dos séculos XIX e XX deixaram de ser a principal causa de adoecimento e morte nos países desenvolvidos.

A vacinação dos adultos e em particular dos trabalhadores vem sendo adotada como estratégia no Brasil e mundo trazendo benefícios para a saúde dos trabalhadores e da empresa.

MENSAGENS PARA LEMBRAR

- Para os profissionais da saúde, o Ministério da Saúde oferece as seguintes vacinas: hepatite B, influenza trivalente e a vacina tríplice bacteriana acelular do tipo adulto (dTpa), para aqueles que atuam em maternidades e terapias intensivas neonatais, incluindo obstetras.

Bibliografia

Ballalai, I. In Vacinação para exposição Ocupacional. In Neto, VA. Imunizações. 1ª ed. Segmento Farma, 2011.

Ballalai I. Pós-exposição: conduta com imunobiológicos, in Ballalai, I. Manual prático de imunizações. São Paulo: AC. Farmacêutica, 2013.

Ballalai I. Vacinação Ocupacional, in Ballalai, I. Manual prático de imunizações. São Paulo: AC. Farmacêutica, 2013.

Ballalai, I. Vacinação em profissionais das diversas áreas.in Cunha, J. Vacinas e Imunoglobulinas: Consulta Rápida. Artmed. 1ª ed., 2009.

Gomes A, Ballalai I, Azevedo P. Imunização e vacinação na prevenção das doenças infecciosas: perspectiva da medicina do trabalho. In: René Mendes. Patologia do Trabalho. Vol 1. 3ª ed. Rio de Janeiro: Editora Atheneu; 2013.

Instituto Brasileiro de Geografia e Estatística (IBGE). Mulher no mercado de trabalho: perguntas e respostas em pesquisa mensal de emprego – PME. Março 2012. Disponível em http://www.ibge.gov.br/home/estatistica/indicadores/trabalhoerendimento/pme_nova/Mulher_Mercado_Trabalho_Perg_Resp_2012.pdf. Último acesso em 25.05.15

Migowski E. Ballalai I. Guia Prático de Vacinação em Empresas: abordagem para médicos do trabalho. Sociedade Brasileira de Imunizações. SBIm 2005.

Ministério do Trabalho do Brasil. NR7. Programa de controle médico de saúde ocupacional (107.000-2) – PCMSO. Disponível em http://www81.dataprev.gov.br/sislex/paginas/05/mtb/7.htm último acesso em 14.12.2014.

Ministério do Trabalho e do Emprego: Portaria N.° 485, de 11 de Novembro de 2005. M T E - Norma Regulamentadora n.° 32 - Segurança e Saúde no Trabalho em Estabelecimentos de Saúde. (acesso em março/2014) Disponível em: www.mte.gov.br.

Sociedade Brasileira de Imunizações. Calendário de vacinação ocupacional da SBIm 2014/2015. [capturado em 12.12.2014] Disponível em: http://www.sbim.org.br/wp-content/uploads/2014/09/calend-sbim-ocupacional-2014-15-140906.pdf.

Capítulo 20

Imunização da Viajante

Flávia Bravo Santos Nascentes da Silva

MEDICINA DO VIAJANTE: ASPECTOS GERAIS

A medicina do viajante é uma área da atenção à saúde que agrega conhecimentos de várias especialidades médicas e tem como objetivos a proteção da saúde das pessoas que se deslocam entre cidades ou países e a prevenção da propagação e (re) introdução de doenças infecciosas associadas aos deslocamentos populacionais, contribuindo, assim, para a redução da morbimortalidade por doenças associadas a viagens.

O número de viagens nacionais e internacionais por motivo de turismo, estudo ou trabalho tem crescido muito nos últimos anos e representa um fator de risco para aquisição, transmissão e disseminação de doenças. Por isso, representa motivo de preocupação para a saúde pública, principalmente no que se refere à reintrodução de doenças infecciosas.

Dados divulgados pela Organização Mundial de Turismo apontaram 5% de crescimento nas viagens internacionais durante os primeiros 8 meses de 2014, o que representou 781 milhões de viajantes, 36 milhões a mais que no mesmo período de 2013 em todo o mundo. Por região, o maior crescimento foi registrado nas Américas (aumento de 8%), seguido pela Ásia e Pacífico (aumento de 5%) e Europa (aumento de 4%). Estima-se que em 2020 haverá cerca de 1,5 bilhão de viajantes internacionais.

O Ministério do Turismo (MTUR) estima em mais de 60 milhões o número de brasileiros em viagens internas e mais de 9 milhões de desembarques internacionais em 2014, estimulados por eventos de grande porte como foi a Copa do Mundo de Futebol. O governo estima, ainda, que mais de 40% da população realizem algum tipo de viagem por ano, o que representa cerca de 70 milhões de brasileiros se deslocando.

Nesse universo de viajantes, cerca de 20% a 70% relatam algum problema de saúde associado à viagem. Pouco mais de 1% necessita de hospitalização. Embora as doenças infecciosas e parasitárias respondam por apenas 1% dos óbitos em viajantes, elas contribuem para maior morbidade, podendo também desencadear epidemias em poucas horas, se não houver vigilância eficiente.

A desinformação coloca a saúde do indivíduo em risco. Mesmo em países onde existe a oferta da consulta do viajante, procurar atendimento médico voltado às orientações para sua viagem está longe de ser prática. Koen Van Herck *et al.* demonstram isso em estudo publicado em 2003. Nesse estudo, 5.465 passageiros residentes na Europa e que embarcaram em voos intercontinentais para um país em desenvolvimento foram entrevistados nos portões de partida de nove principais aeroportos da Europa. Embora a maioria dos viajantes (73,3%) tivesse procurado obter informações gerais sobre o seu destino antes da partida, apenas pouco mais da metade (52,1%) tinha procurado aconselhamento médico. Turistas e pessoas que viajam por motivos religiosos tinham procurado aconselhamento de saúde de viagens com mais frequência, enquanto os viajantes visitando amigos e parentes foram menos propensos a fazê-lo. Nesse estudo, indagados sobre as principais doenças infecciosas, os viajantes apontaram a hepatite A como a doença de maior preocupação, seguida por HIV e hepatite B. Apesar de terem uma atitude geralmente positiva em relação a vacinas, 58,4% e 68,7% dos viajantes tinham qualquer proteção contra hepatite A ou hepatite B, respectivamente. Apenas um em cada três viajantes para um país de destino onde a malária é endêmica estavam transportando drogas para a profilaxia dessa doença.

Com o objetivo de diminuir o risco de propagação de doenças, foi aprovado pela Organização Mundial da Saúde (OMS), em 2005, o Regulamento Sanitário Internacional (RSI), que estabelece normas e procedimentos a serem adotados pelos países, com o objetivo de detecção e resposta oportunas às emergências em saúde pública de importância internacional. O RSI define o conceito de risco para a saúde pública como a probabilidade de que se produza um evento que possa afetar adversamente a saúde de populações humanas, considerando, em particular, a propagação entre países, ou que represente um perigo grave e imediato.

FATORES DE RISCOS PARA VIAJANTES

Os principais fatores de risco são:

- Destino e roteiro.
- Condições meteorológicas (clima e fuso horário), altitude, entre outras.
- Estação do ano em que a viagem vai ocorrer.
- Meio de transporte.
- Condições de hospedagem.
- Duração e finalidade da viagem.
- Padrões de higiene dos alimentos e o saneamento básico no local de destino.
- Comportamento do viajante.
- Saúde subjacente do viajante.

Os destinos podem ainda ser divididos em de alto e de baixo risco e apresentar as seguintes características:

- Alto risco:
  - **Característica do local** – áreas rurais, países subdesenvolvidos, destinos tropicais.
  - **Tempo de permanência** – superior a 4 semanas.
  - **Atividade a desenvolver** – quando implica em maior exposição à natureza e/ou contato com a população local.
  - **Acesso ao sistema de saúde local** – difícil.
- Baixo risco:
  - **Característica do local** – áreas urbanas, países desenvolvidos, hospedagem em locais com condições adequadas de higiene e saneamento.
  - **Tempo de permanência** – inferior a 4 semanas.
  - **Atividade a desenvolver** – quando não traz risco adicional.
  - **Acesso ao sistema de saúde local** – fácil.

Dentre os riscos infecciosos aos quais os viajantes podem ser expostos, alguns são imunopreveníveis e outros não. Na impossibilidade da vacinação, outras medidas preventivas serão necessárias. A determinação dessas medidas baseia-se na análise individualizada dos fatores de risco já expostos, cruzando as informações sobre o viajante, sua situação vacinal e condição de saúde com as características da viagem – meio de transporte utilizado, propósito, destino e duração; nas condições de higiene das acomodações e da alimentação nos locais de destino; no tempo de permanência em cada local; e na época do ano em que o deslocamento vai ocorrer.

Algumas doenças infecciosas não preveníveis por vacinas são de alta letalidade; outras, ainda que imunopreveníveis, podem requerer outras medidas de proteção ou mudanças de comportamento por parte do viajante, o que nem sempre é simples. Por exemplo, além dos cuidados de higiene, bem como com a água e os alimentos que serão ingeridos, algumas vezes podem ser necessários medicamentos profiláticos. Da mesma forma, podemos encontrar resistência a determinadas drogas antimaláricas em alguns países, o que demandará análise minuciosa da profilaxia a ser recomendada. Além disso, determinadas drogas e medicamentos podem apresentar restrições para indicação fora de determinadas faixas etárias e o risco de superdosagem pode ser muito delicado, tornando difícil o manejo das apresentações disponíveis comercialmente.

GRUPOS ESPECÍFICOS DE MULHERES VIAJANTES

Idosas, portadoras de doenças crônicas (pneumopatias, cardiopatias, diabetes, imunodepressão, doenças reumatológicas e outras), viajantes profissionais e gestantes necessitam de avaliação cuidadosa e particularizada.

A mulher com mais de 60 anos

O aumento no número de viagens também se reflete no aumento no número de idosos que viajam para turismo, a trabalho e também para estudos. Segundo a Associação Brasileira de Organizadores de Viagens Educacionais e Culturais (Belta), viagens para compras em Nova York ou excursões para Miami vêm sendo preteridas por programas de intercâmbio para a terceira idade, cursos específicos para pessoas acima dos 50 anos.

Indivíduos com mais de 60 anos estão em maior risco para complicações e óbitos após infecções, como influenza, doença pneumocócica, encefalite japonesa, hepatite A, febre tifoide e febre amarela do que a população em geral. Por outro lado, parecem ser mais cuidadosos com sua saúde e se expõem menos aos riscos.

Alon *et al.* compararam os fatores de risco e a ocorrência de doenças relacionadas a viagens com duração de até um mês em duas populações de Israel: viajantes com 60 anos ou mais e aqueles na faixa etária de 20 a 30 anos. Em consulta médica pré-viagem, cada indivíduo recebeu aconselhamento de rotina sobre os riscos à saúde associados à sua viagem, foi imunizado e recebeu medicação profilática para malária, quando necessário. Em relação à exposição a riscos comportamentais, os idosos ingeriram menos bebidas alcoólicas do que os jovens (8% *vs.* 35%) e compraram menos comida em ambulantes (16,2% *vs.* 37,9%). Quanto às características da viagem, mais idosos viajavam em excursões (61% *vs.* 2%) enquanto os jovens preferiam a modalidade "mochila nas costas" (50,7% *vs.* 10,4%). Além disso, os mais velhos também respeitavam melhor os esquemas de tratamento profilático para malária (60,7% *vs.* 33,8%). Diarreia (queixa mais comumente relatada) ocorreu em 18,8% dos viajantes idosos em comparação com 34% dos jovens viajantes. Esse estudo detectou que viajar para a Ásia Oriental e viajar em condições precárias permaneceram significativamente associados com a doença, independentemente da idade.

Idosas, em geral, estão com suas vacinas em atraso e respondem menos eficazmente às vacinas, como a da hepatite B. Devem, portanto, ser estimuladas a se vacinar o mais precocemente possível antes da viagem. Além disso, as maiores de 70 anos têm maior risco de evento adverso grave após a vacina contra a febre amarela, ou seja, a indicação deve ser criteriosa e restrita às que irão para regiões endêmicas.

A mulher que viaja a trabalho

A Global Business Travel Association (GBTA) estimou para 2014 um crescimento de gastos com viagens profissionais de mais 16,1% em relação a 2013, o que representou cerca de US$ 40 bilhões, mantendo o Brasil entre os 10 países com maior índice global de gastos com viagens de negócios.

A viagem profissional tem características específicas, como: importância econômica, responsabilidade da empresa com a saúde do empregado e importância do trabalhador como vetor e propagador de uma doença infecciosa. Nesse contexto, as vacinas podem ser consideradas um eficiente "equipamento" de proteção individual e coletiva, pois produzem intervenção eficaz nos riscos de aquisição e disseminação.

Didaticamente, os trabalhadores viajantes podem ser classificados:

- Segundo a duração da viagem:
  - Encarregada de uma missão (em geral de curta duração).
  - Expatriada.
- Segundo a natureza da viagem:
  - Executiva em reuniões.
  - Em trabalho de campo (canteiros de obras, reservas animais etc.).
  - Tripulante de embarcações.
  - Exposição a catástrofes ambientais ou guerras (militares, equipes de saúde etc).
  - Isolamento e confinamento em plataformas de petróleo ou situações semelhantes.

A classificação da mulher trabalhadora segundo os critérios acima contribui para a definição e quantificação dos riscos implicados, sejam eles inerentes à atividade ou ao meio ambiente (surtos, epidemias, endemias, clima, altitude, fuso horário, estrutura local de saúde etc.). Além disso, no caso das expatriações, não é raro que a trabalhadora seja enviada com sua família – todos são de responsabilidade do empregador. Essa situação pode ampliar a necessidade de cuidados preventivos direcionados a cada um dos componentes desse grupo de viajantes.

A mulher portadora de comorbidades

Mulheres viajantes que sofrem de doença crônica precisam ser orientadas sobre a necessidade de uma consulta médica antes da viagem, sobre as medicações que devem levar, sobre a necessidade ou não de laudo médico e prescrições traduzidas, sobre as vacinas recomendadas, entre outros cuidados que possam ser necessários.

Comorbidades aumentam a suscetibilidade às doenças infecciosas, elevando a morbimortalidade relacionada às doenças imunopreveníveis que, além disso, podem se associar à descompensação da doença de base.

A gestante

No caso da gestante, a preocupação com a manutenção da saúde durante uma viagem é, no mínimo, literalmente duplicada. Gestantes devem se aconselhar com seus obstetras antes de decidirem por qualquer viagem para obter as recomendações a respeito das medidas de prevenção ou as orientações a respeito de eventuais tratamentos.

Nessa preparação, obstetra e gestante precisam considerar uma série de questões antes da partida: se a gestação vem evoluindo normalmente; se há história de abortos e/ou partos prematuros anteriormente; se há oferta de serviços médicos no local de destino para atendimento de intercorrências principalmente para mulheres no último trimestre, que pode demandar serviços médicos capazes de gerir as complicações da gravidez e parto em regime de internação); conhecer tipo sanguíneo (principalmente para mulheres Rh negativas, que podem ter indicação de imunoglobulina anti-Rh) e sorologia para hepatite B; verificar histórico vacinal e existência de doenças preexistentes que contraindiquem viagens aéreas ou que exijam cuidados e orientações específicas; conhecer epidemiologia do local ou dos locais de destino; escolher um seguro de viagem que cubra intercorrências e remoção.

A gestante deve estar orientada a reconhecer sinais e sintomas que indicam a necessidade de cuidados médicos imediatos, como sangramento vaginal, perda de líquidos, dores abdominais ou cólicas, contrações, edema nas pernas etc. Deve levar todas as medicações recomendadas por seu médico e conhecer as medidas preventivas gerais e específicas, como os cuidados em relação à ingestão de água e alimentos, quais as precauções em relação a picadas de insetos e exposição ao sol, quais as medidas para prevenir náuseas, pirose, constipação intestinal, edema de pernas e flebite, que são mais frequentes durante a gestação.

É ideal que todas as vacinas do calendário estejam em dia, lembrando que vacinas inativadas não trazem risco para a gestante e para o feto e, mesmo no caso de vacinas atenuadas, os benefícios da vacinação geralmente superam os riscos potenciais quando a probabilidade de exposição a doenças é elevada, a infecção constituir um risco para a mãe ou o feto e quando for improvável que a vacina cause danos.

O ATENDIMENTO E A VACINAÇÃO DA MULHER VIAJANTE

A vacinação da mulher viajante envolve um planejamento personalizado, que deve considerar todas as variáveis envolvidas especificamente na viagem. Vale lembrar que a vacinação, além de proteção direta do indivíduo, implica proteção também da comunidade, impedindo a entrada de doenças infecciosas no país.

Durante a consulta médica, conforme já dito anteriormente, as vacinas devem ser definidas com base nas informações obtidas, a fim de:

- Definir o perfil da viajante – idade, gestação, presença de comorbidades e imunodeficiências podem elevar ou modificar os riscos específicos e conduzir à necessidade de vacinas específicas, assim como refletir em contraindicações.
- Apurar o tipo de atividade a ser exercida durante a viagem e os riscos específicos associados.
- Considerar o tempo de permanência ou duração da viagem – os riscos aumentam proporcionalmente ao tempo de permanência.
- Conhecer a situação epidemiológica do destino – definirá as vacinas específicas (obrigatórias ou não) a recomendar.
- Levantar o histórico vacinal.

As vacinas para uma viajante podem ser classificadas como de rotina, obrigatórias ou recomendadas em situações específicas:

- Vacinas de rotina são aquelas incluídas no calendário de vacinação da mulher, indicadas de rotina independentemente de viagens.
- Vacinas obrigatórias para viajantes são aquelas exigidas por determinação legal pelos governos dos países de destino e exigem a comprovação pelo Certificado Internacional de Vacinação e Profilaxia (CIVP). Nessa categoria, está a vacina contra febre amarela e, em tempos recentes, a imunização contra a polio e contra o meningococo com vacina quadrivalente para os que se dirigem à Arábia Saudita na época das peregrinações à Meca (Hajj).
- Vacinas recomendadas em situações específicas são aquelas que, ainda que algumas integrem o calendário básico de vacinação da mulher, podem ser especialmente indicadas frente ao risco aumentado de exposição ao agente patológico. Incluem-se nesse grupo as vacinas contra hepatite A, influenza, febre tifoide, raiva, encefalite japonesa e diarreia do viajante.

De modo geral, a vacinação deve ser iniciada pelo menos de 10 a 15 dias antes da viagem, tempo necessário para gerar resposta imunológica. Deve-se observar, ainda, que vacinas com esquemas com mais de uma dose podem requerer intervalo superior a 30/60 dias para a conclusão. Portanto, sempre que possível, os programas de vacinação devem ser iniciados de forma que se completem os esquemas pelo menos 10 dias antes da viagem. A possibilidade de esquemas acelerados deve ser avaliada quanto à eficácia e à necessidade de doses extras.

VACINAS QUE PODEM SER RECOMENDADAS PARA A VIAJANTE

Febre amarela

De acordo com as Normas Internacionais de Saúde, a imunização contra a febre amarela pode ser pré-requisito para a entrada em diversos países, quer seja pelo risco de contrair a doença no destino (América do Sul e África), quer seja por precaução das autoridades de países não endêmicos, mas que reúnem condições ambientais para propagação da doença – para não importá-la por intermédio de viajante infectado proveniente de regiões endêmicas. Para os países exigirem vacinação como pré-requisito para entrada, a comprovação de imunização deve ser registrada no Certificado Internacional de Vacinação e Profilaxia.

Sarampo e Rubéola

Em 29 de abril de 2015, a região das Américas foi a primeira do mundo a ser declarada livre da transmissão endêmica da rubéola e da síndrome da rubéola congênita (SRC), por um comitê internacional de especialistas, que revisou as evidências epidemiológicas fornecidas pela OPAS/OMS e por seus Estados-membros e concluiu que não há mais evidência da transmissão endêmica do vírus da rubéola por 5 anos consecutivos, o que ultrapassa o requerimento de 3 anos para a declaração de que uma doença está eliminada. Os esforços dos países nos últimos 15 anos com programas de imunização em massa contra sarampo, rubéola e caxumba em todo o continente permitiu tal resultado histórico, que comprova o valor da vacinação e a importância do acesso de toda a população às vacinas. Antes, ocorriam de 16 mil a mais de 20 mil casos de SRC em recém-nascidos na América Latina e no Caribe.

Entretanto, a situação epidemiológica atual do sarampo, com seus recentes e recorrentes surtos nas Américas, inclusive no Brasil, alerta para a necessidade de manutenção da vigilância e de elevadas taxas de cobertura vacinal. Assim, a recomendação de atualização da situação vacinal para viajantes brasileiros deve ser reforçada.

Todos os viajantes que não comprovem o recebimento de pelo menos 2 doses da vacina tríplice viral após um 1 de idade devem ser vacinados. Essa vacina, além de proteger contra o sarampo, que vem apresentando surtos em diversos países, inclusive no Brasil, resulta em proteção contra a rubéola e a caxumba, também prevalentes em vários países. A vacina contra o sarampo promove proteção com rapidez e permite redução importante do risco de importação da doença.

Poliomielite

Todo viajante que vai para países onde ainda ocorre a doença, mesmo adulto, deve estar completamente imunizado contra a poliomielite. Grande parte da população mundial reside hoje em áreas consideradas livres da pólio, porém a doença permanece endêmica em alguns países e ainda registram-se casos em várias localidades.

Em 5 de maio de 2014, a OMS declarou que a situação da poliomielite no mundo configura situação de "Emergência de Saúde Pública de Interesse Internacional", pela ocorrência de casos em 10 países da Ásia Central, Oriente Médio e África Central naquele ano. Em 14 de maio de 2014, o Ministério da Saúde também publicou a Nota Informativa Conjunta nº 7/2014, recomendando a vacinação de viajantes brasileiros para os países daquelas regiões.

Raiva

Esta doença de curso fatal tem sua transmissão principal, nos casos de raiva urbana, por cachorros domésticos infectados. Morcegos, macacos e roedores são responsáveis pela transmissão da forma silvestre. As áreas de maior ocorrência são os continentes africano e asiático, onde também não há controle da raiva urbana. A vacinação pré-exposição deve ser considerada para viajantes que vão para esses continentes, em que há maior risco de contato com animais, principalmente para profissionais cujas atividades impliquem em maior exposição a animais silvestres (trabalhadoras de parques e reservas, ecoturismo, turismo de aventura).

Hepatite B e HPV – doenças sexualmente transmissíveis

Durante a consulta pré-viagem, o médico deve verificar a vacinação contra hepatite B e HPV, bem como orientar quanto ao uso correto de preservativos e comportamentos de risco para a aquisição de doenças sexualmente transmissíveis.

Doença meningocócica

O "cinturão africano da doença meningocócica", que engloba vários países da África Subsaariana, é considerado de alto risco para a doença e a vacina meningocócica conjugada ACWY deve ser recomendada. Da mesma forma, surtos de doença meningocócica são frequentes entre os peregrinos que se dirigem à Meca no período do Hajj e seus contactantes, o que levou o governo da Arábia Saudita a exigir a vacinação contra os tipos A, C, W e Y do meningococo para obtenção de visto de entrada no país. De modo geral, fora dessas regiões específicas, a doença meningocócica raramente atinge os viajantes, mas as autoridades de saúde consideram que o alto impacto dessa infecção para qualquer indivíduo, com seu curso clínico rápido e estreita janela para o diagnóstico, e com alto potencial para complicações e óbitos, pode justificar a recomendação da vacina para viajantes que se dirigem para regiões remotas onde o acesso a serviços médicos adequados e antibióticos é limitado. Além disso, do ponto de vista da saúde pública, há também a preocupação com a disseminação da infecção no retorno. Tendo em vista a grande variação na distribuição geográfica dos sorogrupos de *Neisseria meningitidis* em todo o mundo, é recomendada uma cobertura vacinal ampla para o maior número de sorogrupos possível e o uso de vacinas conjugadas (com possibilidade também de prevenir o estado de portador são), como é o caso das vacinas meningocócicas conjugadas quadrivalentes (A, C, W e Y).

Influenza

A vacinação contra a influenza é recomendada para viajantes que se deslocam durante o período usual de circulação do vírus, em geral entre o final do outono e o início da primavera. Na região tropical, a circulação do vírus pode se dar durante todo o ano, com mais frequência no período das chuvas.

Febre tifoide

Doença de potencial gravidade, prevalente em países em desenvolvimento, particularmente naqueles em que as condições sanitárias são precárias, o que favorece a transmissão entre humanos da bactéria *Salmonella enterica*, sorotipos *Typhi* e *Paratyphi*. O risco para viajantes é menor do que para os residentes e varia de acordo com a região do mundo a ser visitada. Países da América Latina e África são considerados de risco intermediário. Entretanto, a Ásia (principalmente no Sudeste Asiático e o subcontinente indiano) é, sem dúvida alguma, a região do planeta de maior incidência, com 27 a 81 casos por 100 mil habitantes.

Hepatite A

Doença transmitida pela via fecal-oral, prevalente nos países com condições sanitárias precárias. A prevenção pode ser feita com a vacina monovalente inativada, indicada preferencialmente para viajantes com destino a países em desenvolvimento.

MENSAGENS PARA LEMBRAR

- Dependendo do destino, do tipo de viagem, das condições clínicas da mulher e do tempo de permanência no local, a viajante deve ser imunizada contra algumas doenças.
- Vacinas obrigatórias para viajantes são aquelas exigidas por determinação legal pelos governos dos países de destino e exigem a comprovação pelo Certificado Internacional de Vacinação e Profilaxia (CIVP). Nessa categoria, está a vacina contra a febre amarela e, em tempos recentes, a imunização contra a pólio e contra o meningococo com vacina quadrivalente para os que se dirigem à Arábia Saudita na época das peregrinações à Meca (Hajj).
- Os programas de vacinação devem ser iniciados de forma que os esquemas sejam completados pelo menos 10 dias antes da viagem.
- Informações sobre os países que exigem o CIVP disponíveis em: www.who.int/ith/ith_country_list.pdf?ua=1

Bibliografia

Alon D, Shitrit P, Chowers. Risk behaviors and spectrum of diseases among elderly travelers: A comparison of younger and older adults. Journal of Travel Medicine 2010; 17(4):250-5.

Amato VA, Ballalai e outros. Guia de vacinação do viajante brasileiro. Sociedade Brasileira de Imunizações - SBIm, 2013.

Chiodini JH, Anderson E, Driver C e outros. Recommendations for the practice of travel medicine. Travel Medicine and Infectious Disease 2012; 10(3):109-128.

Global Business Travel Association (GBTA). Disponível em: http://www.gbta.org/Pages/default.aspx. Acessado em nov, 2014.

International Travel and Health. WHO. Edição 2012, revisado em 2014.

MTUR. Ministério do Turismo. Anuário Estatístico de Turismo, 2014. Disponível em: http://www.dadosefatos.turismo.gov.br/export/sites/default/dadosefatos/anuario/downloads_anuario/Anuario_Estatistico_de_Turismo_-_2014_-_Ano_base_2013.pdfhttp://www.dadosefatos.turismo.gov.br/export/sites/default/dadosefatos/anuario/downloads_anuario/Anuario_Estatistico_de_Turismo_-_2014_-_Ano_base_2013.pdf. Acessado em jan, 2015.

Nota Informativa Poliomielite, Ministério da Saúde. Disponível em: http://www.saude.pr.gov.br/arquivos/File/Nota_Informativa_Conjunta_07_Poliomielite.pdfhttp://www.saude.pr.gov.br/arquivos/File/Nota_Informativa_Conjunta_07_Poliomielite.pdf. Acessado em nov, 2014.

Plotkin SA, Orenstein WA., Offit PA. Vaccines. Sounders Elsevier, 2013.

Regulamento Sanitário Internacional, 2005. Disponível em: http://portal.anvisa.gov.br/wps/wcm/connect/fe029a0047457f438b08df3fbc4c6735/Regulamento+Sanitario+Internacional+versao+para+impressao+090810.pdf?MOD=AJPEREShttp://portal.anvisa.gov.br/wps/wcm/connect/fe029a0047457f438b08df3fbc4c6735/Regulamento+Sanitario+Internacional+versao+para+impressao+090810.pdf?MOD=AJPERES. Acessado em Nov, 2014.

UNWTO. World Tourism Barometer. Disponível em: http://mkt.unwto.org/barometerhttp://mkt.unwto.org/barometer. Acessado em dec, 2014.

UNWTO. World Tourism Organization. Disponível em: http://media.unwto.org/press-release/2014-10-30/international-tourism-shows-continued-strengthhttp://media.unwto.org/press-release/2014-10-30/international-tourism-shows-continued-strength. Acessado em dec, 2014.

UNWTO. Tourism Highlights, 2014. Disponível em: http://mkt.unwto.org/highlightshttp://mkt.unwto.org/highlights). Acessado em dec, 2014.

Van Herck K, Van Damme P, Castelli F e outros. Knowledge, attitudes and practices in travel-related infectious diseases: The European airport survey. J Travel Med 2004; 11(1):3-8.

Capítulo 21

O Programa Nacional de Imunizações (PNI-MS)

Carla Magda Allan Santos Domingues
Ana Goretti Kalume Maranhão
Antonia Maria da Silva Teixeira
Rui Moreira Braz

INTRODUÇÃO

O Programa Nacional de Imunização (PNI), instituído em 1973, vem utilizando distintas estratégias de vacinação desenvolvidas dentro dos preceitos do Sistema Único de Saúde (SUS), visando organizar a política nacional de vacinação no Brasil, contribuindo para o controle, a eliminação e/ou erradicação das doenças imunopreveníveis (Quadro 21.1).

O conjunto de conquistas nesses 42 anos de existência – a erradicação da poliomielite, a eliminação da circulação dos vírus autóctones do sarampo e da rubéola, a drástica redução da incidência de doenças imunopreveníveis, como difteria, tétano, coqueluche e diarreia por rotavírus, e mais recentemente das meningites e pneumonias por meningococos e pneumococos – é o resultado do trabalho coletivo das três esferas de gestão, dos profissionais de saúde, bem como da parceria e da atuação integrada com instituições renomadas, sociedades científicas, como a Federação Brasileira das Associações de Ginecologia e Obstetrícia (FEBRASGO), entre outras. Estas conquistas deram ao PNI o reconhecimento nacional e internacional.

Atualmente, o programa dispõe de aproximadamente 36 mil salas de vacinação e oferece 17 vacinas em seu calendário nacional de vacinação que contemplam toda a população brasileira, desde o nascimento até a terceira idade. Existe ainda um calendário para a população indígena, em função da condição de vulnerabilidade desse contingente populacional. No geral, são ofertados 43 imunobiológicos entre vacinas, soros e imunoglobulinas, muitos alocados nos Centros de Referência para Imunobiológicos Especiais (CRIEs), cujo objetivo é ampliar o acesso à vacinação pela população, beneficiando portadores de quadros clínicos especiais decorrentes de motivos biológicos, do convívio com pessoas imunodeprimidas, por intolerância aos imunobiológicos comuns e/ou por exposição inadvertida a agentes infecciosos.

A cada ano, novas vacinas foram incorporadas ao programa, exigindo a busca de mecanismos para sua aquisição. A política de sustentabilidade do PNI está pautada no fortalecimento do complexo industrial da saúde, onde os principais insumos estratégicos são produzidos por laboratórios públicos, a fim de garantir a autossuficiência da produção nacional e evitar o desabastecimento de produtos, sem se pautar na lei de mercado. Com isso, criam-se condições para manter altas coberturas vacinais em todos os municípios brasileiros. Dois mecanismos têm sido adotados para o estímulo da produção nacional: o desenvolvimento interno de produtos e a busca de parcerias com os laboratórios particulares, visando à realização de transferência de tecnologia para os laboratórios públicos. O país hoje conta com uma rede de sete laboratórios nacionais produtores de vacinas e soros.

QUADRO 21.1. Calendário de vacinação específica para a mulher

Vacinas	*Esquemas*	*Não Gestante*	*Gestante*	*Puérpera*
Tríplice viral (sarampo, caxumba e rubéola)	**Com esquema de vacinação básico incompleto** Duas doses até 19 anos, uma dose até 49 anos	Sim	Contraindicada	Sim
Hepatite B	**Com esquema de vacinação básico incompleto** Três doses, com intervalos de um mês entre a primeira e a segunda e de seis meses entre a primeira e a terceira (0-1-6)	Sim	Sim	Sim
Vacina difteria e tétano adulto	**Com esquema de vacinação básico completo** Reforço com uma dose de dT (vacina dupla bacteriana do tipo adulto) a cada dez anos	Sim	Não	Sim
	Com esquema de vacinação básico incompleto Completar esquema de três doses de dT	Sim	Não	Sim
Vacina difteria e tétano adulto e dTpa (difteria, tétano e coqueluche)	**Gestantes NÃO vacinadas previamente.** Administrar três doses de vacinas contendo toxóides tetânico e diftérico com intervalo de 60 dias entre as doses. Substituir uma dose de dT por uma dose da dTpa, preferencialmente entre 27ª e 36ª semanas de gestação **Gestantes vacinadas com uma dose de dT.** Administrar uma dose de dT e uma dose de dTpa (entre 27ª e 36ª semanas de gestação) **Gestantes vacinadas com duas ou tres doses de dT.** Administrar uma dose da dTpa entre 27ª a 36ª semanas de gestação. **Vacinar com dTpa a cada gestação**	Não	Sim	Não
Influenza (gripe)	Dose anual. Meninas de 6 meses até 4 anos de idade; mulheres portadoras de doenças crônicas não transmissíveis e outras condições clínicas especiais independente da idade[1], mulheres privada de liberdade, funcionárias do sistema prisional e profissionais de saúde	Sim	Sim	Sim
Febre Amarela	Recomendada para residentes ou viajantes para áreas com recomendação da vacina Crianças de 9 meses e um reforço aos 4 anos de idade. A partir dos 5 anos, duas doses. Segunda dose 10 anos após a primeira	Sim	Contraindicada Avaliar situação epidemiológica (risco/ benefício)	Contraindicada[2]
Vacina HPV (prevenção de infecções por papilomavírus)	Vacina quadravalente contendo os tipos 6, 11, 16, 18 de HPV, com esquema de 0-6-60 meses, indicada para meninas e mulheres de 9 a 13 anos de idade	Sim	Não	Sim

Fonte: MS/SVS/DEVIT/CGPNI.

[1]Doença respiratória crônica, doença cardíaca crônica, doença renal crônica, doença hepática crônica, doença neurológica crônica, diabetes, imunossupressão, obesas, transplantadas, portadores de trissomias.

[2]Mulheres que receberam vacina Febre Amarela, por algum motivo, estejam amamentando, suspender aleitamento por 28 dias (mínimo 15 dias).

TABELA 21.1. Cobertura vacinal na campanha contra rubéola, na população de mulheres e homens, na faixa etária de 20 a 39 anos. Brasil, 2008

População/doses/cobertura vacinal	*Mulheres de 20 a 39 anos*	*Homens de 20 a 39 anos*	*Total*
População-alvo	35.382.438	34.852.470	70.234.908
Doses aplicadas	35.206.636	32.746.590	67.953.226
Cobertura vacinal (%)	99,5	94,0	96,8

Fonte: MS/SVS/DEVIT/CGPNI/SI-PNI (http://pni.datasus.gov.br). Dados acessados em 3/2/2015.

O ENFOQUE DE GÊNERO E A PROTEÇÃO ESPECÍFICA DA SAÚDE DA MULHER

A análise interdisciplinar que procura compreender as relações de gênero feminino, transgeneridade e masculino não é frequentemente utilizada para avaliar os resultados das ações de prevenção mediante o uso de imunobiológicos. Mas é importante salientar que a mulher é o público-alvo prioritário do PNI e estratégias voltadas para a sua vacinação estão contempladas nos diversos calendários de vacinação desde o final da década de 1970.

Quando o PNI foi instituído, a vacinação para a população feminina estava voltada basicamente para a proteção da mulher grávida no contexto da saúde materno-infantil, prevenindo doenças e complicações durante a gestação, além de proteger o feto e o recém-nascido. Atualmente, essa população tem políticas inclusivas voltadas para a mulher, como a vacinação contra a hepatite B, febre amarela, contra sarampo, caxumba e rubéola, difteria, tétano e, mais recentemente, a vacinação contra o HPV para adolescentes, vacinação contra influenza e a vacina difteria, tétano e coqueluche acelular (dTpa) para as gestantes.

Vale ressaltar que além da rotina (calendários) o PNI disponibiliza para as mulheres brasileiras imunobiológicos nos 42 CRIEs distribuídos em todas as unidades federadas. Utiliza também estratégias de vacinação em massa nas campanhas nacionais que ocorrem no país desde 1980 para a proteção contra poliomielite. A vacinação da mulher em idade fértil se constitui uma prática nos serviços de vacinação, mas passou a ser uma ação prioritária e fortemente incentivada no Plano de Eliminação do Tétano Neonatal, implantado no país em 1992. Nos anos de 2000 e 2001 foram realizadas campanhas de vacinação com as vacinas dupla viral ou tríplice viral, com o propósito de prevenir a rubéola e a síndrome da rubéola congênita.

Em 2008, visando também garantir a eliminação da rubéola e da síndrome da rubéola congênita no Brasil – em cumprimento ao acordo firmado entre os ministros da Saúde dos países das Américas para eliminar a rubéola e a síndrome da rubéola congênita até 2010 –, foi realizada uma grande campanha de vacinação, quando foram vacinados 67 milhões de brasileiros entre 12 e 39 anos, de ambos os sexos, sendo 35 milhões de mulheres (Tabela 21.1).

Com a adoção da política de eliminação do tétano neonatal como problema de saúde pública no mundo, sua incidência tem sido reduzida sensivelmente, principalmente nas Américas. De acordo com a Organização Mundial da Saúde (OMS), essa meta equivale a alcançar uma taxa de incidência de menos de um caso por 1.000 nascidos vivos (NV), por distrito ou município. Apesar da drástica redução do tétano neonatal no país, ainda há ocorrência de casos esporádicos nas regiões Norte e Nordeste. A principal forma de prevenir o tétano neonatal é a vacinação de todas as mulheres em idade fértil (de 12 a 49 anos), com esquema completo da vacina dupla bacteriana do tipo adulto (dT), tanto para gestantes como para não gestantes.

A vacinação da mulher, além de protegê-la, ainda possibilita a prevenção das complicações por doenças infecciosas durante a gravidez, malformações no feto e a morte fetal ou neonatal em decorrência de doenças como rubéola. A transferência de anticorpos maternos durante a gestação protege o bebê, nos primeiros meses de vida, de doenças que podem ser transmitidas inclusive pela mãe não vacinada, como o tétano, a coqueluche, a influenza e a hepatite B.

Durante o pré-natal, é fundamental que a mulher atualize a sua situação vacinal. O sistema imunológico da gestante é alterado, deixando a mulher mais suscetível a doenças infecciosas e suas complicações. Além disso, a passagem dos anticorpos maternos pela placenta e pelo leite materno é importantíssima fonte de prevenção de doenças durante o primeiro ano de vida.

Dessa forma, a imunização materna é de suma importância tanto para proteção da mãe quanto da criança. Entretanto, muitas mulheres não aderem a essa prática, por causa das preocupações relacionadas com a segurança das vacinas. Para diminuir essa resistência, é importante que elas sejam acolhidas na rede de saúde, garantindo, assim, o seu acompanhamento e criando laços com a equipe multiprofissional envolvida.

Nesse sentido, cada vez mais é necessário que os ginecologistas e obstetras exerçam um papel relevante no incentivo e na monitorização da situação vacinal da mulher, especialmente da gestante, visto que é fundamental fazer a atualização da vacinação daquelas que na infância não se vacinaram, pois grande parte das vacinas hoje disponíveis para crianças não existiam há alguns anos nos calendários infantis. Além disso, é de grande importância administrar os reforços necessários e incluí-los nos novos programas de vacinação.

Portanto, o papel dos obstetras e ginecologistas como agentes de educação em saúde contribui para ajudar as mulheres a desenvolver sua autoconfiança, a entender a importância da vacinação e de outras medidas de saúde, especialmente durante a gestação, causando impacto positivo na qualidade de vida das mulheres brasileiras.

COBERTURAS VACINAIS

Apesar dos avanços encontrados, uma revisão integrativa da literatura sobre vacinação da gestante no pré-natal realizada em 2011 revelou fatos preocupantes sobre adesão e coberturas vacinais durante a gestação. Destaca-se também um estudo de coorte transversal descritivo em 2003, com 301 obstetras cadastrados na Sociedade de Obstetrícia e Ginecologia do estado da Bahia, sobre o conhecimento dos obstetras em relação à transmissão vertical da hepatite B. Os resultados mostraram que apesar de 90,3% conhecerem a transmissibilidade vertical do vírus da hepatite B, somente 13% desses profissionais indicavam de modo sistemático essa vacina e a administração de imunoglobulinas nas primeiras 12 horas de vida do recém-nascido de mães infectadas. Outro estudo realizado no estado do Ceará e publicado na Revista de Saúde Pública, em 2008, analisou dados do Sistema de Monitoramento e Avaliação do Pré-Natal (SISPRENATAL) e mostrou que somente 60,8% das gestantes no Ceará foram imunizadas contra o tétano.

Em relação à cobertura vacinal para a vacina influenza, as campanhas têm sido exitosas, destacando-se o alcance ou superação da meta de 80% de cobertura em todos os grupos elegíveis, buscando a ampliação da vacinação em gestantes, incluídas na população-alvo a ser vacinada desde 2010, quando foi realizada a estratégia de vacinação para a influenza A H1N1, sendo vacinados 97 milhões de brasileiros, dentre estes as gestantes. A partir de 2013, também passaram a ser registradas no sistema de informação do PNI as doses da vacina influenza aplicadas em puérperas durante as campanhas de vacinação que acontecem nos meses de abril e maio de cada ano.

Alguns estudos têm demonstrado que as taxas de vacinação contra influenza variam significativamente em relação ao sexo e idade. Essas taxas entre as mulheres são mais baixas do que nos homens em alguns países europeus e podem refletir maiores crenças negativas sobre os riscos associados com a vacinação, as diferenças de recomendações feitas pelos médicos em relação a essa vacinação ou ainda decorrentes de distintas categorias ocupacionais. No Brasil, a avaliação das coberturas vacinas por gênero será possível a partir da implantação do sistema de informação do PNI (SI-PNI), que traz informações nominais e por procedência, pois o atual sistema registra apenas as doses aplicadas nos postos de vacinação, sem identificação do indivíduo vacinado, das suas características pessoais e do seu local de residência, fato que mudará a partir da implantação do novo sistema.

Em 2014, duas novas vacinas foram incluídas no calendário da adolescente e da gestante: as vacinas HPV e dTpa, respectivamente. O câncer do colo do útero está intimamente associado à infecção pelo HPV, vírus que apresenta mais de 150 genótipos diferentes, sendo 13 considerados oncogênicos pela Agência Internacional para Pesquisa sobre Câncer (IARC) e associados às neoplasias malignas do trato genital. Os subtipos virais oncogênicos mais comuns são HPV 16 e 18, responsáveis por cerca de 70% dos casos de câncer do colo do útero.

Devido à relevância do tema, o Ministério da Saúde conduziu um estudo de custo-efetividade da introdução da vacina HPV no Sistema Único de Saúde, em 2008, e os resultados sustentaram que a vacinação era custo-efetiva no país. Diante desse resultado favorável, da manifestação do Comitê Técnico Assessor de Imunizações (CTAI), de um trabalho articulado com as três esferas de gestão do SUS com o sistema educacional e também com a participação fundamental das sociedades científicas, especialmente a FEBRASGO, a vacina HPV foi introduzida no início de março de 2014.

Atualmente, há um recrudescimento da coqueluche (em todas as faixas etárias). Esse aumento ainda não tem causa bem definida, mas está afetando principalmente crianças menores de 6 meses, ainda não protegidas pela vacinação com a vacina adsorvida difteria, tétano, pertussis e hepatite B – recombinante e *Haemophilus influenzae* B – conjugada (pentavalente), que inclui o componente coqueluche.

Estudos apontam que, com a alta cobertura atingida com vacinas que contenham o componente coqueluche, houve uma diminuição drástica da incidência da doença em crianças, consequentemente havendo uma redução dos *boosters* naturais. Como nem a vacinação nem a infecção conferem imunidade a longo prazo, infecções podem acontecer devido à redução de imunidade em adolescentes e adultos, passando a desenvolver formas mais leves e/ou assintomáticas, o que dificulta o diagnóstico e essa população passa a ser a fonte de infecção para os lactentes (jovens) precoces.

Apesar da existência de vacinas eficazes, desde 1940, pouco se sabe sobre a duração da proteção após a vacinação contra coqueluche em países em desenvolvimento. A eficácia da vacina dTp varia de acordo com cada componente antigénico, a saber: 80% a 90% para difteria; 100% para tétano; e 75% a 80% para coqueluche. A imunidade conferida pela vacina para o componente pertussis decresce com o tempo. Vários estudos no mundo têm revelado que a proteção da vacina contra a coqueluche diminui de 6 a 12 anos após o esquema de vacinação, podendo ser muito baixa ou nula.

O adolescente e o adulto, caso contraiam a doença, mesmo apresentando um quadro brando ou até assintomático, podem transmitir a bactéria e contaminar algum bebê com menos de 6 meses, sem proteção adequada e com risco de desenvolver a forma grave da doença. Estudos mostram que as mães são as principais fontes de transmissão da doença aos recém-nascidos, sendo estes os mais vulneráveis às consequentes complicações.

Diante desse cenário, o Ministério da Saúde ampliou o calendário de vacinação para gestantes, incluindo a vacina dTpa (vacina tríplice bacteriana acelular, que protege contra difteria, tétano e coqueluche). A medida visa garantir que os bebês já nasçam com alguma proteção contra a coqueluche, por conta dos anticorpos transferidos da mãe para o feto, evitando que eles contraiam a doença, até que completem o esquema de vacinação com a vacina pentavalente, o que só ocorre aos 6 meses de idade.

Nesse contexto, demonstra-se o compromisso do Ministério da Saúde para continuar avançando e, cada vez mais, fazer cumprir com eficiência e efetividade as ações do PNI, desenvolvidas no Sistema Único de Saúde por meio de uma rede descentralizada, articulada, hierarquizada e integrada, com discussão permanente sobre normas, metas e resultados.

Assim, o Ministério da Saúde propicia a modernização de sua infraestrutura e a operacionalização entre as três esferas do governo, o que tem contribuído para a redução das desigualdades regionais e sociais, ao viabilizar o acesso à vacinação para todos os brasileiros, em todas as localidades, sendo estas de fácil ou de difícil acesso, garantindo-se, portanto, a adesão de todas as estratégias definidas, dentro do respeito aos princípios do SUS: universalidade, integralidade e participação da comunidade, conforme estabelecido no artigo 7º, da Lei nº 8.080, de 19 de setembro de 1990.

A participação de todos os profissionais de saúde, em especial dos ginecologistas e dos obstetras, para garantir que toda mulher busque manter seu calendário de vacinação atualizado é fundamental para se alcançar uma melhoria da saúde integral da mulher, em todos os ciclos da sua vida.

TABELA 21.2. Cobertura vacinalem mulheres em idade fértil, com a vacina dupla adulto (dT). Brasil, 2009 a 2013

Grupo	*População*	*Dose*	*Cobertura vacinal (%)*
Mulheres em idade fértil	61.270.960	18.169.376	29,7
Gestantes	2.913.626	1.427.324	49,0

Fonte: MS/SVS/DEVIT/CGPNI/SI-PNI (http://pni.datasus.gov.br). Dados acessados em 3/11/2014.

Cobertura vacinal com a vacina dupla bacteriana do tipo adulto (dT) em mulheres em idade fértil

A vacinação da mulher em idade fértil (MIF) é importante medida de controle do tétano neonatal. A recomendação é que 100% dessa população tenha o esquema completo de 3 doses, com reforço a cada 10 anos, com vacinas contendo o componente contra o tétano. O intervalo é antecipado para 5 anos em caso de gestação. A partir dos 7 anos de idade, a vacina disponível é a dupla adulto (dT). O cálculo para estimar as coberturas vacinais nessa população-alvo leva em conta a soma das segundas doses e de reforços acumulados para um período de 5 anos, considerando a população de 12 a 49 anos ou de 15 a 49 anos para o ano de avaliação.

Dados preliminares para o Brasil, referentes ao período de 2009 a 2013, mostraram cobertura vacinal, com a vacina dT, por volta de 29% nas MIF e 49% em gestantes (Tabela 21.2), indicando a necessidade de atuação das três esferas de gestão do SUS nos municípios, em especial às equipes da atenção básica, e junto a sociedades médicas que atendam esse público específico, no sentido de identificar estratégias para vacinação de toda a população-alvo.

Cobertura vacinal com a vacina papilomavírus humano (HPV) na população feminina de 11 a 13 anos

Com a articulação do Ministério da Saúde com vários setores da sociedade e a estratégia brasileira utilizada para a administração da primeira dose da vacinação contra HPV nas escolas e postos de saúde, associada com uma intensa campanha de divulgação nos meios de comunicação, houve grande êxito, conseguindo-se alcançar coberturas de mais de 85% antes de completar 4 meses da introdução da primeira dose, destinada as adolescentes de 11 a 13 anos e para as meninas indígenas de 9 a 13 anos.

A vacinação contra HPV em ambiente escolar é uma estratégia adotada por muitos países para o alcance de altas coberturas vacinais. A adoção dessa estratégia foi fundamental para que o país tenha vacinado 100% da população-alvo, com a primeira dose sendo considerada uma cobertura das mais elevadas do mundo. No entanto, esse ambiente de convívio próximo entre as alunas pode favorecer a ocorrência de eventos adversos relacionados à reação de ansiedade. Uma adolescente apresenta sinais e sintomas após receber a vacina. Em seguida, um grupo de colegas passa a ter, ao mesmo tempo, um comportamento inesperado ou de aparente adoecimento sem que se consiga estabelecer uma causa clínica aparente. Fatos como esses aconteceram no Brasil e em outros países e podem estar relacionados com qualquer vacina, pois há associação ao temor da injeção, não à composição da vacina.

Com a ocorrência desses eventos, na segunda etapa de vacinação não se obteve o mesmo êxito da primeira, atingindo até o momento a cobertura vacinal de 61,4%. Essa baixa cobertura foi influenciada também pela ampla divulgação nos meios de comunicação da ocorrência desses eventos e com a mudança de estratégia dos municípios de vacinar basicamente nos serviços de saúde, não se realizando a vacinação nas escolas, conforme ocorreu na primeira etapa. Destaca-se também a falta de registros das doses aplicadas em 337 municípios (Tabela 21.3).

Os eventos adversos mais comumente relacionados à vacina HPV são aqueles comuns a outras vacinas: reações locais (dor, inchaço e vermelhidão),

TABELA 21-3. Cobertura vacinalem mulheres com 1ª e 2ª doses da vacina papilomavírus humano (HPV), segundo a idade. Brasil, 2014.

População/doses/cobertura vacinal	*11 anos*	*12 anos*	*13 anos*	*Total (11 a 13 anos)*
Dose 1				
População-alvo	1.705.705	1.745.525	1.460.913	4.912.143
Doses aplicadas	1.749.960	1.574.528	1.584.213	4.908.701
Cobertura vacinal (%)	102,6	90,2	108,4	99,9
Dose 2				
População-alvo	865.309	1.745.525	1.460.913	4.071.747
Doses aplicadas	584.304	949.116	968.620	2.502.040
Cobertura vacinal (%)	67,5	54,4	66,3	61,4

Fonte: MS/SVS/DEVIT/CGPNI/SI-PNI (http://pni.datasus.gov.br). Dados acessados em 3/11/2014.
*Dados parciais sujeitos à revisão.
**Em relação à segunda dose para as meninas de 11 anos, foram considerados 6/12 avos devido à mudança de faixa etária no decorrer do ano.

cefaleia e febre com menor incidência. Eventualmente, desmaios podem ocorrer, fato não raro de ser observado ao se aplicar medicações injetáveis em adolescentes, porém não relacionado especificamente à vacina HPV.

Destaca-se que foram registrados, em 2014, 1.727 eventos adversos relacionados à vacina HPV, sendo 91% considerados não graves. Dos 32 eventos graves, foram observados 9 casos de anafilaxia, 10 eventos neurológicos e 13 reações de ansiedade associada à imunização. Ressalta-se que somente os casos de anafilaxia e reação de ansiedade foram classificados como consistentes pela avaliação de causalidade com a vacina HPV. (Registra-se que todas essas adolescentes tiveram plena recuperação e passam bem.) Na primeira etapa, foram aplicadas 4.987.416 doses da vacina, apresentando uma taxa de incidência de anafilaxia de 0,7/100.000 doses aplicadas. Ressalta-se que no estudo de Brotherton *et al.* (2008) foi encontrada uma taxa de Incidência de anafilaxia na Austrália de 2,6/100.000 doses aplicadas, país que também apresenta elevada cobertura vacinal, demonstrando que os casos australianos estão dentro do esperado.

O Ministério da Saúde reafirma a segurança dessa vacina, recomendada pela Organização Mundial da Saúde (OMS) para prevenção do câncer do colo de útero, e que também é utilizada como estratégia de saúde pública em cerca de 100 países em todo o mundo. Desde 2006, mais de 180 milhões de doses da vacina já foram distribuídas em diversos países. Destas, 70 milhões nos Estados Unidos, país com excelente sistema de liberação e monitorização de medicamentos e vacinas. Enfatiza-se que, até o momento, não há evidências clínicas que relacionem um problema grave ao uso da vacina HPV, sendo que os órgãos mundiais ligados à monitorização da segurança das vacinas continuam recomendando o seu uso.

É importante salientar que se a menina não receber a segunda dose da vacina não estará protegida até que receba a terceira dose. Assim, ela continuará exposta à infecção pelo vírus e o objetivo da vacinação, que é a prevenção do câncer do colo do útero, não será atingido.

O Ministério da Saúde reforça que a vacina contra HPV é segura para prevenção do câncer do colo do útero – terceiro tipo mais frequente na população feminina e terceira causa de morte de mulheres por câncer no Brasil. O Instituto Nacional do Câncer (INCA) estima a prevalência de 15 mil novos casos e cerca de 5 mil óbitos por câncer do colo do útero em 2014. Nesse sentido, a ampla divulgação da importância e da segurança da vacina deve ser realizada em todos os níveis de gestão do SUS, visando restabelecer a meta pactuada em

TABELA 21.4. Cobertura vacinal em gestantes e puérperas durante as campanhas de vacinação contra influenza (gripe). Brasil, 2011 a 2014

População/doses/cobertura vacinal	*2011*	*2012*	*2013*	*2014*
Gestantes				
População-alvo	3.013.689	2.160.706	2.185.921	2.179.210
Doses aplicadas	1.714.278	1.749.073	1.857.922	1.829.062
Cobertura vacinal (%)	56,9	80,9	85,0	83,9
Puérperas				
População-alvo	NA	NA	359.196	358.084
Doses aplicadas	NA	NA	403.629	397.843
Cobertura vacinal (%)	NA	NA	112,4	111,1

Fonte: MS/SVS/DEVIT/CGPNI/SI-PNI (http://pni.datasus.gov.br). Dados acessados em 3/2/2015.
*Dados parciais sujeitos à revisão.

todas as etapas de vacinação, principalmente a partir de 2015, quando serão vacinadas meninas mais jovens de 9 a 13 anos de idade, para garantir a prevenção desse importante problema de saúde pública e, dessa forma, manter a efetividade da ação e a utilização adequada do investimento realizado para a implantação da vacina.

Cobertura vacinal com a vacina influenza (gripe) em gestantes e puérperas

As campanhas de vacinação contra influenza ocorrem anualmente desde 1999, voltadas inicialmente para a população específica de idosos a partir dos 60 anos de idade ou mais, com a meta de 80% de cobertura vacinal desse público-alvo. Os sintomas da doença, muitas vezes, são semelhantes aos do resfriado e a maioria das pessoas infectadas se recupera dentro de 1 a 2 semanas, sem a necessidade de tratamento médico. No entanto, nas crianças muito pequenas, idosos, gestantes, puérperas e em portadores de quadros clínicos especiais a infecção pode levar a formas clinicamente graves, pneumonia e até a morte. O controle da influenza requer uma vigilância qualificada, somada às ações de imunizações anuais, direcionadas especificamente a esses grupos de maior vulnerabilidade.

O CTAI do Ministério da Saúde e a FEBRASGO recomendam a vacinação de rotina contra a influenza para todas as mulheres gestantes e puérperas (durante) no outono, antes do inverno. Devido às epidemias sazonais de influenza, pandemias anteriores e com a pandemia por influenza A (H1N1), em 2009, a gravidez colocou as mulheres saudáveis em risco aumentado, sendo as gestantes e as puérperas consideradas de alto risco para a morbidade e a mortalidade, reforçando a necessidade da vacinação.

A vacinação em grupos específicos de gestantes durante as campanhas contra influenza teve início em 2011, quando a cobertura vacinal nesse grupo ficou um pouco abaixo da meta de 80%. Nos anos seguintes, essa meta foi superada em todas as campanhas. A partir de 2013, as puérperas passaram a integrar os grupos especiais, alvo das campanhas contra influenza, com coberturas vacinais sempre superiores à meta estabelecida (Tabela 21.4).

Cobertura vacinal com a vacina tríplice viral em mulheres em idade fértil

Com o êxito das campanhas contra o sarampo, a caxumba e a rubéola, com a vacina tríplice viral (SCR) – principalmente a campanha realizada em 2008, envolvendo o compromisso político, técnico e operacional dos gestores do Sistema Único de

TABELA 21.5. Cobertura vacinal contra sarampo, caxumba e rubéola com a vacina tríplice viral (SCR) em mulheres em idade fértil (12 a 49 anos). Brasil, 1995 a 2013

População/doses/cobertura vacinal	*TOTAL*
População-alvo 2013	58.725.908
Doses aplicadas (acumuladas)	74.203.313
Cobertura vacinal (%)	126,4

Fonte: MS/SVS/DEVIT/CGPNI/SI-PNI (http://pni.datasus.gov.br). Dados acessados em 3/2/2015.

TABELA 21.6. Cobertura vacinal com a vacina dTpa (difteria, tétano e coqueluche) em mulheres gestantes. Brasil, novembro e dezembro de 2014

População/doses/cobertura vacinal	*Novembro/2014*	*Dezembro/2014*	*Total*
População-alvo	242.058	242.058	484.117
Doses aplicadas	71.347	81.003	152.350
Cobertura vacinal (%)	29,5	33,5	31,5

Fonte: MS/SVS/DEVIT/CGPNI/SI-PNI (http://pni.datasus.gov.br). Dados acessados em 3/1/2015.
*Dados parciais sujeitos à revisão.
**População-alvo calculada com base mensal de 1/12 avos dos nascidos vivos registrados no Sistema Nacional sobre Nascidos Vivos (SINASC), disponível para 2012.

Saúde, apoiados pelas sociedades civis, médicas, organizações governamentais e não governamentais e a participação da Organização Pan-americana de Saúde (OPAS) – a incidência dos casos de sarampo de imediato cessou, mantendo-se em zero desde 2009. Entretanto, a partir de 2010, foram registrados surtos circunscritos de sarampo interrompidos com medidas de vigilância e imunizações, com identificação dos genótipos virais demonstrando tratar-se de natureza importada. Essa circunstância evidenciou o alto grau de imunidade da população aos vírus do sarampo e da rubéola. Porém, demonstrou a necessidade de ações de vigilância e imunização rotineiras e qualificadas.

A vacinação de MIF objetivando o controle de sarampo, caxumba e rubéola, com a vacina tríplice viral, ocorre desde 1995, mas com resultados mais efetivos a partir da campanha de vacinação em 2008. Os registros de doses acumuladas dessa vacina, aplicadas na rotina, no período de 1995 a 2013, apontam uma cobertura vacinal acima de 100% em todas as faixas etárias entre 12 e 44 anos. Somente a faixa de 45 a 49 anos deixou de alcançar a cobertura vacinal adequada de 95%, provavelmente em virtude da baixa adesão por esse grupo etário. Os dados acumulados para o país indicam a existência da população-alvo de 58 milhões de MIF, as quais receberam 74 milhões de doses da vacina, resultando na cobertura vacinal de 126% (Tabela 21.5).

Contudo, é preciso destacar a atual situação do sarampo no país. Um surto identificado em março de 2013 no estado de Pernambuco, não contido durante o ano, contabilizou 200 casos que, somados a outros 20 casos importados registrados em outros estados, elevou a incidência da doença de 0,01/100 mil habitantes em 2011 para 0,11 em 2013. No final do mesmo ano (dezembro de 2013), foi identificado um surto de sarampo no estado do Ceará, que se estendeu por todo o ano de 2014, contabilizando 718 casos até 7 de fevereiro de 2015, o que demonstra que, mesmo com elevadas coberturas vacinais, o acúmulo de suscetíveis ao longo de um período pode gerar surtos de importante magnitude, exigindo que as ações de controle sejam realizadas de forma oportuna. É importante destacar também a ocorrência predominante de casos em menores de um ano (37%), grupo ainda não contemplado com a vacina, sugerindo que a genitora não estava imunizada, apesar da existência de várias oportunidades para vacinação.

Cobertura vacinal com a vacina dTpa (difteria, tétano e coqueluche) em gestantes

A vacina dTpa foi incorporada ao Calendário Nacional de Vacinação no segundo semestre de 2014, com registro de doses aplicadas em gestantes se efetivando a partir do mês de novembro. Dados preliminares indicam que nos meses de novembro e dezembro de 2014 foram aplicadas mais 152 mil doses da vacina em mulheres gestantes, correspondendo a uma cobertura vacinal de 31,5% na população-alvo (Tabela 21.6).

OS AVANÇOS E ESFORÇOS NECESSÁRIOS PARA ALCANÇAR A PREVENÇÃO ESPERADA

Não há dúvida quanto ao esforço, empenho e dedicação das equipes de coordenação e execução das ações de vacinação nas unidades federadas e nos municípios, e os resultados positivos demonstram essa assertiva. Necessário, portanto, o compromisso em manter e consolidar as coberturas adequadas da vacinação como um indicador que representa importante instrumento para a tomada de decisão nas diferentes esferas de gestão, pois somente com o alcance dos índices preconizados é possível obter o controle ou manter em condição de eliminação ou erradicação as doenças imunopreveníveis, especificamente aquelas que acometem as mulheres.

O desempenho das coberturas vacinais para mulheres em idade fértil e gestantes com relação à vacina dT não foi adequado para o país como um todo, conforme dados preliminares, indicando a necessidade de atuação das três esferas de gestão junto aos municípios, em especial às equipes da atenção básica, e junto a sociedades médicas que atendam a esse público específico, no sentido de identificar estratégias para a vacinação de toda a população-alvo.

Em relação à vacina HPV para a população de 11 a 13 anos de idade, os dados preliminares para o país, relativos à primeira dose realizada entre março e agosto de 2014, mostraram um bom desempenho, com coberturas elevadas, registrando percentuais superiores a 90% nas três faixas de idade da população-alvo. Esforço deverá ser implementado no sentido de manter os bons resultados alcançados na primeira etapa para a segunda etapa e em anos futuros, quando serão vacinadas meninas a partir dos 9 anos, cumprindo assim as metas estabelecidas para a vacinação contra HPV, principalmente ao se levar em conta as particularidades inerentes ao grupo-alvo.

Em todo esse esforço de resgate de não vacinados, uma alternativa válida é o investimento no uso mais sistemático das ferramentas disponibilizadas para detectar os pontos críticos do PNI em cada estado, a exemplo da aplicação da metodologia de vigilância das coberturas de vacinação e a realização do monitoramento rápido de coberturas vacinais (MRC). Essas ferramentas fornecem resultados rápidos e úteis, com possibilidades de identificar áreas de risco, em razão da presença de prováveis suscetíveis, caracterizando tendências e/ou situações para as quais são necessárias intervenções oportunas, a exemplo da iniciação ou atualização de esquemas de vacinação, com a consequente melhoria das coberturas e da homogeneidade dos índices de vacinação da mulher.

A consolidação da articulação entre os CRIEs e a vigilância de eventos adversos pós-vacinação (EAPV) colocam-se como fundamentais, no sentido de aprofundar, cada vez mais, o compartilhamento e a análise conjunta dos dados relativos aos eventos, porquanto esta já ocorre em grande parte das unidades federadas, inclusive com a realização de atendimento de eventos adversos pelo médico e/ou o enfermeiro dos Centros. Pretende-se, portanto, ampliar e qualificar o atendimento àquelas mulheres portadoras de condições especiais de saúde que necessitam de imunobiológicos apropriados.

O aperfeiçoamento dos profissionais envolvidos na vigilância de EAPV é fundamental, credenciando-os para a discussão com os profissionais da assistência, particularmente no caso de eventos graves, até por conta da ausência do médico em algumas equipes de saúde. A articulação com as universidades e sociedades médicas é outra iniciativa de grande importância para o aperfeiçoamento dos trabalhos do PNI, avançando no sentido da formação de comitês de assessoramento em imunizações, existentes, atualmente, em poucas unidades federadas, especialmente na perspectiva do respaldo técnico e científico que fortaleça as equipes estaduais do PNI, a exemplo do que acontece na esfera federal, por meio do CTAI, o qual contribui sobremaneira para ampliar e consolidar a credibilidade da sociedade no programa. Essa articulação poderá potencializar o papel indutor ou de referência do CRIE para a realização de pesquisas de interesse para melhora da saúde da mulher.

Torna-se urgente a implantação em todos os municípios do sistema de informação com registro individual de vacinação do indivíduo para possibilitar análises mais apuradas e oportunas sobre a situação vacinal da mulher, em todas as faixas de idade, para que se possa oferecer maior proteção à sua saúde. É imprescindível investir no estreitamento da articulação com a atenção primária, porta de entrada do SUS, onde acontece a administração das vacinas que integram os calendários de vacinação do PNI, bem como o encaminhamento aos CRIEs e aos serviços de maior complexidade, quando da detecção de EAPV, tendo em vista apoio e assistência oportuna e adequada. Finalmente, é fundamental a parceria com as associações médicas que cuidam da saúde da mulher, no sentido de potencializar os esforços empreendidos nos serviços de saúde públicos, proporcionando a melhoria necessária na saúde e na qualidade de vida de todas as mulheres.

MENSAGENS PARA LEMBRAR

- Várias vacinas estão disponíveis gratuitamente na rede pública de saúde para mulheres de todas as faixas etárias.
- A paciente pode iniciar o esquema de vacinação na rede pública e completar na rede particular ou vice-versa.
- Nem todas as vacinas recomendadas para as mulheres estão ainda disponíveis gratuitamente na rede pública, mas podem ser aplicadas em serviços particulares autorizados para imunização pela vigilância sanitária.

Bibliografia

Brotherton JML, Gold MS, Kemp AS et al. Anaphylaxis following quadrivalent human papillomavirus vaccination. CMAJ 2008; 179(6):525-536.

Conceição JS, Diniz-Santos DR, Ferreira CD et al. Conhecimento dos obstetras sobre a transmissão vertical da hepatite B. Arq Gastroenterol 2009; 46(1):57-61.

Endrich MM, Blank PR, Szucs TD. Influenza vaccination uptake and socioeconomic determinants in 11 European countries. Vaccine 2009; 27:4018-4024.

Fiore AE, Shay DK, Broder K et al. Prevention and control of seasonal influenza with vaccines: recommendations of the Advisory Committee on Immunization Practices (ACIP), 2009. MMWR 58:1-52.

Governo do Estado do Ceará. Secretaria da Saúde. Coordenação de Promoção e Proteção à Saúde. Boletim epidemiológico de 6 de fevereiro de 2015: sarampo. Fortaleza: Governo do Estado do Ceará; 2015.

ICO HPV Information Centre. Human Papillomavirus and Related Diseases in the World: Summary Report 2014. Barcelona: ICO HPV Information Centre; 2014.

Klein NP, Hansen J, Chao C, et al. Safety of Quadrivalent Human Papillomavirus Vaccine Administered Routinely to Females. Arch Pediatr Adolesc Med 2012; online Oct 1:E1-E9.

Klein SL, Huber S. Sex differences in susceptibility to viral infection. In: Klein SL, Roberts CW, eds. Sex Hormones and Immunity to Infection. London-New York: Springer Heidelberg Dordrecht; 2010:93-122.

Merrill RM, Beard JD. Influenza vaccination in the United States, 2005-2007. Med Sci Monit 2009; 15:PH 92-PH100.

Ministério da Saúde. Secretaria de Ciência, Tecnologia e Insumos Estratégicos. Departamento de Ciências e Tecnologia. Eficácia, segurança, custo-efetividade e impacto orçamentário da vacina contra o papilomavírus humano (HPV) na prevenção do câncer de colo de útero – infecção persistente por HPV e lesões precursoras. Brasília: Ministério da Saúde; 2008.

Ministério da Saúde. Secretaria de Vigilância em Saúde. Departamento de Vigilância das Doenças Transmissíveis. Informe técnico: campanha nacional de vacinação contra influenza 2012. Brasília: Ministério da Saúde; 2012.

Ministério da Saúde. Secretaria de Vigilância em Saúde. Departamento de Análise de Situação em Saúde. 40 anos do Programa Nacional de Imunizações: uma história de sucesso. In: Saúde Brasil 2012: uma análise da situação de saúde e dos 40 anos do Programa Nacional de Imunizações. Brasília: Ministério da Saúde; 2013.

Ministério da Saúde. Secretaria de Vigilância em Saúde. Departamento de Vigilância das Doenças Transmissíveis. Informe técnico para implantação da vacina adsorvida difteria, tétano e coqueluche (*Pertussis* acelular) tipo adulto – dTpa. Brasília: Ministério da Saúde; 2014.

Ministério da Saúde. Secretaria de Vigilância em Saúde. Departamento de Vigilância das Doenças Transmissíveis. Informe técnico sobre a vacina papilomavírus humano (HPV): administração da segunda dose. Brasília: Ministério da Saúde; 2014.

Ministério da Saúde. Secretaria de Vigilância em Saúde. Departamento de Vigilância das Doenças Transmissíveis. PNI em revista: um breve perfil do Programa no Brasil. Brasília: Ministério da Saúde; 2014.

Ministério da Saúde. Secretaria de Vigilância em Saúde. Guia de Vigilância em Saúde: coqueluche. Brasília: Ministério da Saúde; 2014.

Pacheco AJ. Vacinação da gestante no pré-natal: revisão integrativa da literatura [monografia de especialização]. Campos Gerais: Universidade Federal de Minas Gerais; 2011.

Santibanez TA, Mootrey GT, Euler GL et al. Behavior and beliefs about influenza vaccine among adults aged 50-64 years. Am J Health Behav 2010; 34:77-89.

Soneji S, Metlay J. Mortality Reductions for Older Adults Differ by Race/Ethnicity and Gender Since the Introduction of Adult and Pediatric Pneumococcal Vaccines. Association of Schools of Public Health. Public Health Reports. March April 2011, vol. 126.

Stoley S, Jeyarajah J, Harrington T et al. Human Papillomavirus Vaccination Coverage Among Adolescent Girls, 2007-2012, and Post-licensure Vaccine Safety Monitoring, 2006-2013 – United States. MMWR 2013; 62(29):591-595

Teixeira, AMS; Domingues, CMAS. Coberturas vacinais e doenças imunopreveníveis no Brasil no período 1982-2012: avanços e desafios do Programa Nacional de Imunizações. Epidemiol Serv saúde 2013; 22(1):9-27.

Wendelboe AM, Njamkepo E, Bourillon A et al. Transmission of *Bordetella pertussis* to Young Infants. Pediatr. Infect Dis J 2007; 26(4):293-299.

Wendelboe AM, PhD, Njamkepo E, Bourillon A et al. Transmission of *Bordetella pertussis* to Young Infants. Parte superior do formulário

Capítulo 22

Centros de Referência para Imunobiológicos Especiais (CRIEs)

Sônia Maria de Faria
Dilma Boeing

INTRODUÇÃO

Os Centros de Referência para Imunobiológicos Especiais (CRIEs) têm como finalidade facilitar o acesso da população, em especial dos portadores de imunodeficiência congênita ou adquirida e de outras condições especiais de morbidade, ou exposição a situações de risco, aos imunobiológicos especiais para prevenção das doenças que são objeto do Programa Nacional de Imunizações (PNI).

É também responsabilidade dos CRIEs garantir os mecanismos necessários para investigação, acompanhamento e elucidação dos casos de eventos adversos graves e/ou inusitados associados temporalmente à aplicação de imunobiológicos. O Ministério da Saúde (MS), atendendo aos princípios e às diretrizes do Sistema Único de Saúde (SUS) e em conformidade com a Constituição Federal, implantou de forma gradual os CRIEs em todo o território brasileiro. As primeiras unidades foram implantadas no segundo semestre de 1993, ano de sua criação, nos estados do Paraná, São Paulo, Ceará e Pará, além do Distrito Federal. Até o ano 2000, todas as unidades federadas contavam com ao menos uma unidade do CRIE. Atualmente, existem mais de 40 centros, localizadas em todo o território nacional (relação em anexo). Os CRIEs estão subordinados administrativamente às instituições onde estão implantados e, tecnicamente, às respectivas secretarias estaduais de saúde e à Coordenação do Programa Nacional de Imunizações.

Os CRIEs atendem de forma personalizada o público que necessita de produtos especiais, de alta tecnologia e de alto custo que são adquiridos pelo PNI. Porém, para fazer uso desses imunobiológicos, é necessário apresentar a prescrição com indicação médica e um relatório clínico sobre o caso em questão. Essas indicações serão avaliadas pelo médico ou enfermeiro responsável pelo CRIE e os imunobiológicos serão dispensados se as indicações estiverem contempladas pelas normas em vigor. Quando o paciente reside próximo a uma unidade de CRIE, o mesmo é avaliado no local e recebe no próprio CRIE o(s) imunobiológico(s) de acordo com a indicação. Para aqueles que residem em locais distantes, a solicitação de imunobiológico(s) deve ser encaminhada ao CRIE pelos centros de saúde regionais e, após avaliação técnica, os produtos são liberados para serem administrados ao paciente preferencialmente na unidade de saúde mais próxima de sua residência.

O funcionamento e a operacionalização desses centros estão legitimados pela Portaria nº 48, de 28 de julho de 2004, da Secretaria de Vigilância em Saúde, que institui diretrizes gerais para funcionamento dos Centros de Referência para Imunobiológicos Especiais (CRIEs). De acordo com a portaria, os CRIEs devem funcionar diariamente em tempo integral, com disponibilidade de imunobiológicos especiais nos casos de urgências, inclusive no período noturno, feriados e finais de semanas. Sua equipe técnica mínima deve ser composta por médico, enfermeiro e técnico/auxiliar de enfermagem, devidamente habilitados para desenvolver as atividades de vacinação.

Os CRIEs devem dispor na sua estrutura física de instalações mínimas como recepção, consultório, sala de vacinas e sanitário. Do ponto de vista técnico, devem contar com equipamentos para manter os imunobiológicos em temperatura adequada, de forma a garantir sua qualidade e conservação e equipamentos de apoio para emergência e análise laboratorial. Recomenda-se que os CRIEs estejam situados em locais de fácil acesso à população, de preferência nas proximidades de hospitais universitários, centros de onco-hematologia ou ambulatórios de especialidades.

IMUNOBIOLÓGICOS DISPONÍVEIS NOS CRIES

Vacinas

- Vacina pólio inativada (VIP).
- Vacina hepatite B.
- Vacina hepatite A.
- Vacina varicela.
- Vacina influenza.
- Vacina pneumocócica (pneumo 23v e pneumo 10v conjugada).
- Vacina *Haemophilus influenzae* tipo B.
- Vacina DTP acelular.
- Vacina DT.
- Vacina meningocócica C conjugada.

Imunoglobulinas

- Imunoglobulina humana anti-hepatite B.
- Imunoglobulina humana antivaricela-zóster.
- Imunoglobulina humana antirrábica.
- Imunoglobulina humana antitetânica.

INDICAÇÕES DOS CRIES

Vacina pólio inativada (VIP)

- Crianças imunodeprimidas (com deficiência imunológica congênita ou adquirida) não vacinadas ou que receberam esquema incompleto de vacinação contra poliomielite.
- Crianças que estejam em contato domiciliar ou hospitalar com pessoa imunodeprimida.
- Pessoas submetidas a transplante de órgãos sólidos ou de células-tronco hematopoiéticas (medula óssea).
- Recém-nascidos e lactentes que permaneçam internados em unidade neonatal por ocasião da idade de vacinação contra a poliomielite.
- Crianças com história de paralisia flácida associada à vacina, após dose anterior de VOP (vacina pólio oral).

VACINA HEPATITE B (HB) E IMUNOGLOBULINA HUMANA ANTI-HEPATITE B (IGHAHB)

Vacina (HB) para indivíduos suscetíveis:

- Pessoas vivendo com HIV/AIDS.
- Asplenia anatômica ou funcional e doenças relacionadas.
- Convívio domiciliar contínuo com pessoas portadoras de vírus da hepatite B.
- Doadores de órgãos sólidos ou de células-tronco hematopoiéticas.
- Imunodeficiência congênita ou adquirida.
- *Diabetes mellitus.*
- Doadores de sangue.
- Doenças autoimunes.
- Fibrose cística (mucoviscidose).
- Portadores de hepatopatias crônicas e hepatite C.
- Portadores de doenças renais crônicas/diálise/hemodiálise/síndrome nefrótica.
- Transplantados de órgãos sólidos ou de células-tronco hematopoiéticas.
- Vítimas de violência sexual.
- Vítimas de acidentes com material biológico positivo ou fortemente suspeito de infecção por VHB.
- Comunicantes sexuais de portadores de VHB.

Obs.: A vacina contra hepatite B está disponível nos postos de saúde para a população com idade até 49 anos, independentemente de fatores de risco.

Imunoglobulina, para indivíduos suscetíveis:

- Prevenção da infecção perinatal pelo vírus da hepatite B.
- Vítimas de acidentes com material biológico positivo ou fortemente suspeito de infecção por VHB.

- Comunicantes sexuais de casos agudos de hepatite B.
- Vítimas de violência sexual.
- Imunodeprimidos após exposição de risco, mesmo que previamente vacinados.

Obs.: A imunoglobulina deve ser administrada ao recém-nascido juntamente com a vacina, porém aplicadas em sítios diferentes, preferencialmente nas primeiras 12 horas de vida até o sétimo dia.

Vacina Hepatite A (HA) – Indicada para Suscetíveis

- Hepatopatias crônicas de qualquer etiologia, inclusive portadores do vírus da hepatite C.
- Portadores crônicos do VHB.
- Coagulopatias.
- Pacientes com HIV/AIDS.
- Imunodepressão terapêutica ou por doença imunodepressora.
- Doenças de depósito.
- Fibrose cística (mucoviscidose).
- Trissomias.
- Candidatos a transplante de órgão sólido.
- Transplantados de órgão sólido ou de células-tronco hematopoiéticas.
- Doadores de órgão sólido ou de células-tronco hematopoiéticas (medula óssea).
- Hemoglobinopatias.

Vacina Varicela (VZ) e Imunoglobulina Humana Antivaricela-Zóster (IGHVZ)

Vacina pré-exposição

- Pessoas imunocompetentes de grupos especiais de risco (profissionais de saúde, cuidadores e familiares) suscetíveis à doença que estejam em convívio domiciliar ou hospitalar com pacientes imunodeprimidos.
- Maiores de 1 ano de idade imunocompetentes e suscetíveis à doença, no momento da internação onde haja caso de varicela.
- Candidatos a transplante de órgãos, suscetíveis à doença, até pelo menos três semanas antes do procedimento, desde que não estejam imunodeprimidos.
- Nefropatias crônicas, inclusive síndrome nefrótica.
- Doadores de órgãos sólidos e de células-tronco hematopoiéticas (medula óssea).
- Receptores de transplante de células-tronco hematopoiéticas (medula óssea): para pacientes transplantados há 24 meses ou mais, sendo contraindicada quando houver doença enxerto contra hospedeiro.
- Crianças e adolescentes infectados pelo HIV suscetíveis à varicela nas categorias clínicas (CDC) N, A e B com CD4 > 15%. Recomenda-se a vacinação de crianças expostas, mesmo já excluída a infecção pelo HIV, para prevenir a transmissão da varicela em contato domiciliar com imunodeprimidos.
- Pacientes com deficiência isolada de imunidade humoral (com imunidade celular preservada).
- Doenças dermatológicas graves, tais como: ictiose, epidermólise bolhosa, psoríase, dermatite atópica grave e outras assemelhadas.
- Uso crônico de ácido acetilsalicílico (suspender uso por 6 semanas após a vacinação).
- Asplenia anatômica e funcional e doenças relacionadas.
- Trissomias.
- Vacina pós-exposição.
- A vacina é indicada para controle de surto em ambiente hospitalar, nos comunicantes suscetíveis imunocompetentes maiores de 9 meses de idade, até 120 horas (5 dias) após o contato.

Imunoglobulina pós-exposição

A sua utilização depende do atendimento de três condições, a saber: suscetibilidade, contato significativo e condição especial de risco, como definidas a seguir:

A. Que o comunicante seja suscetível, isto é:

- Pessoas imunocompetentes e imunodeprimidas sem história bem definida da doença e/ou de vacinação anterior.
- Pessoas com imunodepressão celular grave, independentemente de história anterior de varicela.

B. Que tenha havido contato significativo com o vírus varicela-zóster:

- Contato domiciliar contínuo: permanência com o doente durante pelo menos 1 hora em ambiente fechado.

- Contato hospitalar: pessoas internadas no mesmo quarto do doente ou que tenham mantido com ele contato direto prolongado, de pelo menos 1 hora.

C. Que o suscetível seja pessoa com risco especial de varicela grave:
- Crianças ou adultos imunodeprimidos.
- Gestantes.
- Menores de 1 ano, quando contato ocorrer no hospital.
- Recém-nascidos de mães nas quais o início da varicela ocorreu nos 5 últimos dias de gestação ou até 48 horas depois do parto.
- Recém-nascidos prematuros, com 28 ou mais semanas de gestação, cuja mãe nunca teve varicela.
- Recém-nascidos prematuros, com menos de 28 semanas de gestação (ou com menos de 1.000 g ao nascimento), independentemente de história materna de varicela.

Obs.: A imunoglobulina é indicada pelo CRIE até 96 horas após o contato

Vacina Influenza Inativada (INF) – "Vacina da Gripe"

- HIV/AIDS.
- Transplantados de órgãos sólidos e de células-tronco hematopoiéticas.
- Doadores de órgãos sólidos e de células-tronco hematopoiéticas.
- Imunodeficiências congênitas.
- Imunodepressão devido ao câncer ou à imunodepressão terapêutica.
- Comunicantes domiciliares de imunodeprimidos.
- Trabalhadores de saúde.
- Cardiopatias crônicas.
- Pneumopatias crônicas, inclusive asma.
- Asplenia anatômica ou funcional e doenças relacionadas.
- *Diabetes mellitus.*
- Fibrose cística.
- Trissomias.
- Implante de cóclea.
- Doenças neurológicas crônicas incapacitantes.
- Usuários crônicos de ácido acetilsalicílico.
- Nefropatia crônica/síndrome nefrótica.
- Hepatopatias crônicas.

Obs.: A vacina influenza é administrada anualmente durante a campanha nacional de vacinação contra gripe, para indivíduos de risco como gestantes e puérperas ou com comorbidades nos postos de saúde.

Vacinas Pneumocócicas: Polissacarídica 23-Valente e Conjugada 10-Valente (A vacina pneumococo 10-valente é indicada somente até 5 anos de idade)

- HIV/AIDS.
- Asplenia anatômica ou funcional e doenças relacionadas.
- Pneumopatias crônicas, exceto asma intermitente ou persistente leve.
- Asma persistente moderada ou grave.
- Cardiopatias crônicas.
- Nefropatias crônicas/hemodiálise/síndrome nefrótica.
- Transplantados de órgãos sólidos ou de células-tronco hematopoiéticas.
- Imunodeficiência devido ao câncer ou à imunodepressão terapêutica.
- *Diabetes mellitus.*
- Fístula liquórica.
- Fibrose cística (mucoviscidose).
- Doenças neurológicas crônicas incapacitantes.
- Implante de cóclea.
- Trissomias.
- Imunodeficiências congênitas.
- Hepatopatias crônicas.
- Doenças de depósito.

Obs.: Nos casos de esplenectomia eletiva, a vacina deve ser aplicada pelo menos 2 semanas antes da cirurgia. Em casos de quimioterapia, a vacina deve ser aplicada, preferencialmente, 15 dias antes do início da quimioterapia (QT). O esquema com vacina polissacarídea 23-valente inclui apenas 2 doses com intervalo de 5 anos.

Vacina *Haemophilus Influenzae* Tipo B (Hib)

A. Nas indicações de substituição da vacina penta (DTP + Hib + HB) por DTP acelular + Hib + HB.

B. Transplantados de células-tronco hematopoiéticas (medula óssea).

C. Nos menores de 19 anos, não previamente vacinados, nas seguintes situações:

- HIV/AIDS.
- Imunodeficiência congênita isolada de tipo humoral ou de complemento.
- Imunodepressão terapêutica ou devida ao câncer.
- Asplenia anatômica ou funcional e doenças relacionadas.
- *Diabetes mellitus*.
- Nefropatia crônica/hemodiálise/síndrome nefrótica.
- Trissomias.
- Cardiopatia crônica.
- Pneumopatia crônica.
- Asma persistente moderada ou grave.
- Fibrose cística.
- Fístula liquórica.
- Doenças de depósito.
- Transplantados de órgãos sólidos.
- Transplantados de células-tronco hematopoiéticas (medula óssea).
- Doença neurológica incapacitante.
- Implante de cóclea.

Vacina Tríplice Acelular (DTPa)

Vacina DTPa é indicada somente para crianças até 7 anos de idade (incompletos).

A. Após os seguintes eventos adversos graves ocorridos com a aplicação da vacina adsorvida difteria, tétano e coqueluche (DTP) ou com a vacina penta (DTP + HB + Hib):

- Convulsão febril ou afebril nas primeiras 72 horas após a vacinação.
- Síndrome hipotônica hiporresponsiva nas primeiras 48 horas após a vacinação.

B. Para crianças que apresentem risco aumentado de desenvolvimento de eventos graves à vacina penta:

- Doença convulsiva crônica.
- Cardiopatias ou pneumopatias crônicas com risco de descompensação em vigência de febre.
- Doenças neurológicas crônicas incapacitantes.
- Crianças com neoplasias e/ou que necessitem de quimio, rádio ou corticoterapia.
- RN que permaneça internado na unidade neonatal por ocasião da idade de vacinação.
- RN prematuro extremo (menor de 1.000 g ou 31 semanas).

C. Preferencialmente, nas seguintes situações de imunodepressão:

- Pacientes com neoplasias ou com doenças imunomediadas e que necessitem de quimioterapia, radioterapia ou corticoterapia.
- Transplantados de órgãos sólidos e células-tronco hematopoiéticas.

Obs.: A vacina dTpa (tríplice acelular tipo adulto) não é um imunobiológico do CRIE, no entanto está disponível nos postos de saúde para gestantes e profissionais de saúde com atividade comprovada em centros obstétricos e unidades de neonatologia.

Vacina Dupla Infantil (DT)

- Encefalopatia nos 7 dias subsequentes à administração de dose anterior de vacina penta, DTP ou DTP acelular.

Vacina Meningocócica C Conjugada (MENC)

- Asplenia anatômica ou funcional e doenças relacionadas.
- Imunodeficiências congênitas e adquiridas.
- Deficiência de complemento e frações.
- Pessoas com HIV/AIDS.
- Implante de cóclea.
- Fístula liquórica e derivação ventriculoperitoneal (DVP).
- Trissomias.
- Microbiologista rotineiramente exposto a isolamento de *Neisseria meningitidis*.
- Doenças de depósito.
- Hepatopatia crônica.
- Doença neurológica crônica incapacitante.
- Transplantados de células-tronco hematopoiéticas.

Imunoglobulina Humana Antirrábica (IGHR)

- Indivíduos que apresentaram algum tipo de hipersensibilidade quando da utilização de soro heterólogo (antitetânico, antirrábico, antidiftérico, antiofídico).

- Indivíduos que não completaram esquema antirrábico por eventos adversos à vacina.
- Indivíduos imunodeprimidos – na situação de pós-exposição, sempre que houver indicação de vacinação antirrábica.

Imunoglobulina Humana Antitetânica (IGHAT)

- Indivíduos que apresentaram algum tipo de hipersensibilidade quando utilizaram qualquer soro heterólogo (antitetânico, antirrábico, antidiftérico, antiofídico, entre outros).
- Indivíduos imunodeprimidos, nas indicações de imunoprofilaxia contra o tétano, mesmo que vacinados. Os imunodeprimidos deverão receber sempre a IGHAT no lugar do SAT, devido à meia-vida maior dos anticorpos.
- Recém-nascidos em situações de risco para tétano cujas mães sejam desconhecidas em relação ao status vacinal ou não tenham sido adequadamente vacinadas.
- Recém-nascidos prematuros com lesões potencialmente tetanogênicas, independentemente da história vacinal da mãe.

ANEXO

RELAÇÃO DOS CENTROS DE REFERÊNCIA PARA IMUNOBIOLÓGICOS ESPECIAIS (CRIEs)

AC
Centro de Referência de Imunobiológicos Especiais
Próximo a Maternidade Bárbara Heliodoro (Provisório)
Rua Guiomard Santos 74 – Bosque, Rio Branco - AC
CEP: 69909-710
Tel.: (68) 3213-8297

AL
Ambulatório do Hospital Escola Dr. Helvio Auto (HEHA)
Rua Cônego Fernando Lyra s/nº, Trapiche da Barra, Maceió - AL
CEP: 57072-900
Tels.: 82-3315-2983 / 3315-7860

AM
Fundação de Medicina Tropical Dr. Heitor Vieira Dourado (FMT-HVD)
Av. Pedro Teixeira 25, Bairro Dom Pedro, Manaus - AM
CEP: 69040-000
Tels.: 92-2127-3473 / 3238-7256

AP
Clínica de Pneumologia
Rua Jovino Dinoá 2004, Centro, Macapá - AP
CEP: 68900-000
Tels.: 96-3131-2448 / 3131-2450

BA
Hospital Couto Maia
Rua Rio São Francisco s/nº, Monte Serrat, Salvador - BA
CEP: 40415-100
Tels.: 71-3316-3084 (Ramal 225) / 3316-3467

Hospital Infantil Centro Pediátrico Prof. Hosannah de Oliveira (UFBA)
Rua Padre Feijó s/nº, Canela, Salvador - BA
CEP: 40110-170
Tels.: 71-3283-8606 / 3283-8307

CE
Hospital Infantil Albert Sabin
Rua Tertuliano Sales 544, Vila União, Fortaleza - CE
CEP: 60410-790
Tels.: 85-3101-5195 / 3101-4281

DF
Hospital Materno Infantil de Brasília (HMIB/HRAS)
SGAS Av. L2 Sul, quadra 608/609, módulo A (Asa Sul), Brasília - DF
CEP: 70203-900
Tels.: 61-3445-7644 / 3244-2926

Hospital Regional da Asa Norte (HRAN)
Setor Médico Hospitalar Norte, quadra 101 (Área Especial), Brasília - DF
CEP: 70710-100
Tels.: 61-3328-7562 / 3325-4362

Hospital Regional da Ceilândia
QNM 17, Área Especial 01, Ceilândia - DF
CEP: 72215-170
Tels.: 61-3371-2889 / 3471-9083

Hospital Regional de Taguatinga
Setor C Norte, Área Especial 24, Taguatinga Norte, Taguatinga - DF
CEP: 72120-970
Tels.: 61-3353-1181 / 3353-3320

ES
Hospital Infantil Nossa Senhora da Glória (HINSG)
Alameda Mary Ubirajara 205, Santa Lúcia, Vitória - ES
CEP: 29027-080
Tel.: 27-3636-7555

GO
Hospital Materno Infantil (HMI)
Avenida Perimetral s/nº, Setor Oeste, Goiânia - GO
CEP: 74530-020
Tels.: 62-3956-2945 / 3956-2975

MA
Hospital Universitário – Unidade Materno Infantil
Rua Silva Jardim 215, Centro, São Luís - MA
CEP: 65020-560
Tels.: 98-2109-1277 / 2109-1000

MG
Centro de Referência de Imunobiológicos Especiais
Distrito Sanitário Centro Sul, Anexo
Rua Paraíba 890, Funcionários, Belo Horizonte - MG
CEP: 30130-141
Tels.: 31-3277-5301 / 3277-7726

MS
Ambulatório do Hospital Regional de Mato Grosso do Sul
Av. Eng. Lutero Lopes 36, Bairro Aero Rancho V, Campo Grande - MS
CEP: 79084-180
Tel.: 67-3378-4949

MT
Centro Estadual de Referência em Média e Alta Complexidade (CEMAC)
Rua Thogo da Silva Pereira 63, Cuiabá - MT
CEP: 78020-500
Tels.: 65-3613-2694 / 3624-7184

PA
Fundação Santa Casa de Misericórdia do Pará (FSCMPA)
Rua Oliveira Belo 395, Bairro Umarizal, Belém - PA
CEP: 66050-380
Tel.: 91-4009-2301

Hospital Ophir Loyola
Av. Magalhães Barata 992, São Brás, Belém - PA
CEP: 66063-240
Tel.: 91-3259-6256

PB
Hospital Infantil Arlinda Marques
Rua Alberto de Brito s/nº, Bairro Jaguaribe, João Pessoa - PB
CEP: 58015-320
Tel.: 83-3218-5779

PE
Hospital Universitário Oswaldo Cruz (HUOC)
Rua Arnóbio Marques 310, Santo Amaro, Recife - PE
CEP: 50100-130
Tel.: (81) 3184-1370

PI
Hospital Infantil Lucídio Portela
Rua Governador Raimundo Artur de Vasconcelos 220, Centro, Teresina - PI CEP: 64001-450
Tel.: 86-3221-5581 (Ramal 224)

PR
Centro de Referência de Imunobiológicos
Rua Barão do Rio Branco 465, Curitiba-PR
CEP: 80010-180
Tels.: 41-3304-7537 / 3223-1028 / 3322-2299

RJ
Hospital Rocha Maia
Rua General Severiano 91, Botafogo, Rio de Janeiro - RJ
CEP: 22290-040
Tels.: 21-2275-6531 / 2295-2295 (Ramal 203 ou 204)

Instituto de Pesquisa Clínica Evandro Chagas (IPEC/FIOCRUZ)
Avenida Brasil 4365, Manguinhos, Rio de Janeiro - RJ
CEP: 21040-360
Tels.: 21-3865-9124 / 3865-9125

Posto de Saúde Raul Travassos
Rua 10 de Maio 892, Centro Itaperuna, Rio de Janeiro - RJ
CEP: 28300-000
Tels.: 22-3822-1950 / 3822-0192 (24 horas)

RN
Hospital Giselda Trigueiro
Rua Cônego Monte 110, Quintas, Natal - RN
CEP: 59040-430
Tels.: 84-3232-7939 / 3232-7465

RO
Hospital de Base Dr. Ary Pinheiro
Av. Jorge Teixeira 3766, Bairro Industrial, Porto Velho - RO
CEP: 78821-092
Tel.: 69-3216-5452

RR
Hospital Materno Infantil Nossa Senhora de Nazareth
Av. Presidente Costa e Silva 1100, São Francisco, Boa Vista - RR
CEP: 69306-030
Tel.: 95-4009-4948

RS
Hospital Materno Infantil Presidente Vargas – HMIPV
Av. Independência, 661, 6º andar, Bairro Independência, Porto Alegre - RS
CEP: 90035-074
Tels.: 51-3289-3339 / 3289-3019 / 3289-3339

Hospital Sanatório Partenon
Av. Bento Gonçalves, 3722, Bairro Partenon, Porto Alegre - RS
CEP: 69306-030
Tels.: 51-3336-8802 / 3901-1380 / 3901-1357

SC
Centro de Referência para Imunobiológicos Especiais
Anexo ao Hospital Infantil Joana de Gusmão
Rua Rui Barbosa, 152, Bairro Agronômica, Florianópolis - SC
CEP: 88025-301
Tels.: (48) 3224-4166 ou 3251-9066

SE
Hospital de Urgência de Sergipe Governador João Alves Filho
Av. Tancredo Neves s/nº, Bairro Capucho, Aracaju - SE
CEP: 49080-470
Tels.: 79-3259-3656 / 3259-3070 / 3259-0369

SP
Centro de Imunizações do Hospital das Clínicas – FMUSP
Av. Dr. Enéas de Carvalho Aguiar 155, Ambulatórios, 4° andar, bloco 8, São Paulo - SP
CEP: 05403-900
Tels.: 11-2661-6392 / 2661-2661 / 2661-7517 (fax)

Centro de Referência de Imunobiológicos Especiais
Hospital das Clínicas – UNESP
Distrito de Rubião Junior s/nº, Botucatu - SP
CEP: 18618-970
Tel.: 14-3811-6080

Centro de Referência de Imunobiológicos Especiais – UNIFESP
Rua Borges Lagoa 770, Vila Clementino, São Paulo - SP
CEP: 04038-001
Tels.: 11-5084-5005 / 5084-5576 / 5084-4993

Centro de Referência de Imunobiológicos Especiais do Hospital de Clínicas
UNICAMP – Cidade Universitária Zeferino Vaz – Distrito Barão Geraldo
Rua Vital Brasil 251, 3° andar, Campinas - SP
CEP: 13083-888 / Caixa Postal 6142
Tels.: 19-3521-7720 / 3521-3521 / 3521-7506 (fax)

Faculdade de Medicina de Ribeirão Preto – Hospital de Clínicas - USP
Av. Bandeirantes 3900, Campus Universitário, Ribeirão Preto - SP
CEP: 14048-900
Tels.: 16-3602-2841 / 3602-2335
Hospital Emílio Ribas
Av. Dr. Arnaldo 165, Térreo, São Paulo - SP
CEP: 01248-000
Tels.: 11-3896-1366 / 3896-1400

Hospital Estadual Mário Covas
Av. Dr. Henrique Calderazzo 321, Bairro Paraíso, Santo André - SP
CEP: 09190-610
Tels.: 11-2829-5165 / 2829-5177

TO
Hospital de Doenças Tropicais – HDT
Av. José de Brito Soares 1015, Setor Anhanguera, Araguaína - TO
CEP: 77818-020
Tels.: 63-3411-6018 / 3414-6000

MENSAGENS PARA LEMBRAR

- É necessário apresentar a prescrição com indicação médica e um relatório clínico sobre o caso em questão. Essas indicações serão avaliadas pelo médico ou enfermeiro responsável pelo CRIE e os imunobiológicos serão dispensados, se as indicações estiverem contempladas pelas normas em vigor.
- As indicações estão disponíveis em: www.portalsaude.saude.gov.br.

Bibliografia

American Academy of Pediatrics. Active and passive immunization. In: Pickering LK et al. (Ed.). Red book: report of the Committee on Infectious Diseases. 29. ed. Elk Grove Village, IL: American Academy of Pediatrics, 2012. p. 1-110.

Brasil. Ministério da Saúde. Secretaria de Vigilância em Saúde. Departamento de Vigilância Epidemiológica. Coordenação Geral do Programa Nacional de Imunizações. Informe Técnico para Implantação da Vacina Adsorvida Difteria, Tétano e Coqueluche (Pertussis Acelular) Tipo adulto – dTpa. Brasília: Ministério da Saúde, 2014.

Brasil. Ministério da Saúde. Secretaria de Vigilância em Saúde. Departamento de Vigilância das Doenças Transmissíveis. Coordenação Geral do Programa Nacional de Imunizações. Manual dos Centros de Referência para Imunobiológicos Especiais – 4. ed. – Brasília: Ministério da Saúde, 2014. 160 p.: il. Disponível em: www.portalsaude.saude.gov.br. Acesso em 09/01/2015.

Brasil. Ministério da Saúde. Secretaria de Vigilância em Saúde. Departamento de Vigilância das Doenças Transmissíveis. Informe técnico – campanha Nacional de Vacinação contra influenza. Brasília: Ministério da Saúde, 2014. Disponível em: www.portalsaude.saude.gov.br. Acesso em 30/01/2015.

Brasil. Ministério da Saúde. Secretaria de Vigilância em Saúde. Departamento de Vigilância das Doenças Transmissíveis. Nota técnica conjunta nº 2/2013/CGPNI/DEVEP e CGDHRV/DST-Aids/SVS/MS. Disponível em www.aids.gov.br/en/legislacao/prevencao. Acesso em 30/01/2015.

Brasil. Ministério da Saúde. Secretaria de Vigilância à Saúde. Portaria nº 48, de 28 de julho de 2004. Institui diretrizes gerais para funcionamento dos Centros de Referência para Imunobiológicos Especiais – CRIE, define as competências da Secretaria de Vigilância em Saúde, dos Estados, Distrito Federal e CRIE e dá outras providências. Disponível em: http://bvsms.saude.gov.br/bvs/saudelegissvs/2004/prt0048_28_07_2004.htm Acesso em: 09/01/2015.

Plotkin SA, Orestein W, Offit PA (Ed.). Vaccines. 6. ed. Filadelfia: Elservier, 2013.

Capítulo 23

Segurança e Eventos Adversos em Imunização

Tânia Cristina de Mattos Barros Petraglia

INTRODUÇÃO

O Brasil vem investindo em imunização maciçamente por meio do Programa Nacional de Imunizações (PNI) e cada vez mais contemplando outras faixas etárias, além da infantil. Sendo assim, é mister uma cultura sobre imunização e eventos adversos pós-imunização para todas as especialidades médicas, de forma que possamos oferecer aos pacientes o que há de mais recente no campo da prevenção e com segurança.

A oferta de diversos imunobiológicos impõe também um exemplar controle de qualidade, principalmente quando doenças preveníveis por vacinas estão controladas. Ademais, a qualidade dos imunobiológicos, a sua eficácia e principalmente a sua segurança tornam-se aspectos relevantes para a manutenção de uma vacina na rotina de um programa nacional de imunização, principalmente porque a maior parte das pessoas vacinadas é composta por indivíduos hígidos.

O país investe em mecanismos de controle dos eventos adversos pós-imunização, melhorando a qualidade da informação oriunda das notificações realizadas pela rede básica, concatenadas com municípios e estados, além dos Centros de Referência para Imunobiológicos Especiais (CRIEs), que investigam os casos mais complexos de eventos adversos em todo o país. Criou-se uma rede de notificação e investigação, de forma que haja segurança no uso de imunobiológicos licenciados no país. O fortalecimento do Sistema Nacional de Farmacovigilância de Vacinas e o aprimoramento da vigilância epidemiológica das doenças transmissíveis contribuem para a construção de um PNI cada vez melhor e mais seguro, atendendo às demandas de saúde pública.

Paralelamente, a rede privada dispõe das vacinas oferecidas pela rede pública, utilizadas de forma mais ampla, como extensão de faixa etária liberada pelo PNI e de outros imunobiológicos não disponibilizados na rede pública. Mesmo na rede privada, existe controle de eventos adversos pós-vacinação.

CONSIDERAÇÕES GERAIS

Os eventos pós imunização são decorrentes de reações locais, causadas no sítio de aplicação do produto, como dor, calor e rubor, que são os mais frequentes, e as reações sistêmicas, como febre, mal-estar, cafaleia, anorexia, principalmente, além de outras específicas para cada vacina. Podemos acrescentar, ainda que muito raramente, reações de hipersensibilidade, como anafilaxia, inerente a qualquer imunobiológico, drogas ou alimentos.

O termo contraindicação é utilizado quando uma pessoa apresenta um pré-requisito que envolve um alto risco para o recebimento de uma vacina e que possa causar um sério evento adverso – como história de anafilaxia a dose prévia da vacina ou ainda um indivíduo seriamente imunodeprimido receber vacina viral viva atenuada.

Já o termo precaução em imunização representa, ainda que haja chance de evento adverso pós-vacinação, que os benefícios ofertados pela vacina em questão se sobrepõem aos riscos oferecidos e a avaliação individual do caso é recomendada por profissionais capacitados para conduzir a situação. É fundamental, antes da imunização, o questionamento sobre reações alérgicas anteriores.

Outro aspecto a ser ressaltado é que muitos dos eventos adversos atribuídos à vacinação correspondem apenas a associações temporais, não havendo estabelecimento de nexo causal. Ao associar um evento adverso à vacina, outras causas devem ser afastadas primeiramente.

FALSAS CONTRAINDICAÇÕES PARA IMUNIZAÇÃO

- Doença febril aguda leve.
- História familiar de evento adverso pós-vacinação.
- Uso de antibióticos.
- Histórico de convulsões.
- Uso tópico de corticoides e vacinas virais atenuadas.
- Contactantes de gestantes.
- Mulher amamentando, à exceção da vacina febre amarela.

VACINA HPV

Introdução

Ambas as vacinas HPV são amplamente utlizadas em programas nacionais de imunizações, com milhões de doses aplicadas em todo o mundo e apresentando um bom perfil de segurança.

A vacina HPV foi introduzida no ano de 2014 no calendário de vacinação brasileiro da criança e do adolescente, sendo que as falsas contraindicações e o pânico gerado por reação de síncope – algo esperado para qualquer vacina nessa faixa etária, alvo da vacinação – podem comprometer a cobertura vacinal esperada pelo governo. Dessa maneira, é fundamental o papel dos profissionais de saúde, junto às adolescentes e seus familiares, na conscientização sobre a importância da vacinação.

Eventos adversos

Reações como dor, eritema e edema foram observados mais comumente.

Reações sistêmicas como cefaleia, fadiga, febre, mialgia, náuseas e vômitos também foram relatadas, além de síncope, mais comumente observada em adolescentes e adultos jovens.

Conduta

Notificar e investigar todos os casos de eventos adversos.

O tratamento é feito somente com sintomáticos.

Precauções e uso em imunodeprimidos

Na vigência de doenças agudas moderadas ou graves, a vacinação deverá ser postergada, evitando fator confusional com possíveis eventos adversos.

Em indivíduos com histórico de síncope, a vacinação deverá ser realizada com a pessoa sentada, ficando sob observação por 15 minutos após ser vacinada.

Não há contraindicação para o seu uso em caso de imunossupressão, embora sua eficácia possa ser comprometida, dependendo do grau de imunossupressão do receptor.

Contraindicações

Contraindicada em indivíduos com histórico de anafilaxia prévia à vacina ou a algum de seus componentes, incluindo levedura para o caso da vacina quadrivalente e alergia ao látex para a bivalente.

HEPATITE A

Introdução

A vacina hepatite A é inativada e, em geral, de baixa reatogenicidade. É bem tolerada e considerada muito segura, sendo raros os eventos sistêmicos.

Eventos adversos

Os eventos locais, como dor e vermelhidão, são os mais comumente encontrados.

Eventos sistêmicos adversos são menos frequentes, como febre, fadiga, mal-estar, cefaleia, além de relatos de diarreia e vômitos.

Conduta

Notificar em caso de reações adversas exuberantes ou presença de abscesso. O tratamento deve ser sintomático.

Precauções e uso em imunodeprimidos

Na vigência de doenças agudas moderadas ou graves, a vacinação deverá ser postergada, evitando fator confusional com possíveis eventos adversos.

No caso de mulheres imunodeprimidas por doença de base ou uso de drogas, não há risco adicional de eventos adversos.

Contraindicações

Contraindicada em indivíduos com histórico de anafilaxia prévia à vacina ou a algum de seus componentes.

HEPATITE B

Introdução

A vacina hepatite B é vacina não viva, utilizada amplamente no país, sendo de baixa reatogenicidade e bem tolerada.

Eventos adversos

Os eventos locais como dor, vermelhidão e enduração são os mais comumente encontrados, variando de 0,2% a 29% dos vacinados.

Eventos adversos sistêmicos como febre, fadiga, cefaleia, irritabilidade, mal-estar, diarreia e vômitos podem estar presentes.

A púrpura trombocitopênica pode estar relacionada à vacina hepatite B, embora seja difícil estabeler nexo causal. Sendo assim, todas as outras causas devem ser excluídas e seu surgimento deverá ser de até 2 meses após a vacinação.

Conduta

Notificar em casos de reações adversas locais exuberantes ou presença de abscesso, assim como reações sistêmicas exacerbadas e púrpura trombocitopênica. O tratamento deve ser sintomático.

Precauções e uso em imunodeprimidos

Na vigência de doenças agudas moderadas ou graves, a vacinação deverá ser postergada, evitando fator confusional com possíveis eventos adversos.

Vacina recomendada na rotina, não oferecendo riscos adicionais para o indivíduo imunodeprimido. Nesses casos, pode haver, inclusive, recomendação de um esquema alternativo, com 4 doses e volume dobrado.

Contraindicações

Contraindicada em indivíduos com histórico de anafilaxia prévia à vacina ou a algum de seus componentes, inclusive levedura e púrpura trombocitopênica após dose anterior.

DIFTERIA, TÉTANO E COQUELUCHE

Introdução

Contamos com as vacinas dT (difteria e tétano), disponíveis nas redes pública e particular, e dTpa (difteria, tétano e coqueluche acelular), disponível na rede pública apenas para gestantes e na rede particular, contemplando a faixa etária de adolescentes e adultos. São vacinas de bom perfil de segurança em termos de reatogenicidade.

Eventos adversos

Os eventos adversos locais são os mais frequentes, principalmente nas doses de reforços, como dor, calor, rubor e edema. A administração da vacina pela via subcutânea é causa de reações locais mais exuberantes, devido à presença do adjuvante.

Como eventos sistêmicos, podemos encontrar febre, irritabilidade, cefaleia, sonolência e anorexia.

A neuropatia do plexo braquial também está relacionada com doses de reforços, devido à formação de imunocomplexos, e ocorre raramente, assim como o fenômeno de Arthus.

Conduta

Notificar e investigar os casos de reações locais mais intensas. Em geral, a regressão dos sinais e sintomas ocorre espontaneamente, tanto locais como sistêmicos. O tratamento deve ser sintomático.

Precauções e uso em imunodeprimidos

Na vigência de doenças agudas moderadas ou graves a vacinação deverá ser postergada, evitando fator confusional com possíveis eventos adversos.

A presença de fenômeno de Arthus após aplicação da vacina é indicativo de depósito de imunocomplexos, o que obriga a manter idealmente um intervalo de 10 anos entre as doses.

História de síndrome de Guillain-Barré (SGB) nas primeiras 6 semanas após a vacinação constitui precaução para doses subsequentes de dT ou dTpa e deve-se reavaliar a situação individualmente.

O uso de dTpa em gestantes não apresentou risco aumentado de eventos adversos quando comparado à vacina dT.

O uso de ambas as vacinas não implica em risco adicional de eventos adversos para imunodeprimidos.

Contraindicações

Contraindicada em indivíduos com histórico de anafilaxia prévia à vacina ou a algum de seus componentes.

Eventos neurológicos até 6 semanas após recebimento de vacina dT ou dTpa contraindica doses subsequentes.

SARAMPO, CAXUMBA E RUBÉOLA

Introdução

Vacina com bom perfil de segurança e pouco reatogência.

Eventos adversos

As reações locais não são frequentes, eventualmente pode haver ardência, eritema e enduração.

Os eventos sistêmicos surgem mais tardiamente, como febre de 5 a 12 dias após vacinação, assim como irritabilidade, conjuntivite e manifestações catarrais. Exantema surge de 7 a 14 dias e linfadenomegalia, de 7 a 21 dias após a vacinação.

Na verdade, ocorre quadro clínico semelhante às doenças relacionadas.

Artralgia e artrite podem aparecer de 1 a 3 semanas após vacinação devido ao componente rubéola.

Relacionado ao componente da caxumba, ainda há relatos de parotidite, pancreatite, orquite e ooforite de 10 a 21 dias após vacinação.

Eventos adversos neurológicos são mais raros e incluem meningite e encefalite de início tardio, de 11 a 32 dias após a vacinação.

Ataxia, mielite transversa e SGB são apenas associações temporais com o uso da vacina.

Púrpura trombocitopênica pode ocorrer em geral de 12 a 25 dias com evolução favorável, embora seja rara.

Cabe ressaltar que não há evidência científica alguma que possa imputar nexo causal entre aplicação de tríplice viral e autismo. Tal associação está descartada.

Conduta

Notificação e investigação de casos de febre e exantema, independentemente de haver manifestações catarrais. O tratamento deve ser sintomático.

Os eventos neurológicos devem ser notificados e investigados para afastar outros diagnósticos, assim como púrpura trombocitopênica.

Notificar e investigar artralgia, parotidite, pancreatite, orquite, ooforite e demais eventos importantes. O tratamento deve ser sintomático.

Precauções e uso em imunodeprimidos

Na vigência de doenças agudas moderadas ou graves a vacinação deverá ser postergada, evitando fator confusional com possíveis eventos adversos.

Vacinação em pacientes HIV positivos obedece a critérios na dependência do nível de linfócitos CD4. Sendo assim, a vacinação é recomendada para pacientes com CD4 ≥ 200.

Contraindicações

Contraindicada em indivíduos com histórico de anafilaxia prévia à vacina ou a algum de seus componentes.

Alergia ao ovo não é contraindicação para vacinação.

Púrpura trombocitopênica pós-vacinal é contraindicação para doses subsequentes, assim como gestação.

Em caso de uso prévio de corticoide em dose imunosspupressora, deve-se vacinar após 30 dias da sua suspensão. Indivíduos em uso de quimioterapia devem ser vacinados após 3 meses da suspensão.

VARICELA

Introdução

Vacina viral viva atenuada, segura em indivíduos imunocompetentes e com risco aumentado para pacientes imunodeprimidos, mas raramente evoluindo para maior gravidade.

Eventos adversos

Eventos locais como dor e vermelhidão são mais frequentes, podendo ainda haver aparecimento de vesículas próximas ao local da inoculação.

Como manifestação sistêmica podemos encontrar exantema maculopapular ou aparecimento de poucas vesículas pelo corpo, de 5 a 26 dias após a aplicação da vacina. No caso de surgimento de vesículas, existe risco de transmissão de vírus vacinal, causando varicela em contactante suscetível, embora existam poucos casos relatados.

Conduta

Todos os eventos adversos graves devem ser notificados.

Precauções e uso em imunodeprimidos

Na vigência de doenças agudas moderadas ou graves a vacinação deverá ser postergada, evitando fator confusional com possíveis eventos adversos.

Vacina contraindicada em geral para indivíduos imunodeprimidos, podendo em alguns casos restritos de imunocomprometimento ser indicada por especialista.

Vacinação em pacientes HIV positivos obedece a critérios na dependência do nível de linfócitos CD4. Sendo assim, a vacinação é recomendada para pacientes com CD4 ≥ 200.

Contraindicações

Contraindicada em indivíduos com histórico de anafilaxia prévia à vacina ou a algum de seus componentes; gestação; imunodeficiência celular e imunodeprimidos por drogas ou doenças.

Em geral, os casos de imunocomprometimento devem ser analisados individualmente por especialista.

HERPES-ZÓSTER

Introdução

Vacina considerada pouco reatogência, encontra-se no mercado americano há quase 10 anos.

Eventos adversos

Dor, calor, rubor e prurido no sítio de aplicação são os eventos mais comumente encontrados que, em geral, são leves e resolvidos em até 4 dias. Vesículas no local da aplicação também podem ser encontradas em torno de 3 a 4 dias após a vacinação, embora mais raramente.

Cefaleia e fadiga foram os eventos sistêmicos mais encontrados no grupo vacinado do que no grupo que recebeu placebo. Não houve diferença entre o grupo vacinado e não vacinado em relação à febre.

Até o momento, não há relato de transmissão de vírus vacinal de vacinados para seus contatos.

Conduta

Ainda que a vacina não esteja disponível na rede pública, todos os eventos importantes devem ser notificados. O tratamento deve ser sintomático.

Precauções e uso em imunodeprimidos

Na vigência de doenças agudas moderadas ou graves, a vacinação deverá ser postergada, evitando fator confusional com possíveis eventos adversos.

Em indivíduos que receberão tratamento com drogas imunossupressoras, a vacina deverá ser aplicada pelo menos duas semanas antes do início do tratamento, preferencialmente 4 semanas, segundo alguns especialistas.

Indivíduos com leucemia podem receber a vacina 3 meses após o término do tratamento.

Indivíduos em uso de corticoide em dose imunossupressora poderão receber a vacina pelo menos um mês após a suspensão do tratamento.

Vacinação em pacientes HIV positivos obedece a critérios na dependência do nível de linfócitos CD4. Sendo assim, a vacinação é recomendada para pacientes com CD4 ≥ 200.

Doenças reumatológicas devem ser avaliadas de forma individual e a vacina indicada preferencialmente antes da imunossupressão, por tratar-se de vacina viral atenuada.

Contraindicações

Contraindicada em indivíduos com histórico de anafilaxia prévia à vacina ou a algum de seus componentes, bem como em pessoas imunodeprimidas por doença ou tratamento com drogas imunossupressoras. Também é contraindicada para indivíduos portadores de imunodeficiência celular.

INFLUENZA

Introdução

O Brasil tem uma vasta experiência com a vacina influenza, devido a sua utilização em larga escala em campanhas nacionais para grupos estratégicos, assim como nos CRIEs para indivíduos portadores de comorbidades, sendo uma vacina com excelente perfil de segurança.

Eventos adversos

Reações locais, como dor, eritema e enduração, são as mais comumente encontradas. Abscessos quentes podem ocorrer por infecção secundária.

Como manifestações sitêmicas, podemos encontrar: febre, mal-estar e mialgia, geralmente nas primeiras 48 horas após a vacinação.

Os estudos sobre estabelecimento de nexo causal entre vacina influenza e síndrome de Guillain-Barré (SGB) foram contraditórios, assim como não há dados disponíveis sobre a recorrência da SGB após a vacinação para pessoas com história prévia da doença.

Conduta

Notificar e investigar reações locais importantes, assim como eventos sistêmicos, e tratar com sintomáticos. A SGB deve ser notificada, caso apareça em até 6 semanas após a vacinação.

Precauções e uso em imunodeprimidos

Em caso de doença febril aguda moderada ou grave, adiar vacinação por precaução, evitando associação temporal desnecessária de manisfestações de doença com eventos adversos atribuíveis à vacinação.

O aparecimento da síndrome de Guillain-Barré 6 semanas após vacinação prévia implica em avaliação dos riscos e benefícios para vacinação posterior.

Na maioria dos guias de imunização, a vacinação para influenza de indivíduos com relato de alergia a ovo de galinha é considerada de baixo risco para anafilaxia. Em caso de alergia a ovo, a vacinação deve ocorrer em ambiente com condições de atendimento em caso de anafilaxia. Deverá haver observação após vacinação por pelo menos 30 minutos, preferencialmente por duas horas.

A vacina influenza está indicada para indivíduos imunodeprimidos.

Contraindicações

Contraindicada em indivíduos com histórico de anafilaxia prévia à vacina ou a algum de seus componentes, além de alergia grave a ovo de galinha e seus derivados.

PNEUMOCÓCICAS

Pneumocócica Conjugada 13-valente

Introdução

Vacina com bom perfil de segurança.

Eventos Adversos

Eventos locais mais comuns são dor, calor, rubor e edema.

Eventos sistêmicos adversos em adultos foram mais relacionados a rash cutâneo e mialgia.

Conduta

Notificar e investigar reações locais e sistêmicas mais exuberantes.

O tratamento deve ser sintomático.

Precauções euso em imunodeprimidos

Em caso de doença febril aguda moderada ou grave, adiar vacinação por precaução, evitando associação temporal desnecessária de manisfestações de doença com eventos adversos atribuíveis à vacinação.

Vacina indicada para imunodeprimidos, não havendo risco adicional para eventos advsersos.

Contraindicações

Contraindicada em indivíduos com histórico de anafilaxia prévia à vacina ou a algum de seus componentes.

Vacina pneumocócica polissacarídica 23-valente

Introdução

A vacina é utilizada no Brasil na rede pública desde a criação dos CRIEs em 1993 e tem um bom perfil de segurança.

Eventos adversos são mais frequentes na segunda dose, principalmente os locais e em pessoas que possuem altos títulos de anticorpos.

Eventos Adversos

Eventos locais mais comuns são dor, calor, rubor e edema.

Eventos adversos sistêmicos incluem febre, cefaleia, astenia, mialgia e dor articular.

Conduta

Notificar e investigar reações locais e sistêmicas mais exuberantes. Tratamento sintomático.

Precauções e uso em imunodeprimidos

Em caso de doença febril aguda moderada ou grave, adiar vacinação por precaução, evitando associação temporal desnecessária entre manisfestações de doença e eventos adversos atribuíveis à vacinação.

Revacinação com intervalo inferior a três anos aumenta o risco de eventos adversos locais.

Vacina indicada para imunodeprimidos, não havendo risco adicional de eventos adversos.

Contraindicações

Contraindicada em indivíduos com histórico de anafilaxia prévia à vacina ou a algum de seus componentes.

VACINAS MENINGOCÓCICAS

Introdução

No Brasil, a vacina meningocócica conjugada C é oferecida na rotina para menores de 2 anos e a partir dessa idade nos CRIEs para pacientes especiais.

Existem ainda duas vacinas meningocócicas conjugadas A, C, W e Y e uma vacina recombinate para o meningococo B licenciadas no Brasil.

A maior parte dos dados sobre eventos adversos são provenientes de vacinação na faixa etária pediátrica e a vacina apresentou um perfil de segurança muito bom, sendo pouco reatogência.

Eventos adversos

Os eventos locais foram os mais encontrados, como dor, calor, rubor, edema e enduração.

Reações sistêmicas como cefaleia, febre, choro, irritabilidade, sonolência ou comprometimento do sono, anorexia, diarreia e vômitos foram relatadas, porem cefaleia, tonturas com distúrbios visuais e sensibilidade à luz ocorrem mais raramente, além de relatos também raros de convulsão sem comprovação estabelecida.

Os eventos adversos sistêmicos aparecem na maioria dos casos no dia da vacinação, podendo ocorrer até 6 dias depois.

Conduta

Notificar e investigar reações locais exuberantes, assim como reações sistêmicas.

Precauções e uso em imunodeprimidos

Em caso de doença febril aguda moderada ou grave, adiar vacinação por precaução, evitando associação temporal desnecessária entre manisfestações de doença e eventos adversos atribuíveis à vacinação.

Não há risco adicional de eventos adversos para imunodeprimidos, por tratar-se de uma vacina inativada.

Contraindicações

Contraindicada em indivíduos com histórico de anafilaxia prévia à vacina ou a algum de seus componentes.

Casos de convulsões devem ser avaliados individualmente.

FEBRE AMARELA

Introdução

A vacina febre amarela foi considerada segura durante anos, porém alguns casos de disseminação do vírus vacinal, causando eventos adversos graves e mortes, foram notificados, principalmente na primovacinação.

Eventos adversos

A dor é a reação local mais comumente relatada.

As manifestações sistêmicas mais comuns são febre, cefaleia e mialgia.

Outros eventos adversos considerados graves são: encefalite, meningite, doenças autoimunes que envolvem sistema nervoso central e periférico, além de doença viscerotrópica aguda, que mimetiza o quadro clínico da doença, havendo relatos de óbitos. A anafilaxia é episódio raro.

Conduta

Notificar e investigar reações locais mais exuberantes, assim como as sistêmicas. O tratamento deve ser sintomático.

Precauções e uso em imunodeprimidos

Em caso de doença febril aguda moderada ou grave, adiar vacinação por precaução, evitando associação temporal desnecessária entre manifestações de doença e eventos adversos atribuíveis à vacinação.

Vacinação de pacientes HIV positivos obedece critérios na dependência do nível de linfócitos CD4.

Sendo assim, a vacinação é recomendada para pacientes com CD4 ≥ 200 e em situação de risco.

Mulheres amamentando bebês com menos de 6 meses de vida devem ter a vacinação adiada, caso contrário o aleitamento materno deverá ser suspenso por, pelo menos, 15 dias, devido ao risco de transmissão do vírus vacinal pelo leite materno.

Doenças reumatológicas devem ser avaliadas individualmente e a vacina indicada preferencialmente antes da imunossupressão, por tratar-se de vacina viral atenuada.

Em pacientes submetidos a transplante de células-tronco hematopoiéticas, a vacinação está indicada em situações de risco para a doença 24 meses após o transplante.

Contraindicações

Contraindicada em indivíduos com histórico de anafilaxia prévia à vacina ou a algum de seus componentes, inclusive anafilaxia a ovo de galinha e seus derivados, assim como gelatina bovina.

Pessoas imunodeprimidas por doença ou uso de quaisquer drogas imunossupressoras e aquelas com histórico de doença neurológica ou viscerotrópica em dose anterior da vacina febre amarela não devem receber a vacina.

CONCLUSÃO

As vacinas são utilizadas mundialmente em larga escala e os profissionais de saúde devem estar atentos para não incorrerem em erros na contraindicação de um produto, com base em falsos conceitos e alarmismos.

Os benefícios trazidos pela vacinação superam em muito os eventuais riscos inerentes à administração dos produtos. No caso de indivíduos com situações de riscos individuais, o diálogo entre médico assistente e especialista torna a imunização muito mais segura.

MENSAGENS PARA LEMBRAR

- Muitos dos eventos adversos atribuídos à vacinação correspondem apenas a associações temporais, não havendo estabelecimento de nexo causal.
- Contraindicação refere-se à situação em que a paciente apresenta um pré-requisito que envolva um alto risco em receber uma vacina que possa causar algum evento adverso grave.
- Precaução em imunização significa, ainda que haja risco de ocorrer algum evento adverso pós-vacinação, os benefícios ofertados pela vacina em questão, que se sobrepõem aos riscos. A avaliação individual do caso deve ser feita por profissionais capacitados para conduzir a situação.
- Informe sobre eventos adversos em: www.anvisa.gov.br (notivisa)

Bibliografia

American Academy of Pediatrics. Report of the committee on infectious diseases (Red Book). 29th ed. Elk Groove Village, 2012.

Australian Government Department of Health. The Australian Immunisation Handbook. 10th Edition, 2013. Disponível em http://www.immunise.health.gov.au/internet/immunise/publishing.nsf/Content/handbook10-4-9. Acesso em 24/12/2014.

Brasil. Ministério da Saúde. Secretaria de Vigilância em Saúde. Departamento de Vigilância das Doenças Transmissíveis. Manual de vigilância epidemiológica de eventos adversos pós-vacinação. 3ª ed. Brasília, 2014.

Brasil. Ministério da Saúde. Secretaria de Vigilância em Saúde. Manual dos centros de referência para imunobiológicos especiais. 4ª ed. Brasília, 2014.

Centers for Disease Control and Prevention. Possible side-effects from vaccines. Disponível em http://www.cdc.gov/vaccines/vac-gen/side-effects.htm. Acesso em 24/12/2014.

Centers for Disease Control and Prevention. Prevention of Herpes Zoster. Recommendations of the Advisory Committee on Immunization Practices (ACIP). MMWR, June 6, 2008 / 57(05);1-30. Disponível em http://www.cdc.gov/mmwr/preview/mmwrhtml/rr5705a1.htm. Acesso em 22/12/2014.

Nota técnica no 05/2010/CGPNI/DEVEP/SVS/MS.Recomendação da vacina contra febre amarela (atenuada) em mulheres que estão amamentando. Disponível em: HTTP://portal.saude.gov.br/portal/aarquivos/pdf/nota_treina_05_2010_cgpni.pdf. Acesso em 02/04/2014.

Petraglia TCMB. Vacinação de pacientes com comorbidades e seus contactantes. In: Ballalai, I. Manual Prático de Imunizações. 1ª ed. São Paulo: A.C. Farmacêutica, 2013. p 391-403.

Capítulo 24

Principais Dúvidas e Comentários sobre Imunização da Mulher

Renato de Ávila Kfouri
Nilma Antas Neves

1. Qual a diferença entre os termos imunizar e vacinar?

Vacinação consiste no ato de aplicação da vacina. Um calendário vacinal, mesmo bem-executado, nem sempre garante a imunização. Algumas mulheres podem não responder às vacinas ou ter sua proteção perdida com o passar do tempo. A imunização refere-se, portanto, ao resultado, na prática, da vacinação.

2. O que significa o termo imunogenicidade de uma vacina?

A capacidade de uma vacina gerar resposta imune é definida como imunogenicidade. Os níveis de anticorpos induzidos pela vacinação devem estar nos níveis considerados protetores.

3. Qual a diferença entre eficácia e efetividade de uma vacina?

O termo eficácia é utilizado para a avaliação da proteção de uma vacina em estudos controlados, em situações ideais. Já efetividade refere-se ao resultado, no mundo real, da utilização de uma determinada vacina numa população, o que leva em conta também a cobertura vacinal e o impacto populacional de sua introdução.

4. Deve-se fazer sorologia para rubéola (IgG) antes da liberação para engravidar?

O ideal é que toda mulher, no momento pré-concepcional, esteja imune à rubéola para que não corra o risco de adquirir a doença justamente durante a gestação e desenvolver a temida síndrome da rubéola congênita, que traz graves consequências ao concepto.

5. Após a vacinação de uma mulher contra sarampo, caxumba, rubéola e varicela, quanto tempo depois ela pode engravidar?

O ideal são 4 semanas ou 1 mês, já que há um risco teórico de, após a utilização de vacinas de vírus vivos, ocorrer uma viremia pelo vírus vacinal. Esse efeito deletério nunca foi demonstrado.

6. Por que ainda temos casos de sarampo em nosso país?

Para a eliminação total de uma doença devemos manter, de forma constante e homogênea, nossas coberturas vacinais. Bolsões de suscetíveis podem fazer com que, na presença de um caso isolado e sarampo, o vírus volte a circular em determinada comunidade.

7. Deve-se fazer sorologia para hepatite A antes de vacinar um adulto?

Cerca de 50% das mulheres adultas no Brasil já foram expostas ao vírus e apresentam anticorpos anti-hepatite A, portanto, são consideradas imunes. A realização de sorologia prévia à vacinação pode ser considerada, embora a vacinação de mulheres já imunes é segura e não traga nenhum malefício.

8. A vacinação para hepatite B deve ser feita até qual idade?

O ideal é a vacinação universal. Todos os indivíduos, de qualquer idade, devem ser vacinados, independentemente de realização de sorologia prévia. A vacina, inclusive, está disponível para todos os indivíduos, não importando a idade, nos postos públicos do Brasil.

9. A vacina contra a hepatite B pode ser aplicada na gestação?

Para aquelas mulheres não vacinadas previamente, a gestação é um excelente momento de imunização, com o intuito de proteger a grávida e o recém-nascido. Esquemas já iniciados podem ser completados durante a gravidez.

10. Quais cuidados devemos ter com a gestante portadora do vírus da hepatite B (HbsAg positiva)?

Recém-nascidos filhos de mulheres portadoras do vírus B devem receber, logo ao nascer, além da vacina, a imunoglobulina específica para hepatite B (HBIG), a fim de eliminar o risco de transmissão vertical da doença da mãe para o filho.

11. O teste sorológico após a vacinação contra a hepatite B deve ser feito em todas as pacientes? Quando fazer?

Não há necessidade de realizar sorologia pós-vacinação de hepatite B de maneira rotineira. Porém, mulheres pertencentes a alguns grupos devem ser obrigatoriamente testadas: parceiras de indivíduos HbsAg positivos, profissionais da saúde e portadores de alguma imunodeficiência.

12. Se os títulos sorológicos após a vacinação contra a hepatite B forem abaixo de 10 UI, o que deve ser feito?

O ideal é que a documentação da soroconversão pós-vacinação contra a hepatite B seja feita de 1 a 2 meses após o término do esquema de 3 doses. Mulheres testadas nesse período e negativas devem ser revacinadas com mais 3 doses. Para aquelas com sorologia feita mais tardiamente, é muito frequente a não detecção de anticorpos protetores (abaixo de 10 UI), o que não significa necessariamente suscetibilidade, já que, com o passar do tempo, a tendência dos títulos é cair. A memória imunológica, no entanto, mantém a proteção. Nesses casos, deve-se aplicar uma dose da vacina (chamada dose desafio) e realizar a sorologia novamente, de 1 a 2 meses, para confirmar a proteção.

13. Quando devemos considerar uma paciente não respondedora à vacina hepatite B?

Após dois esquemas completos de 3 doses, se não houver soroconversão, a mulher deve ser considerada não respondedora e orientada, em caso de exposição, para receber imunoglobulina hiperimune (HBIG).

14. Para quem devo indicar a vacina contra influenza (gripe)?

A vacina contra influenza tem recomendação universal. No entanto, aquelas pertencentes a grupos mais vulneráveis não devem deixar de ser vacinadas, como gestantes, puérperas, idosas e portadoras de doenças crônicas (asma, cardiopatia, doença pulmonar, diabetes e outras).

15. Há diferenças entre vacinas tri e quadrivalentes para influenza?

A nova geração de vacinas influenza contém duas variantes de influenza A e duas de B, ampliando, assim, a cobertura para mais cepas circulantes e deve ser preferida, sempre que possível, às vacinas influenza trivalentes.

16. Quem é alérgico a ovo pode receber a vacina influenza?

São raríssimos os casos de mulheres adultas com reação anafilática à gema do ovo e que, portanto, deveriam ter restrições à utilização de vacina para gripe. As quantidades de ovalbumina hoje presentes nas diferentes preparações da vacina são mínimas e reações leves à ingestão de ovo, como urticária e prurido, não contraindicam a vacinação.

17. Existe idade máxima para a vacinação contra herpes-zóster?

Não existe, a vacina está licenciada para mulheres acima de 50 anos e deve ser aplicada rotineiramente em mulheres de 60 anos ou mais.

18. Pacientes cardiopatas, diabéticos e hipertensos podem tomar a vacina herpes-zóster?

Sim, devem. Aquelas portadoras de doenças crônicas têm risco aumentado para o desenvolvimento da doença. A vacina é extremamente segura nesses indivíduos.

19. Quem já teve zóster precisa ser vacinado?

Um episódio agudo de herpes-zóster não previne episódios futuros. Estima-se que após 3 a 4 anos, o risco de recorrência do zóster se assemelha àquelas que nunca apresentaram a doença. Devemos aguardar por volta de 1 ano após um episódio agudo para vacinar, sob o risco de haver alguma perda de eficácia vacinal em função de anticorpos ainda presentes pela doença.

20. A vacina herpes-zóster está indicada para o tratamento da doença na fase aguda ou para controle da neuralgia pós-herpética?

Não. A vacina herpes-zóster não é terapêutica e está indicada somente para a prevenção de episódios agudos de herpes-zóster, de neuralgia pós-herpética e para a redução da dor aguda e crônica associada ao herpes-zóster a partir de 50 anos de idade.

21. Existe limite de idade para administração da vacina herpes-zóster?

Não. Qualquer mulher acima dos 50 anos pode ser vacinada. Os estudos de licenciamento da vacina envolveram indivíduos de até 99 anos de idade. A média etária dos indivíduos foi de 69 anos. Dos 19.270 indivíduos que receberam a vacina, 10.378 tinham entre 60 e 69 anos, 7.629 tinham de 70 a 79 anos e 1.263 tinham 80 anos ou mais.

22. As vacinas HPV são seguras?

Após a aplicação de mais de 200 milhões de doses da vacina HPV em todo o mundo, a segurança da vacina continua sendo afirmada, com poucos eventos adversos notificados, muito semelhantes às demais vacinas utilizadas no calendário da adolescente e da mulher. Organismos nacionais e internacionais continuam recomendando a vacinação e atestando a segurança da vacina.

23. Por que é melhor vacinar adolescentes para o HPV?

Por várias razões: a vacina induz a uma resposta imune superior em adolescentes menores de 15 anos quando comparada à vacinação de meninas e mulheres mais velhas. A vacinação alcançará seu melhor benefício se aplicada antes da exposição ao vírus (antes do início da atividade sexual). Quanto mais cedo se adquire um HPV oncogênico, maior o risco de infecção persistente.

24. A vacinação para o HPV dispensa o uso de preservativo?

Jamais. A vacina não protege contra todos os tipos de HPV e o vírus não é a única doença sexualmente transmissível. Toda paciente deve ser orientada para a continuidade da prevenção.

25. Existe alguma recomendação para alterar a realização da citologia oncótica cervicovaginal em pacientes vacinadas contra o HPV?

Não. O rastreamento a partir de técnicas de DNA e citologia oncótica (prevenção secundária) deve continuar sendo realizado da mesma maneira após a vacinação (prevenção primária).

26. Mulheres acima de 26 anos podem ser vacinadas contra o HPV?

Devem ser vacinadas. O início da atividade sexual não é garantia de contaminação por HPV, tampouco pelos tipos contidos na vacina. Mulheres, de qualquer idade, com vida sexual, podem se beneficiar da vacinação. Elas podem se proteger para os tipos virais ainda não adquiridos. As vacinas HPV são seguras, imunogênicas e eficazes em pacientes acima de 26 anos.

27. Mulheres com infecção HPV prévia ou atual podem ser vacinadas contra o HPV?

Podem sim, embora a vacina não seja terapêutica. Não há benefícios da vacinação para tratamento de lesões já existentes, porém é efetiva na prevenção daqueles tipos ainda não adquiridos.

28. A paciente já infectada por HPV e que toma a vacina HPV tem risco de piorar da infecção?

Não. A vacina não tem qualquer ação na evolução de lesões ou de infecções já existentes.

29. A paciente que começou o esquema vacinal com a vacina HPV bivalente pode trocar para a vacina quadrivalente?

Não existem estudos conclusivos abordando a intercambialidade entre as vacinas HPV. A recomendação é terminar o esquema vacinal com a mesma vacina. Quando não se conhece ou não se dispõe do mesmo produto, deve-se aplicar a vacina disponível.

30. Caso a paciente atrase para tomar alguma dose da vacina HPV, ela deve recomeçar todo o esquema?

Não. Vacina tomada é vacina contabilizada. A paciente deve tomar a(s) dose(s) que falta(m), não sendo necessário recomeçar o esquema. Isso é válido para qualquer vacina.

31. Podemos adiantar doses das vacinas HPV?

Não. A resposta imune adequada precisa de tempo mínimo entre as doses. Entre a primeira e a segunda dose, é necessário intervalo mínimo de 1 mês; entre a primeira e a terceira dose, intervalo mínimo é 6 meses; entre a segunda e a terceira, intervalo mínimo de 3 meses.

32. Paciente não tomou a última dose da vacina HPV, mas descobriu que está grávida. O que fazer?

A paciente, agora gestante, não deve tomar a dose da vacina. O esquema vacinal deve ser interrompido e completado após o parto.

33. A vacina HPV pode ser administrada simultaneamente com outras vacinas?

Sim. Existem estudos sobre o uso simultâneo das vacinas HPV – com as seguintes vacinas: meningocócica C, tríplice bacteriana, hepatite B – mostrando não interferência entre elas quando da aplicação simultânea.

34. Quais as vacinas contraindicadas na gestação?

Em geral, vacinas de vírus vivos atenuados não devem ser utilizadas na gestação: sarampo, caxumba, rubéola, varicela e pólio oral. A vacina contra a febre amarela poderá ser utilizada quando há um risco evidente de aquisição da doença e a vacina de raiva, pela gravidade da doença, deve ser aplicada em situações de pós-exposição.

35. Quais as vacinas imprescindíveis na gestação? Por quê?

São três as vacinas recomendadas durante a gestação: influenza, pelo maior risco de complicações da grávida quando adquire a doença, além de proteger também o bebê; hepatite B, para aquelas não previamente vacinadas; e tríplice acelular do tipo adulto (difteria, coqueluche e tétano). Além da prevenção do tétano neonatal, a vacinação de gestantes contra a coqueluche é estratégia fundamental na prevenção da doença em recém-nascidos através da transferência transplacentária de anticorpos, uma vez que são os lactentes jovens os que apresentam quadros graves de coqueluche.

36. Há alguma restrição para o uso de vacinas durante a amamentação?

A única vacina que devemos ter cuidado na aplicação em lactantes é a febre amarela. Há casos descritos de transmissão do vírus vacinal pelo leite materno. Por isso, em caso de necessidade de se vacinar uma mulher que esteja amamentando bebês menores de 6 meses de idade, a amamentação deverá ser interrompida por um período de 15 dias.

37. Quais as diferenças entre as vacinas dT e dTpa? Por que é importante vacinar com a dTpa na gestação?

A vacina dT contém componentes difteria e tétano enquanto a dTpa inclui também a coqueluche. A vacinação de gestantes para coqueluche busca prevenir a doença em lactentes jovens que apresentam os quadros mais graves da doença. O ideal é vacinar entre a 27ª e 36ª semanas de gestação, época de maior transferência de anticorpos.

38. Quais as vacinas imprescindíveis para o profissional da saúde, médico ginecologista e obstetra?

Os profissionais da saúde devem ter sua vacinação em dia: contra sarampo, caxumba e rubéola (SCR), 2 doses; contra hepatite B, 3 doses (com confirmação da proteção); contra hepatite A, 2 doses; influenza (gripe), anualmente; difteria, tétano e coqueluche (tríplice bacteriana – dTpa), a cada 10 anos; e, contra a varicela, apenas para os suscetíveis. Para profissionais acima de 60 anos, pneumococo e herpes-zóster também fazem parte do calendário.

39. O médico pode ser responsabilizado judicialmente por não ter prescrito determinada vacina para sua paciente?

Pode. É responsabilidade do médico e direito da paciente ser informada sobre todas as medidas preventivas possíveis referentes à sua saúde. A vacinação deve fazer parte dessa rotina.

40. As vacinas para mulheres pertencentes a grupos de risco são gratuitas?

Sim. O Brasil disponibiliza gratuitamente, para mulheres portadoras de doenças crônicas e imunodeficiências, vacinas especiais em Centros de Referência para Imunobiológicos Especiais (CRIEs) espalhados por todo o país.

41. Qual o esquema ideal de prevenção de doenças pneumocócicas na mulher idosa?

O ideal é que a mulher acima de 60 anos receba uma dose da vacina conjugada 13-valente, seguida, após um período de 2 a 6 meses, da vacina polissacarídica 23-valente. Cinco anos após, uma nova dose da vacina 23-valente deve ser aplicada.

Índice Remissivo

A

Adjuvantes, 20
Adolescência, 23
Ambientes de confinamento, 156
Anatomia humana decifrada, 6
Anestesia e cirurgia, 7
Antibióticos, 19
Anticorpos, 15
Antígeno, 16
Antissepsia das mãos, 8
Asplenia anatômica ou funcional, 141
Atendimento e a vacinação da mulher viajante, 162
Atletas profissionais, 156

B

Bordetella pertussis, 25, 35, 71

C

Calendário de vacinação
  da adolescente, 27
  da mulher adulta, 31
  da mulher idosa, 39
  específica para a mulher, 168
Câncer, 8
  de colo uterino, 41
    e vacinação, 10
Cardiopatias, 139
Centros de referência para imunobiológicos especiais, 179
Citologia oncológica, 9
Clostridium tetani, 34, 67
Cobertura(s) vacinal(is), 170
  com a vacina dTpa em gestantes, 175
  com a vacina dupla bacteriana do tipo adulto (dT) em mulheres em idade fértil, 171
  com a vacina influenza em gestantes e puérperas, 173
  com a vacina papilomavírus humano (HPV) na população feminina de 11 a 13 anos, 172
  com a vacina tríplice viral em mulheres em idade fértil, 174
Colposcopia, 9
Composição das vacinas, 19
Conservantes, 19
Conteúdo das vacinas, 20
Coqueluche, 71
  calendário vacinal, 72
  contraindicações, 72
  eficácia, 72
  epidemiologia, 71
  etiologia, 71
  imunogenecidade, 72
  indicações, 72
  manifestações clínicas, 72
  reações, 72
  transmissão, 71
  vacinação da adolescente, 25
  vacinas, 72
Corynebacterium diphteriae, 35, 67

D

Diabetes mellitus, 143
Difteria, 121
  calendário vacinal, 69
  contraindicações, 69
  eficácia, 68
  epidemiologia, 67
  etiologia, 67

imunogenicidade, 68
indicações, 69
manifestações clínicas, 68
reações, 69
transmissão
vacinas, 68
Difteria, tétano e coqueluche
conduta, 192
contraindicações, 192
eventos adversos, 191
precauções e uso em imunodeprimidos, 192
Direito à saúde, 1
Doença(s), 1
autoimunes, 53, 128
hepáticas crônicas, 135
imunopreveníveis, 34
meningocócicas, 105
bacteriologia, 105
diagnóstico, 107
epidemiologia, 106
imunidade, 105
manifestações clínicas, 107
patogênese, 105
prevenção, 108
tratamento, 107
vacinação da mulher viajante, 164
pneumocócica, 97
vacinaçao nos adultos, 100
renal crônica, 137
respiratórias, 34
sexualmente transmissíveis, 35
vacinação da mulher viajante, 164
Dupla bacteriana (dT), vacinação da adolescente, 24

E

Educação e promoção da saúde, 3
Engenharia genética, 18
Esquema da dTpa na gestante, 121
Estabilizadores, 19
Éter etílico, 7
Ética em vacinação, 11

F

Falsas contraindicações para imunização, 190
Fatores de riscos para viajantes, 160
Febre amarela, 113
conduta, 196
contraindicações, 197
diagnóstico, 115
epidemiologia, 113
etiologia, 113
eventos adversos, 196
fisiopatologia, 114
precauções e uso em imunodeprimidos, 196
prevenção, 116
quadro clínico, 115
tratamento, 116
vacinação
da adolescente, 26
da mulher viajante, 163
para maiores de 60 anos, 38
Febre tifoide, vacinação da mulher viajante, 164

G

Gestação
vacinas contraindicadas, 122
vacinas indicadas, 119
Gestão familiar, 3
Glicoconjugadas, 19
Gripe, 120
Grupos específicos de mulheres viajantes, 160

H

Haemophilus influenzae do tipo B
vacinação para maiores de 60 anos, 38
Hepatite A, 60
conduta, 191
contraindicações, 63, 191
dados epidemiológicos, 61
efetividade, 62
eficácia clínica, 62
eventos adversos, 190
imunogenicidade, 62
precauções e uso em imunodeprimidos, 191
segurança, 63
vacinação
da adolescente, 25
da mulher viajante, 165
para maiores de 60 anos, 36
Hepatite B, 25, 35, 57
conduta, 191
contraindicações, 60, 191
efetividade, 59
eficácia clínica, 59
eventos adversos, 191
imunogenicidade, 59
populações especiais, 60
precauções e uso em imunodeprimidos, 191
segurança, 60
uso na gestação e lactação, 60
vacinação
da mulher viajante, 164
para maiores de 60 anos, 36
Herpes-zóster, 35, 83

conduta, 194
contraindicações, 194
e gestação, 84
eventos adversos, 193
precauções e uso em imunodeprimidos, 194
prevenção, 84
vacinação para maiores de 60 anos, 38
Hipersensibilidade
citotóxica, 17
mediada por células, 17
mediada por complexos imunes, 17
mediada por IgE, 17
Hipócrates, 2, 6
Hipoestrogenismo, 35
História das vacinas, 2
HPV, 35
vacinação da adolescente, 25
vacinação da mulher viajante, 164

I

Imunização, 15
ativa, 17
com agentes biológicos não vivos, 126
da viajante, 159
de mulheres portadoras de doenças crônicas, 133
de pessoas que convivem com indivíduos portadores de doenças crônicas, 146
em asplenia anatômica ou funcional, 141
em cardiopatias e pneumopatias crônicas, 139
em doença hepática crônica, 135
em doença renal crônica, 137
em mulheres imunocomprometidas, 125
em pacientes vivendo com o HIV, 125
na adolescência, 23
na condição de *diabetes mellitus*, 143
objetivo, 17
ocupacional, 149
saúde pública brasileira e, 10
Imunobiológicos disponíveis nos CRIEs, 180
Imunoglobulinas, 16
vacinas e, 18
Imunossenescência, 35
Imunossupressão adquirida não HIV, 128
Infecção
do trato respiratório inferior, 97
pelo papilomavírus humano, 25, 42
Influenza, 34
aspectos clínicos, 90
conduta, 194
contraindicações, 195
diagnóstico laboratorial, 91
epidemiologia, 89
eventos adversos, 194
mudanças antigênicas, 89
patogênese, 89
período infectante, 90
precauções e uso em imunodeprimidos, 194
prevenção, 92
reservatórios, 89
sazonalidade, 90
tratamento, 91
vacinação
da adolescente, 26
da mulher viajante, 164
para maiores de 60 anos, 37
vacinas, 92
características, 92
contraindicações, 94
disponibilidade, 93
efetividade, 93
eficácia, 93
esquemas, 93
imunogenicidade, *mismatch* e produção, 95
interações, 95
precauções, 94
reações adversas, 94
recomendações, 93
vigilância, 95

J

Junção escamocolunar, 35

L

Líquido de suspensão, 19

M

Medicina
do viajante, 159
moderna, 6
Médico ancestral, 5
Meningocócica conjugada
vacinação para maiores de 60 anos, 37
Meningococo, 105
Microscópio, 7
Mulher, gestora de saúde da família, 1

N

Neisseria meningitidis, 105

P

Pacientes transplantados, 53
Papilomavírus humano, 41
  contraindicações, 47
  diferentes vacinas, 44
  eficácia, 49
  esquemas de vacinação, 46
  história natural da infecção/doença, 42
  importância da vacinação, 43
  imunogenicidade, 48, 49
  indicações, 44
  precauções, 47
  segurança, 51, 52
  vacinação
    da mulher madura, 45
    de mulheres HIV positivas, 46
    em situações especiais, 52
PCMSO (Programa de Controle Médico de Saúde Ocupacional), 149
Platão, 2
Pneumocócica 23-valente polissacarídea
  vacinação para maiores de 60 anos, 37
Pneumocócica conjugada 13-valente
  vacinação para maiores de 60 anos, 38
Pneumonia pneumocócica, 97
Pneumopatias crônicas, 139
Poliomielite
  vacinação da mulher viajante, 163
Polissacarídeos extraídos da cápsula de micro-organismos invasivos, 18
Primeira vacina desenvolvida com metodologia científica, 8
Produção de anticorpos, 15
Profissionais e voluntários em campos de refugiados, situações de catástrofe e ajuda humanitária, 156
Programa nacional de imunizações, 167
Programas de vacinação na empresa, 152

R

Raiva
  vacinação da mulher viajante, 164
Responsabilidade médica em vacinação, 11
Resposta
  anamnéstica ou secundária com a produção de anticorpos, 16
  humoral primária de anticorpos, 16
Rubéola
  vacinação da mulher viajante, 163

S

Sarampo, caxumba e rubéola
  aspectos relevantes a viajantes, 78
  conduta, 192
  contraindicações, 78, 193
  epidemiologia, 76
  eventos adversos, 78, 192
  precauções, 78
    e uso em imunodeprimidos, 192
  quadro clínico, 75
  transmissão, 75
  vacinação, 77
    da mulher viajante, 163
Saúde, 1, 2
Sinal de Koplik, 75
Síndrome gripal, 90
Surtos no ambiente de trabalho, 156

T

Tétano
  calendário vacinal, 71
  contraindicações, 71
  eficácia, 71
  epidemiologia, 70
  etiologia, 70
  imunogenicidade, 71
  indicações, 71
  manifestações clínicas, 70
  neonatal, 120
  reações, 71
  vacina, 70
Transplantadas
  com células-tronco hematopoiéticas, 129
  com órgãos sólidos, 129
Tríplice bacteriana (dTpa)
  vacinação da adolescente, 24
Tríplice viral
  vacinação da adolescente, 24
  vacinação para maiores de 60 anos, 36

U

Usuárias de corticosteroide, 128

V

Vacina(s), 15
  antipneumocócica polissacarídica 23-valente, 100
  combinadas, 20
  composição das, 19
  conjugadas, 20
  conteúdo das, 20
  contra o sorogrupo B, 109
  contraindicadas na gestação, 122

difteria, tétano e coqueluche
durante a gestação, 120
vacinação da mulher adulta, 30
e imunoglobulinas, 18
febre amarela, 116, 117
vacinação da mulher adulta, 30
gripe, 26
durante a gestação, 120
hepatite A
vacinação da mulher adulta, 29, 30
hepatite B
durante a gestação, 120
vacinação da mulher adulta, 29, 30
história das, 2
HPV, 45
conduta, 190
contraindicações, 190
eventos adversos, 190
precauções e uso em imunodeprimidos, 190
vacinação para maiores de 60 anos, 36, 37
vacinação da mulher adulta, 30
inativadas, 16
indicadas durante a gestação, 119
influenza, 26, 92
características, 92
contraindicações, 94
disponibilidade, 93
efetividade, 93
eficácia, 93
esquemas, 93
imunogenicidade, *mismatch* e produção, 95
interações, 95
precauções, 94
reações adversas, 94
recomendações, 93
vacinação da mulher adulta, 30
meningite, vacinação da mulher adulta, 30
meningocócicas
conduta, 196
contraindicações, 196
em mulheres, 110
eventos adversos, 196
polissacarídicas, 108
polissacarídicas conjugadas, 108
precauções e uso em imunodeprimidos, 196
"não vivas", 18, 19
pneumocócicas
conduta, 195
contraindicações, 195
eventos adversos, 195
precauções e uso em imunodeprimidos, 195
quadrivalente recombinante contra papilomavírus, 44, 45
que podem ser recomendadas para a viajante, 163
recomendadas na condição de cardiopatias e pneumopatias crônicas, 140
recomendadas
na condição de *diabetes mellitus*, 144
na condição de hepatopatia crônica, 136
na condição de nefropatia crônica, 138
para os diferentes grupos de trabalhadores, 153
sazonal influenza, durante a gestação, 120
tríplice bacteriana
vacinação da adolescente, 24
vacinação para maiores de 60 anos, 37
tríplice viral, 77
vacinação da adolescente, 24
vacinação da mulher adulta, 29
varicela, vacinação da mulher adulta, 30
vivas, 16, 18
vivas atenuadas, 19
Vacinação, 15
contra hepatite A, 62
contra hepatite B, 58
da adolescente, 23
eventos adversos, 26
da mulher adulta, 29
da mulher idosa, 33
de manicures, pedicures e podólogos, 155
de militares, policiais e bombeiros, 155
de profissionais administrativos, 155
de profissionais do sexo, 155
de profissionais que entram em contato frequente ou ocasional com animais, 155
de profissionais que lidam com dejetos, águas contaminadas e coletores de lixo, 154
de profissionais que viajam muito, 155
de profissionais receptivos de estrangeiros, 155
de trabalhadores, 152
dos profissionais que lidam com alimentos e bebidas, 154
dos que trabalham com crianças, 154
dos trabalhadores lotados em serviços de saúde, 153
inserida no PCMSO, 151
para maiores de 60 anos, 36
Varicela, 81
conduta, 193
contraindicações, 193
diagnóstico
e gestação, 82
eventos adversos, 193
precauções e uso em imunodeprimidos, 193
prevenção, 82
tratamento, 82
vacinação
da adolescente, 26
para maiores de 60 anos, 37
Variolização, 7
Vírus
da febre amarela, 113
da hepatite A, 60
da hepatite B, 57
influenza, 89

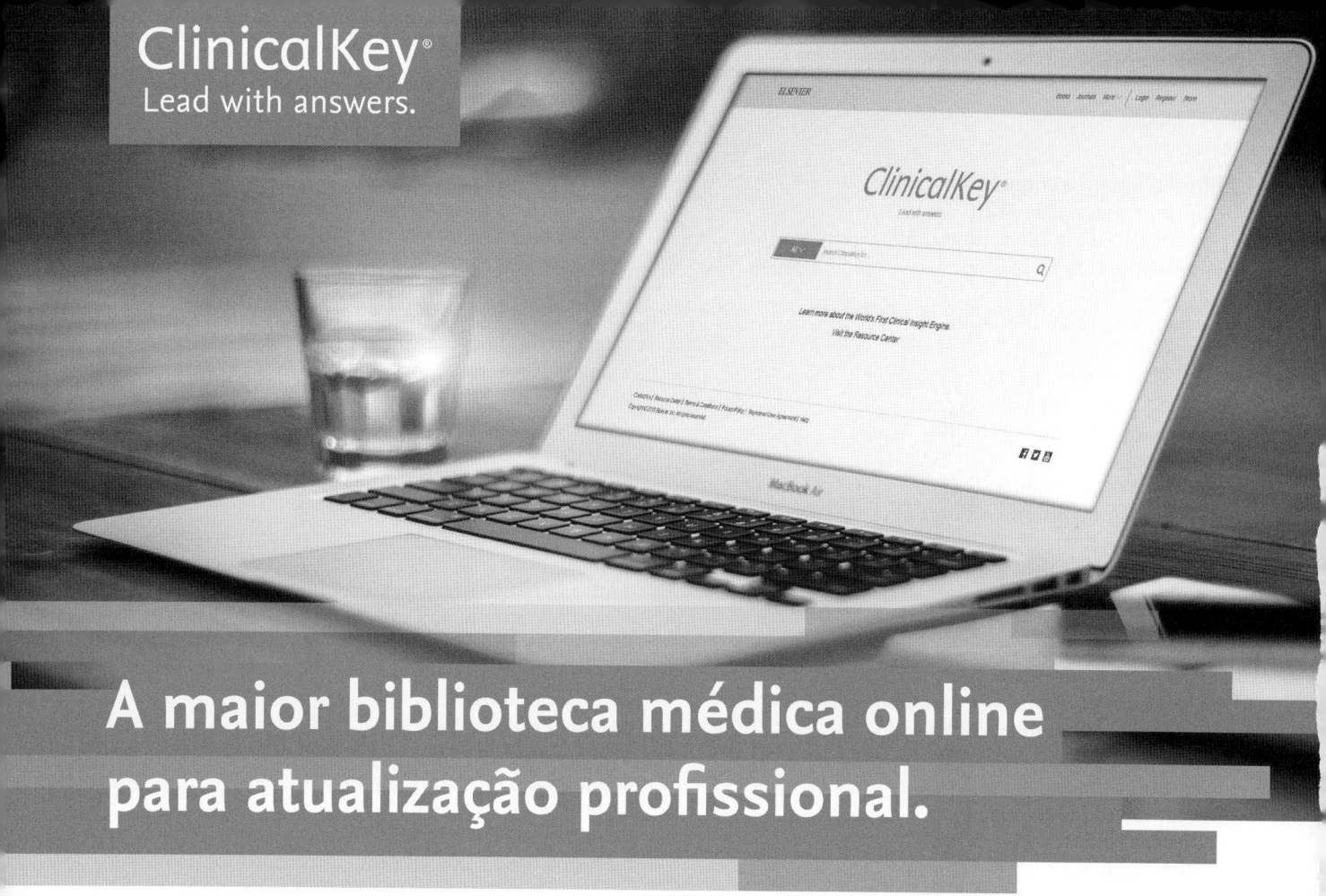